岩　波　現　代　文　庫

マインド・タイム

脳と意識の時間

ベンジャミン・リベット

Benjamin Libet

下條信輔・安納令奈〔訳〕

学術 429

岩波書店

MIND TIME

The Temporal Factor in Consciousness

by Benjamin Libet

First published 2004
by Harvard University Press, Cambridge, Massachusetts.

First Japanese edition published 2005,
this edition published 2021
by Iwanami Shoten, Publishers, Tokyo
by arrangement with Harvard University Press,
Cambridge, Massachusetts
through The English Agency (Japan) Ltd., Tokyo.

ラルフ・ウォルド・ジェラルド氏、ジョン・エックルス卿、
K・アラン・C・エリオット氏に捧げる

序　文

アマゾン・ドット・コムのサーチエンジンに、「意識」という単語を今打ちこんだところ、二六七〇の書籍タイトルが返ってきた。数週間待てば、数はもっと増えるだろう。果たして世間は、意識についての本をさらにもう一冊本当に必要としているのだろうか。然り――もし今あなたが両手に持っているこの本のことをいっているのならば。この本は、大多数の類書とある一点で決定的に異なっている。それは、推測や論法ではなく、実証的な発見に的を絞っている点だ。ベンジャミン・リベットは、神経事象と意識の関係について確実で実証的な知見を提示してきた、うらやむべき研究経歴を持っている。そしてそれらの知見は、ただ単に信頼できるというばかりではない――それらは驚くべき内容でもある。彼の発見は当初論争の的になったが、その後の時間を耐えて生き延びた。驚くべき発見は科学において特別な役割を果たす、とりわけそれらの発見が（定義上）従来の伝統的な考え方を根底から覆すような場合には。今や意識とその神経基盤についてのどんな理論も彼の得た結果を（無視できず、それらを）説明できなくてはならない。この本はリベットの業績をまとめ、それらを互いに関連づけたものである。

リベットの研究は、神経事象と経験との間の時間的関係に焦点を当ててきた。彼を有名にしたのは一つには、私たちが行為をしようと決定したと思う瞬間よりもずっと早く無意識に意志決定しているという発見だ。哲学と心理学における最も深淵な問題の一つ、すなわち「自由意志」の問題に、この知見は重大な示唆を与えた。

まずは、基本的な発見をざっととまとめておこう。リベットは人々に、彼らが選んだ任意の時間に手首を動かすことを求めた。実験の参加者は、時間を示す動く点をみて、手首を曲げようと決めた正確な瞬間(に点がどこにあったか)を心に留めておくように求められた。彼らは実際に運動を始める約二〇〇ミリ秒前に意図を持ったと報告した。リベットはまた、脳内の「準備電位」を計測している。これは(運動の制御にかかわる)補足運動野からの活動記録によって明らかにされた。この準備電位は実際の行為の開始におよそ五五〇ミリ秒も先立って生じる。したがって、運動を生み出す脳内事象は、実験の参加者当人が決定を下したことに気づくよりも約三五〇ミリ秒前には起こっているということになる。この時間のずれが、特定の時刻に気づき報告するのに要する時間のせいだけではないことを、リベットは指摘している。

この知見が重要なのはなぜか。二つの理由を考えてみてもらいたい。まず率直に事態を眺めると、意志決定を意識することというのは、決定に至る事象の因果的連鎖の一部というよりはむしろ、その行為を実際におこなう脳プロセスの**結果**と考えるべきだということを、これらの知見は示唆している。第二に、もし仮に運動が無意識の力によって起動されているとしても、ひとたび人がみずからの意図に気づくや、それを拒否するのに十分な時間があるということを、リベットは指摘している。この観察によって伝統的な「自由意志」の立場にも新たな扉が開かれていると、彼は考える。

しかし、本当にそうだろうか。哲学者のストローソンが精緻に組み立てた論に従いながら、自由意志を否定する議論を検討してみよう。

(www.ucl.ac.uk/~uctytho/dfwVariousStrawsonG.html（一九九四年）も参照)。

一、誕生時には、人の思考、感情、行為はすべて遺伝子と、誕生以前の胎内での学習と、環境からの刺激によって決定されている。

二、その後の思考、感情、行為は、誕生時に存在した基礎の上に構築される。そしてそれらはその人が持つ遺伝子、学習履歴、そして現在受けている刺激によって決定される。すべての決定と選択は、さまざまな理由にもとづいて下される。その理由というのは、遺伝子的な要因によって修正されるような、その人の経験が蓄積された結果なのである。

三、もし人がみずからを変えようと試みるなら、その変化の目的と方法はそれら自体が、遺伝子と、過去の学習と、現在の環境からの刺激によって決定されている。人がなり得る状態は、人がすでにそうである状態によって決定されているのだ。

四、ランダムな要因を加えてみても、自由意志を授けたことにはならない。クライン（二〇〇二年、スタップ（二〇〇一年）、そのほか）が指摘するように、もし特定の行為が自由でないなら、それらの行為をおこなうシステムに単に不確定性を付加しても、行為が自由なものになったりはしない。実のところ、ランダム性を加えれば自由度は増えるのではなく、むしろ減る。「ランダムなふるまい」は「自由意志」ではない。

五、そこでこの議論に従うなら、人が差し迫った行為に気づいてから実際にその行為をおこなう間に、自由意志をはたらかせる余地はない。人が行為を握りつぶすか否かは、そもそも最初に行為を起動した諸要因と同じようにあらかじめ決められている。もし無意識の衝動を克服するのに十分な時間があったとしても、意識的な決定がそれ自体決められている限りは依然として自由意志のはたらく余地はない（ウェグナー（二〇〇二年）も参照）。卵をフライパンに入れてから焼けるまで待っている時間があるからといって、卵に調理を拒否する機会を与えたことにはならない。それと同じように、リベットの「拒否する時間」というのも、たかだか自由意志を行使する機会を与えたというにすぎない。

それでもなお、少なくとも私が思うところでは、リベットの提起には何かしら本当らしいところがある。それはとりわけ、「あらかじめ決められている」の逆が「ランダム」でないところだ。クライン(二〇〇二年)も指摘するように、古典的な決定論は実のところ誤った世界観に根ざしている。ビリヤードのボールなら、次々と相手のボールに当たり予測可能な仕方でテーブルの縁で跳ね返る。しかし実世界の出来事の多くは、そのようにはふるまわない。多くの物理系はカオス的な要素を持っていることを、私たちは知っている。わずかな変動にそれらの系が反応する仕方は、初期状態のごく微小な——原理的に計測不能なほど微小な——違いによって変わる。フリーマン(二〇〇〇年)やほかの論者たちによれば、脳機能の少なくともいくつかの側面は、そのような系とみなすのが一番よいという。脳のまさしくこのような性質が自由意志を与えているということだが、それはあり得るだろうか。そのように示唆するケイン(一九九六年)に従って、ここで彼が提唱するような見方の一バージョンを要約しておこう(人が困難な決定に直面したときに起きる過程に彼は焦点を当てているが、基本的なアイデアはほかの場合にも拡張できる)。

脳のそうした(カオス的な)性質がリベットの考え方に道を開く、一つの可能性を考えてみよう。

一、自由意志について理論化しようとする際に意識に焦点を当てた点で、リベットは正しい。自由意志を行使するためには、ワーキングメモリ(作業記憶)内の情報を評価する必要がある。その情報というのは、ほかの選択肢、それぞれの理由、それぞれの選択をした場合に予想される結果などを含む(もっともこれらの情報がすべて一時に作業記憶内にある必要はないが)。もし外的な力が私たちに行為を強制したり、または「自動操縦(オートパイロット)」によって操縦されていたりする場合には、私たちは自由意志を行使してはいない。

二、行為の理由や予想される結果が――さらに状況によっては別の行為の選択肢も――あたかも過去の経験からファイルに保存されたメモ類のように、記憶の中でただ単にルックアップ(照合)されるのではない。むしろ人は、理由と予想される結果とを、今現在の特定の状況に対して適切なものとして**構成する**のだ。この構成過程は、部分的にはカオス的過程に依存するのかもしれない。そのような過程は、当人の過去の学習だけでは完全には決定されない(その当人の遺伝子によってフィルタリングされることはあっても)。一つの比喩として窓ガラスの表面を滴り落ちる雨だれを考えてほしい。雨だれはあっちへいったりこっちへいったりするので、その経路を説明するにはカオス原理の助けを借りるのが一番だろう。同じ雨だれが窓ガラス上の正確に同じ場所に当たったとしても、それがもし普段より暖かい日なら(ガラスはいつもとやや異なる状態になるので)異なる経路をたどることになる。カオス的な系では、初期状態のきわめてわずかな違いが以降の経過に大きな差をもたらす。窓ガラスの面は、任意の瞬間における脳の状態にあたる。人は行為の理由と予想される結果を構成し、それが意志決定を左右することになるが、その構成をする際にちょうど何を考えていたかによって、脳は異なる「初期状態」にある(つまり部分的に異なる情報が活性化され、異なる連想が促進されている)ことになる(この考えは、ただ単に問題をワンステップ後戻りさせただけではないことに注意してほしい。ちょうど何を考えていたかということ自体が、部分的には非決定的過程の結果であるのだから)。私たちの思考や感情や行為はあらかじめ決定されてはいない。新しい洞察を得ることもできれば、「気を変える」こともできる。

三、選択肢、理由、予想される結果が与えられれば、人は「その人の現在の状態」(ストローソンの用語にならって知的な言葉で表現するなら、この状態というのは当人の知識、目標、価値観、信念などを指す)にもとづいて、どうするべきかを決める。「その人の現在の状態」というのは部分的には記憶の中の情報にほかならず、そしてその情報が、選択肢、理由、予想される結果などを構成する上で重要な役割を果たす。その上、「その人の現在の状態」は、その人が実際にどのようにして意志決定するかをも左右する。そしてその決定を為し実際の結果を経験することが、今度は「現在の状態」を変え、それがさらに選択肢、理由、予想される結果の構成の仕方に影響し、将来どのように決定を下すかにも影響することになる。したがって長い時間の間には、人の下した決定の数々がその人の現在の状態を成り立たせる。

私たちは、環境内で起きる諸事象を個々人の遺伝的な構成にもとづいてフィルタリングしつつ、ただ単に蓄積する装置、なのではない。私たちはみずから、それぞれの状況に何か新しいもの、ユニークなものを持ちこむ。ニーチェ(ニーチェ(一八八六年)、ストローソン(一九九四年)一五頁の引用による)は「**自己原因**[訳註:自己の存在が他に制約されず、みずからが自己の存在の原因となっていること]は、これまでに考えられた最高の自己矛盾だ」と述べた。が、これは違うのかもしれない。

四、ここから再び、リベットの発見の意義を見出すことができ、また特定の行為に私たちが気づいてからその行為が始まるまでの間の決定的に重要な時間帯に、自由意志を行使できる道筋を示唆することもできる。「その人の現在の状態」の総和が、その人に特定の決定を下させる。そのような決定は無意識的に為され、行為を起動することもできる。しかしながら、今まさにある特定の行為をみずからが為そうとしていると気づけば、人はその行為を為すことによって起こりそうな結果や、肯定否定両面の理由づけを考慮することができる。そうした情報はまさにこの時点で構成されるのであって、無意識の過程の間には存在しない。それに「その人の現在の状態」にもとづいて、人は行為の実行をしないと決めることもできるし、もしその行為がすでに始まっている場合すら途中で握りつぶすこともできる(それゆえリベットが計測した二〇〇ミリ秒という時間にも拘束されない)。リベットが述べているように、私たちは実際に行為を差し止めることができ、その決定はすでに済んでしまった結論などではない。私たちは理由づけをもって決定を下すのであり、そこでいう理由づけとはほかならぬ**私たち自身の**理由づけなのだ。

リベットは根本的な発見をした。もし精神事象のタイミングが彼の記述した通りだとすれば、私たちは「自由意志」を原則として持つばかりではなく、その自由意志を行使する時間をも持っていることになる。

私がここで手短に素描した考えはほかの多くの論者の考えの変形版であり(たとえばケイン(一九九六年)参照)、何千年にもわたって(ときには激烈に)論じられてきた諸問題を扱っている。私は「究極の責任」の問題、すなわち人は「その人の現在の状態」に完全に最終責任があるかという問題には触れてこなかった。人はその両親から配られた遺伝的なトランプの札を制御することはできない。それを前提に考えると、ここで展開してきた「自由意志」の感覚もしょせん限定されたもの、というふうにみえるかもしれない。しかしリベットの「拒否権」のアイデアによって、私たちは一歩後戻りして問題を組み立て直すことができる。人は「その人の現在の状態」のあらゆる側面に対して「究極の責任」があるか、と問うのはよそう。その代わりに、人がおこなうことには

「その人の現在の状態」のすべての側面が影響を持つわけだから、その影響に対して人は「近接的に責任があるか」を問うてみてはどうだろう。私たちは――これまでみずからがかくありなんとして選んできた状態にもとづいて――ある衝動は抑え、別の衝動はそのままあらわすことを選べるのだろうか。

ここまでに述べてきた短い考察が、二つの本質的な点を読者に伝えてくれるとよいと思っている。まず一つには、ここで扱われているのが恐ろしいほどこみいった諸問題であり、自由意志における意識の役割という問題は、そう簡単に解けるとは思えないということだ。そして第二に、そうした問いを考える上で新しい時代に、私たちは入りつつあるということだ。私たちはもはや、安楽椅子の上での思考や雄弁に頼る必要はない。私たちにはいまや、客観的なデータがある。この本は、意識、自由意志、責任、あるいは心と身体の関係に関心を持つすべての人々に思考の糧を与えるという、重要な役割を果たす。

読者が私と同じぐらいこの本を愉しんでくれることを望む。

S・M・コスリン

まえがき

なぜ私はこの本を書こうと思ったのでしょうか？

意識の主観的経験や無意識の精神機能の産出に脳がいかに関与しているのかという点について、私たちはいくつかの驚嘆すべき発見をしてきました。意識経験が(脳内の)どこで、どのようにして生じるのか、またそれは無意識の精神活動とどう違うのか。これらの疑問は、私だけではなくほかの多くの人々にとっても興味深いものです。私たちの発見は、実験によってもたらされました。思弁的な理屈づけではなく、事実を見出すことにもとづいています。この点で私たちの発見は、これらの問題について哲学者や神経科学者、物理学者、そのほかの人々が著したり提案したりしてきた大部分のものとは、正反対なのです。

そこで、私たちの発見とそれらがもたらす多様な理論的意義を、哲学者や科学者、精神的な問題を扱う臨床家ばかりではなく、一般の読者にも広く知らせるべきだと考えました。この本のとりわけ重要な特徴は、心脳問題や意識経験の大脳基盤は実験的に研究できることを示した点にあります。

いかにして、そんなことが可能になったのでしょう？　まず認識していただきたいのは、経験を報告できる覚醒した人間の被験者によってしか、意識経験の研究はできないということです。人間以外の動物だって意識経験を持っているのかもしれませんが、その経験を適切に調べるよい方法は見当たらないのです。私は、神経外科治療を受けている人間の患者を研究する貴重な機会を、バートラム・ファインスタイン博士から与えられました。バートと私はかつてＵＣＳＦ（カリフォルニア大学サンフランシスコ校）生化学研究室での同僚でした。彼はもともとＵＣＳＦの神経学者でしたが、スウェーデンで三年間神経外科の訓練を受けた後、サンフランシスコのマウントザイオン病院で臨床の仕事を始めました。同時に彼は、人間の脳にアクセスする機会を活用して危険のない範囲で重要な研究をしたいと考え、私にそのような研究をおこなう機会を与えてくれたのです。治療のためには、電極を脳内の特定の組織に挿入することが必要でした。患者の意識経験に関する報告と関連づけながら大脳神経細胞の電気活動を調べたり、適切な神経細胞を電気的に刺激したりできる機会に、私は飛びつきました。私たちの実験手続きは患者に余分なリスクを負わせるものではなかったことを、ここで強調しておきたいと思います。実験は、患者に情報開示した上で同意書を得てからおこなわれましたし、私たちの研究活動によって患者に困難や障害が生じるようなことは一回もありませんでした。また患者たちは実際、驚くほど私たちの研究に協力的でした。

ファインスタイン博士自身も、手術室において温厚で協力的でした。彼は私に実験のデザインを任せ、手術中も独裁的で身勝手な態度をとることはありませんでした。二〇年近い共同研究の後、一九七八年にファインスタインは早すぎる死を遂げました。彼の不慮の死の後、私の研究室は、健常な被験者による自発的行為の研究に転じました。また、感覚信号の検出とその信号に対するアウェアネス(気づき)の発生の時間差についても、本質的で重要な研究をおこないました(リベットほか(一九九一年))。この後者の研究のためには、難治性の痛みを取り除くために脳内の感覚神経経路に刺激用電極を恒久的に埋めこまれた患者の協力を得ました。それができたのは、UCSFの神経外科医であるY・ホソブチ博士、N・M・バーバロ博士らの尽力のおかげでした。この研究はまた、適切な研究スペースとコンピューター装置を使わせてくれた、生理学教授のマイケル・マーズニック博士のおかげで可能になったものでもありました。

これらの研究はすべて一九五九年に、生物物理学者のW・ワトソン・アルバーツ、生体医工学者のエルウッド・(「ボブ」)・W・ライトらとの共同研究とともに始まりました。ワトソンは一九七一年にグループを去り、国立神経精神病研究所の行政官となって成功をおさめました。その後、彼のポジションを生物電気工学者のカーティス・グレゾンが埋めてくれました。私たちの研究の有効性は、こうした共同研究者チームの貢献に負うところが大きいのです。また私たちの研究に協力してくれた、多くの患者さんたちにも感謝したいと思います。さらに心理学科の一〇人の大学院生が、熱烈な関心を持って、自発的行為および行為を促す意識を伴う意図についての実験的研究の被験者となってくれました。

私はこの本を、私の科学者としての経歴における主要な師だった三人の神経科学者に捧げることにしました。まず、ラルフ・ウォルド・ジェラルド氏。彼はシカゴ大学で私が大学院の勉強を始めた当初から、神経科学の想像力豊かな研究を紹介してくれ、私が不遇をかこっていた間も私の能力を信じ続けてくれました。ジョン・エックルス卿は(オーストラリア国立大学における一年間の共同研究の間に)私を新しい実験神経科学へと導いてくれ、私の心脳関係の研究が神経科学者の間で不評だった間も、支援してくれました。K・アラン・C・エリオット氏は、フィラデルフィアのペンシルヴァニア病院研究所において脳の神経化学について三年間共同研究していた間に、実験研究におけるデザインと報告の厳格さの例を身をもって示してくれました。

私の孫のヴィクター・リベット、娘のゲイラとモリーン・リベットは、初期の原稿に一般読者として有益なコメントをしてくれました。感謝します。友人のロバート・ドーティとアンダース・ランドバーグには、価値ある助言をもらったほか、絶えず勇気づけ支援してくれたことに感謝します。ハーバード大学出版局の科学担当編集者、マイケル・フィッシャーによって、本書がカバーする内容に大幅な改変が為されました。エリザベス・コリンズが熟練した編集技術をふるってくれました。また、S・M・コスリンの優れた有意義な序文に感謝します。

最後に、妻のフェイ、子供たち（ジュリアン、モリーン、ラルフ、そしてゲイラ）、孫たち（ヴィクター、アナ、リア、レヴ、スタヴィット）に支えられたことをここに記します。

ベンジャミン・リベット

目　次

第一章　本書のテーマ

特定の脳の状態に特定の「意識」が対応するとき、そこには何かが起きる。そのときまさに起きていることを垣間見ることさえできたら、**それこそ**科学史上の業績すべてが色褪せるくらいの偉業となるだろう。

——ウィリアム・ジェームズ（一八九九年）

一輪の花の、目が醒めるような青さに思わず足を止める。幼い子供のおどけたしぐさに心和まされる。関節炎を患った肩の痛みを感じる。ヘンデルの雄大な『メサイア』をきいて、その荘厳さに感動する。友人の病に心を痛める——このように、人はみな、ものごとをいつ、どのようにおこなったらよいのかを自発的な意志で自由に選べると思っています。自分の考えや信念、ひらめきに気づいているし、また自分を実体のある、反応性のある存在だとみなしています。

こうした数多くの感情や意識（気づき・アウェアネス）は、人の主観的な精神生活の一端です。主観的というのは、実体験をしている**本人しか**アクセスできないという意味です。それは脳という物質そのものの観察からは自明ではないし、説明もつきません。

主観的な精神生活は、私たち人間にとって大切なテーマです。しかし、こうした内面の活動がどのように立ちあらわれ、意識を伴う行為を促す意志としてどのように機能しているかについては、ほとんど理解も解明もされていません。とはいえ、物質としての脳は人間の意識的で主観的な経験には欠かせません。その意識的で主観的な経験が作られるのに、脳が密接なかかわりを担っていることはよく知られています。

こうした事実から、本質的におろそかにはできない、ある疑問が生じます。

本書のテーマ
——脳の活動と精神機能のつながりをみつける

神経細胞がしかるべき活動をすると必ず、主観的な経験の内容、さらにはその経験の存在にまで影響がおよびます。それでは、逆もまた真でしょうか？　すなわち、人が自由で自発的な行為を実行するとき、その意識を伴う意図が神経細胞活動に実際に影響を与えたり、指示をしたりできるのでしょうか？

人間の主観的な経験は、脳内のさまざまな場所にまんべんなくはりめぐらされた無数の神経細胞のネットワークによって成り立っています。では、たとえば視覚イメージのような主観的経験は、どうやって一つに統合された形をとれるのでしょうか？

意識経験について考えると、さらに意義深い問題があります。精神機能（心のはたらき）の多くは、自覚意識なしに、**無意識に**はたらきます。この主張の裏づけとなる重要な実験的・臨床的証拠はのちの章でご紹介します。無意識下のメンタルプロセスが人の情動に果たす役割を浮き彫りにしたのは、いうまでもありませんが、ジークムント・フロイトを始めとする研究者たちでした。目下の関心から生じる疑問は次のようになります。「脳はどのようにして意識／無意識下で起きる心の出来事を区別しているのか？」

最後に、こうした疑問の中でも最大の謎といえるものがあります。それは、脳内の神経細胞の**物質的活動**がどうやって、外界についての感覚的なアウェアネス（気づき）、考え、美的感覚、ひらめき、精神性、情熱といった**非物質的な現象である主観的な意識経験**（心）を引き起こしているのか、という疑問です。「物質的な」もの（脳）と「精神的な」もの（私たちの主観的な意識経験）の間にあるへだたりは、どうやって埋められているのでしょう？

こうした深遠な問いにはこれまで、答えがいくつも示されてきました（たとえばフック（一九六〇年）を参照）。これまでは哲学または宗教にもとづいた答えばかりでしたが、神経科学者による答えも最近はみられるようになりました。宗教的な見地からの提示は、まさしく形而上学的な信念であり、科学的に検証可能なものではありません。哲学者らによるものも、多くは理論上の思弁的なモデルであり、そのほとんどが検証できないものでした。

科学哲学者であるカール・ポパー(一九九二年)はかつて、こんなことを指摘しました。もし、ある理論なり仮説なりが間違っている可能性を、何らかの方法で検証できないなら、何かを提案するとき、人はその理論への反証可能性をかえりみず、どんな意見でも好きなように主張できてしまう。つまり、その提案では反証なしにどんな理論でも展開できてしまうというのです。こうした意味で、検証不能な提案をしていたのは哲学者や神学者だけではありませんでした。科学者もいたのです。たとえば、免疫学や運動制御学、理論物理学や宇宙学といった分野の科学者の多くは、自分の実験研究は意識経験と脳の本質についてたしかな推論の基盤となる、と考えたがります。興味深くはありますが、こうした推論の多くは、検証不能です。ただし、こうした提案の中には、問題に対し示唆に富んだ科学的アプローチを示すものもあります。それに、哲学的分析の中には問題の性質を決定づけるものもあれば、到達し得る答えの種類を絞ってくれるものもあります。

こうした分野の文献をもれなく概説することが、本書の目的ではありません。本書が目指すこと——それは、脳と意識経験の関係にまつわるもろもろの問題は、実験で解決できるのを示すことです。私たちの研究から、根源的な示唆に富む、有無をいわさぬ発見が生まれました。その経緯を、本書では主に取り上げます。頭蓋内の生理学的な観察と、覚醒した人間の被験者による意識経験の報告とは、ダイレクトにつながっているのです。こうしたアプローチは、この分野では比較的新しいものでした。私たちの研究について読者の理解を深めるために望ましい場合には、そうしたアプローチに関する実験的研究や哲学的な見方についても論じていきます(人間の脳に関する発見の全般的な歴史については、マーシャルとマグオウン(一九九八年)を参照)。

心と物質についての一般的な考え

まず一端にあるのが、決定論者/唯物論者の立場です。観察可能な物質だけが現実であり、思念・意志・感情などを含むすべては、物質とその物質を支配する自然の法則でしか説明できない、とする考え方です。遺伝暗号の発見者の一人で、高名な科学者であるフランシス・クリックはこの説について以下のように、しゃれた言い方をしています(クリックとコッホ(一九九八年))。「あなた自身の存在やあなたが感じる喜びと悲しみ、思い出や野心、パーソナル・アイデンティティの感覚や自由意志といったものは、いってみれば、膨大な神経細胞の集成体と関連する分子のはたらきによるしわざにすぎません。ルイス・キャロルによる物語の主人公、アリスならばきっとこんなふうにいったでしょう。「あんたたちなんて、ただのニューロン(神経細胞)のかたまりのくせに」」[訳註：アリスのセリフ「あんたたちなんて、ただのトランプのカードのくせに」のもじり]。この決定論の考え方に従うと、自分自身や自分を取り巻く世界についてのアウェアネスというのは、神経活動に対して直接影響を与えたり制御したりする独自の力を持たない、神経活動の単なる副産物、あるいは随伴現象だということになります。

それでは、この立場は「証明された」科学的な学説でしょうか？　率直にいわせてもらえれば、この決定論的唯物主義は信念体系です。直接検証で立証されている科学的な学説ではありません。たしかに科学の発見のおかげで、脳の特定の組織や機能が、知能やパーソナリティの本質さえ左右している、または制御しているという仕組みを裏づける、影響力のある証拠が明らかになってきたことは事実です。ですが、精神性、創造性、意識を伴う意志、そして想像力といった主観的なアウェアネスの非物質的な性質については、物質的な証拠だけで直接、記述したり説明したりできていません。

これは神経科学者としてこうした問題に三〇年以上取り組んできた私自身の経験からいえるのですが、主観的な現象は、ニューロンの機能に関する知識では予測できません。こう言い切ることで私は、まだ駆け出しの科学者であった頃の自分とはまったく正反対の立場をとります。かつては決定論的唯物主義が有効であると信じていた私がこの立場をとるようになったのは、意識経験における脳の処理プロセスの研究を始めた四〇歳以降のことです。アウェアネスとそれに付随する現象について、現在解明されている物理学の観点から説明ができる保証なんて、ありません。

そもそも、意識を伴う心の現象は、神経細胞活動の知識には還元されないし、ましてやそれによって説明もできません。脳の内部を覗きこめれば、神経細胞が相互接続し、途方もなく膨大な量の神経メッセージが浮かんでは消えるのをみられます。しかし、意識を伴う心の主観的な現象は観察ができません。それを現に経験している本人だけが、その現象について報告できるのです。

フランシス・クリックは彼の決定論者／唯物論者としての意見を「驚くべき仮説」と名づけることでみずからの科学者としての信頼性を守り、のちの研究の発展によってより妥当な答えが生まれることを期待しています。しかし科学者や哲学者の多くは、決定論が正しいとする自分たちの凝り固まった意見が、いまだに信念にもとづいていることに気づいていないようです。彼ら自身もまだ答えがわからないのです。

その証拠に、精神的ではない物質世界でさえ(量子論的な)不確実性やカオス的なふるまいを示すため、ものごとの決定論的な予測ができません。こうした問題について話し合った、ある小さな会議の席で、有名な理論物理学者ユージーン・ウィグナーは、意識について物理学で説明がつくのかという質問を受けました。ウィグナーが答えていわく、「物理学は、物理学そのものですら説明しきれていない」――ならば、意識について説明しきれなくて当然です！　ですから、さらに意義ある、こんな疑問が生じます。意識を伴う経験という現象、そしてその現象と脳という物体との関係は、物質世界ですでに知られているルールや法則に完全に沿ったものなのでしょうか？（これについてはまたのちに詳しく述べます。）

決定論／唯物論の対極にあるのは、心は脳から独立したものである、とする考え方です（二元論）。二元論の中でも宗教色の濃い立場では不思議なことに、生きている間だけ肉体の一部を占める霊魂の存在を信じます。その霊魂は肉体の死後、肉体から離れ、さまざまな解釈のある目的地、死後の永遠の世界へと旅立てるとされています。

この考え方に対して私が率直にいいたいのは、その考えはまさに信念でしかない、ということです。このような信念をダイレクトに否定する科学的証拠はどこにもありません。実際のところ、（前述のカール・ポパーの立場に従えば）科学的知識の範疇にすら入らないのです。

科学的なプロセスのみごとな例として、アインシュタインの理論があります。光は物質と同じように重力の影響を受けるとする考えです。しかし、重力の光への影響を実証するには、地球上で手に入るいかなるものよりも大きい、途方もない質量の物体のそばを光が通過する必要があります。しかるべき検証をおこなうのが難しかったので、アインシュタインの理論はなかなか広く受け入れられませんでした。ところが運のよいことに、一九二〇年頃、皆既日食が起きました。地球からみて太陽をはさんだ向こう側にある星からの光が、地球へ向かう途中で太陽のそばを通る様子を、日食の間に観測できたのです。太陽に「引きずられて」光がその軌道から曲げられると、たしかに星のみかけ上の位置が変わりました。もしこのときの光が曲げられなければ、アインシュタインの理論は否定(反証)されていたでしょう。

心脳問題に科学的アプローチはあるのか？

それでは、主観的な意識経験がどのように生じるのか、納得のいく理解に達する方法はあるのでしょうか？　観察可能な証拠にもとづいて理解する方法はあるのでしょうか？

まず認めなければいけないのは、脳は意識／無意識の精神機能(心のはたらき)をつかさどる物質的な「器官」であることです。人間が生きていくためには、脳の正常なはたらきと組織が必要なことについては、ご存じの通り議論の余地がありません。脳から独立した、意識を伴う現象が実際にあることを示す客観的な証拠など、ありません(前述のように、肉体から切り離せる意識を伴う霊魂についての信念も、この例外ではありません)。意識にとって重要なのは脳であり、体のほかのどの器官でもないことについて、最も説得力のある証拠は何か――それはおそらく、脳と脊髄とがその接合部で(やりとりを)完全に断たれた場合の影響でしょう。最近公表された俳優のクリストファー・リーヴの事故でみられたように、首の骨が「折れる」事故で、このような不幸な状況になるのは珍しいことではありません。患者は事故にあう前と同じ、意識を持った人格のままです。しかし、呼吸のための動きも含め、首から下の身体の動きの制御をまったく失っています。その上、脊髄を介して身体の各部に伝えられる感覚も、すべて失っています。脳と脊髄をつなぐ神経経路が断たれたので、首から下の感覚と運動制御を喪失したのです。頭部につながる、損傷のない神経を介した重要な感覚はすべて、患者は以前とまったく変わらず気づいている(アウェアネスのある)状態のままです。それに、脳が機能しているなら自分の考えや感情、そして自己についてのアウェアネスもそのままです。

これとは反対に、脳そのものに損傷があると、意識のさまざまな機能が失われます。また、損傷の部位によっては、意識が永久に失われる場合もあります。脳機能の喪失こそがまさしく、意識を持った人間としての生活の終焉、すなわち死の決め手になります。脊髄や骨格筋、心臓といった身体のほかの部分がまだはたらいていたとしても、このことは変わりません。もっというと、このような脳死という状況になったら、第三者に移植する目的で脳以外の器官や細胞組織の摘出が許されます。

古くは、心臓が意識や情動的感情が宿るところだと考えられることがよくありました

（アリストテレスを参照）。しかし、ある人の心臓を別のものと取り替えたとしても（それが機械装置だったとしても）、その人の気質や経験は変わりません。

それでは、意識を伴う経験に関する疑問について、私たちは事実にもとづいてどのような答えをうまく導き出せそうでしょうか？　また、これまでにどのような答えが得られているでしょうか？　この重要な問題――「脳の活動は意識／無意識の精神機能とどのようにつながっているのか」は基本的に、言葉で説明し、実験をおこなう研究で扱うべきテーマです。しかしその研究をおこなうには、主観的な意識経験とは何かをまず定義する必要があります。しかも、操作可能な形で、つまり研究する上で実際的なやり方で、定義する必要があるのです。

まずは、経験している本人だけが、主観的な意識経験に直接アクセスができる、という揺るがしがたい事実から考えてみましょう。必然的に、外部にいる観察者にとって有効な証拠は、経験したことを被験者が語る内観報告しかないはずです。

主観的経験についての内観報告

科学者も哲学者と同じように、心と脳のつながりについて考察をめぐらせてきました。しかし最近まで、実験をした者はほとんどいなかったのです。脳科学者ですら、意識を伴う主観的経験が生まれる、あるいはあらわれるのに脳神経細胞活動がどのようにかかわっているのか、それを直接調べる実験研究に取り組もうとはしませんでした。なぜでしょうか？　人間の被験者でこうした実験をおこなう技術的な難しさはさておき、哲学的な問題が大きな足かせとなっていたからです。

主観的な経験について内観報告によるデータが必要となる研究は、学界では避けられる傾向にありました。このような後ろ向きな姿勢は、二〇世紀になってから七五年間優勢だった心理学の行動主義と、哲学の論理実証主義の大きな影響を受けたものでした。こうした考え方ゆえに、直接観測可能な事象だけが、科学データとして認められることになります。内観報告は実際の主観的な経験とは間接的なつながりしかありません。つまり、内観報告は内観者による、(外からは)直接観察できない報告であるため、観察としては信頼できないとされています。しかしそうすると、有効な内観報告を得る方法を科学者がみつけない限り、人間の意識的な心が脳にどのように関係しているかという、奥深い、意義ある問題を研究できないことになります。偉大な物理学者、故リチャード・ファインマンは次のように述べています。「私はもっと世界について知りたいだけなのです。……何が明らかになろうとも、それが自然の姿であり、ありのままの姿であらわれるものです！　ですから、研究をするときに、どのようなものを発見するかをあらかじめ決めつけてはいけないのです」。

もちろん、内観報告から、経験について絶対的な証拠が得られるわけではないことは認めるべきです(ついでにいっておくと、物理学者ですら認めていることがあります――厳格きわまりない物理学での測定ですら、絶対に間違いないということはないのです)。ルネ・デカルトやバークリ司教らが唱えたように、絶対的に確信できる唯一の主観的な経験とは、自分の経験しかありません。ですが、ふだんの社会的交流では、他人が経験したことの内観報告はふつう、その人の経験を有意義に反映したものとして受け入れられています。もちろん、こうした報告が正しいかどうかをみきわめようとすることはあるでしょうが。

たしかに、経験したことを転換・伝達して報告するときに、多少のゆがみが出るでしょう。ならば、研究対象となる経験の種類を、情動的な内容を含まない非常にシンプルなものに限定すればよいのです。対象となる経験について、その信頼性のテストもできます。私たちの研究では、非常にシンプルな感覚経験を使いました。この感覚経験には、ゆがみが生じるような情動的な面はいっさいありませんでした。しかも、被験者の報告の信頼性もテストできました。実験者が制御しながら感覚のインプットをさまざまに変え、そうやって得られる報告を比較したのです。ですから、ずっと前にはっきりさせるべきでした。主観的な経験を科学的に研究することはできたのです。

ここで強調しておくべきでしょう。内観報告は言葉を使った、口頭による証言でなくてもよいのです。非言語的な報告、たとえばある感覚を主観的に感じられたかどうかを適切なキーを叩いて示すようなものでも、まったくかまいません。ただしこれは、この合図が事実上、主観的な内観経験を示す指標だと被験者が理解している場合に限ります。

また、ここで付け加えておきます。まだ学部生だった頃、私は気づきました。言葉による表現が必ずしも、現実を完全に、適切にあらわしているとは限らないのです。近似的なものでしかなく、その言葉に帰属する意味に制約されています。そこで、非言語的な方法で、現実を考えてみることに決めました。つまり、どこからみてもバランスのとれた、直観的にわかりやすい方法で、現実に起きている状況を把握してみることにしたのです。それ以降、実験の問題について考えるときは、実際に、非言語的な方法で問題をとらえるようになりました。

内観報告の有用性についての科学的見解を変える大きなきっかけを作ったのは、一九七〇年代以降の認知心理学の発展でした。認知科学者は、人間が何を知り、感じ、それがどのように現実とつながっているかという問題を扱おうとしていました。そのためには、主観的な経験について被験者に語ってもらわなければなりません。しかし、心理学者の中には伝統的な行動主義者が依然として存在しており、また多くの哲学者が行動主義につながる機能主義と呼ばれる動きを信奉していることを、ここで特にことわっておく必要があります［訳註：行動主義者は観察可能な行動だけに研究の対象を絞り、本人の内観報告を科学的データから排除した。また「行動主義につながる機能主義」とリベットが呼んでいるのは、外界＝環境にはたらきかけて生存に資する行動だけに注目し、やはり内観の存在意義を疑問視する哲学の潮流のことと思われる」。

のちに認知心理学に支持されるようになるのを待たず、一九五〇年代後半以降、私は自分たちの研究に内観報告を取り入れました。私はこの問題に、行動主義や機能主義にとらわれることなく、生理学者としてアプローチしました。当初から一貫して、意識を伴う経験は脳のほかの観察可能な機能と同じように研究し、取り扱えるという姿勢でした。意識を伴う経験についての被験者の報告を第一級の証拠として考えるべきだというのが、当時も、そして今も、実験科学者としての私の信念です。この証拠は、意識の性質に関する先入観や仮説に合わせるために改ざんしたりゆがめたりすべきではありません。ほかの証拠によって納得がいく形で影響を受けるか、反証されない限り、適切な方法で得た意識を伴う経験についての内観報告は、ほかの客観的証拠と同等にみなすべきです。

そもそも、私の意見と、行動科学者の間で支配的な意見とが一致しないことを知って驚きました。実際に、このような考え方を持った国立衛生研究所(NIH)の研究部門の代表者たちによる訪問団は、私がまともな課題を研究していないと指摘し、私が提出した助成金の申請を却下したのです。

興味深いことに、エイドリアン卿、ジョン・エックルス卿、ハーバート・ジャスパー、チャールズ・フィリップス、ワイルダー・ペンフィールド、ロジャー・スペリー、フレデリック・ブレマー、ラグナー・グラニット、アンダース・ランドバーグ、ロバート・ドーティ、そしてハワード・シェヴリンといった、実験神経生理学における世界の第一人者たちからは、このように否定されませんでした。こうした研究者は、私たちの研究を賞賛に値する、先駆的なものだとみなし、一九六四年に開催された「脳と意識を伴う経験」と題した大きなシンポジウムでも、そのような評価が与えられました。ローマ教皇庁科学アカデミーが後援し、ジョン・エックルス卿が議長を務めたこのシンポジウムは、バチカン敷地内にある一六世紀に建てられたピウス四世の館で開かれました。教皇パウロ六世は私たちの活動を重く受け止め、公式な謁見の機会が設けられました。シンポジウムに参加していた二五人余りのメンバーは大広間の片側に座り、赤い聖衣を着けたほぼ同数の枢機卿たちが私たちに向かい合う形で座席につきました。教皇がやがて私たちを出迎えると、カトリックの科学者たちはひざまずいて彼の指輪に口づけをし、そうでない者たちは教皇と握手を交わしました。このときの、金文字で名前が書かれた深紅の革製ネームプレートを私は今でも持っています。以来、私はさらに意識についての数々の興味深いシンポジウムに参加者として、または講演者として出席しています。バチカンではたとえば、ジョン・エックルス卿主催によるまた別のシンポジウムが一九八八年に開催されました。

神経生理学者のほかにも、故カール・ポパー卿やトーマス・ネーゲル、また故ステファン・ペッパーらのような一流の哲学者が、主観的な意識経験をどのように研究するかについての私の意見に賛同しました。ステファン・ペッパーはカリフォルニア大学バークレー校の哲学科の教授でした。ペッパーは、いわゆる心脳同一説の強力な提唱者です。この説では、外部から観察可能な脳の物質的特性と、主観的な経験の内面的特性というのは、一つの基礎的な対象(過程)を別の現象からとらえているだけだという考えを支持しています。にもかかわらず、ペッパーは私の研究チームの見解と発見についての論議に注意深く耳を傾け、感覚的なタイミングの遡及(前戻し)に関する証拠は、心脳同一説の正当性と相反するかもしれないという結論にさえ至っていました。

アウェアネス(気づき)とは

私たちの研究に内観報告を取り入れてみると、内観報告の重要性がさらにはっきりとわかりました。意識を伴う経験の内観報告の本質的な特徴とはアウェアネスだということ、つまり何かに気づいている状態だということが明確に理解できました。外界と(感覚入力を介した)身体内部の世界へのアウェアネス、自己の感情(怒り・喜び・憂鬱)のアウェアネス、自己の思考と想像力へのアウェアネス、そして自己へのアウェアネスといった、非常に多岐にわたる経験の内容を包括して、人間は**気づいて（アウェアネスを持って）**いるのです。

大多数といえないまでも、多くの哲学者は、さまざまな種類やレベルの意識を伴う経験について語ってきました。一般に自己へのアウェアネスは、人類だけか、そのほかにはせいぜいチンパンジーにだけ限定された特別なものだと考えられています。似たような出来事の経験内容ですら、他人と一致するとは限りません。たとえば、私が黄色としてみているものは、あなたが黄色としてみているものとは一致しないかもしれませんが、それでも私たち人間はこうした体験に同じ名前をつけることを覚えました。仮に黄色についての経験内容が同じでなかったとしても、他者のアウェアネスそのものの特性は自分自身のアウェアネスと基本的に一致していることには、かなり確信を持てるはずです。

したがって、ありとあらゆる経験に対処しようと、意識または意識を伴う経験についてさまざまな種類またはカテゴリを作り出す必要はないのではないでしょうか。どの場合にも当てはまる共通の特性は、アウェアネスです。違いというのはアウェアネスの**内容**の違いから生じるのです。私がこれから実験的根拠にもとづいて論じる通り、アウェアネス**そのもの**こそが意識に固有の現象であり、意識を伴う経験すべての前提条件となる、固有のニューロンの活動と結びついています。

痛み、色、音のハーモニー、そして匂いなどの感覚経験を、哲学者は**クオリア**と呼びます。このような経験は、それを発生させる刺激の物質的な性質、または、対応する神経活動では説明がつかない現象であるため、意識を伴う経験についての唯物論的仮説に難問をつきつけています。しかし私は、これらのクオリアを、ほかのアウェアネスと本質的に異なる問題として取り上げる必要はないと考えます。というのも、どんな種類のアウェアネスも、唯物論では説明がつかないからです。

「意識を伴う経験」と、単に覚醒(寝ていない)していて反応を示す――いわゆる「意識ある」――状態とを、分けねばなりません。意識ある状態であることはもちろん、主観的な意識経験があらわれるのに欠かせない前提条件です。ただし、夢をみている場合は別です。夢をみているときは(意識ある状態ではなく)睡眠状態なのに、意識を伴う経験をしています。ですが、覚醒していて意識ある状態、それに夢をみている睡眠状態のどちらでも、大脳皮質が広い範囲で活性化していなければなりません。これを促すのは、脳幹と視床(大脳半球の下にある前脳基底部の組織)にある組織です。脳のこの機能が、意識を伴う経験が生じるために必要な背景条件です。

脳と主観的な意識経験のつながりは、どうすれば研究できるのか?

私がとってきた姿勢は一貫して同じです。思弁的な、検証されていない仮説は相手にしません。それよりも、脳が**実際に**どのように、意識を伴う経験の出現に関与しているのか、または引き起こしているかを明らかにすることに注目します。こういう姿勢をとるのはおそらく、実験神経生理学者という経歴のせいでしょう。ここでの目標は、神経系がどのようにはたらき、人を行動させているのかを、証拠にもとづいて解明することです。

こうした研究で何よりも苦労するのは、人間の被験者が必要であることです。そして人間の被験者では、脳機能を直接調べることについては当然ながら、厳しい制約があります。動物であれば、記憶や学習、視覚プロセスの表象(空間や色)などを調べるのに、行動レベルでもっと多くのことができます。ところがこのような機能はすべて、意識を伴うアウェアネス**なしに**はたらけるのです。そもそも、人間でさえ、そうなのです。マリオン・スタンプ・ドーキンスが指摘したように、「「賢いこと」と「意識のあること」の重大な違いをうやむやにする」ことのないよう、注意しなければなりません。すなわち、「動物(または人間)の心を調べるには、さまざまな複雑な知的課題をこなす能力があることを示しさえすればいいのであって、それができたら即、動物や人間に意識があること(言い換えれば、主観的にアウェアネスがあるということ)を証明したことになる、という気分」に陥らないよう、注意せねばなりません。

サルが器用に課題を解決するとき、意識的なアウェアネスを活用していることについてはごく最近、考案された実験で、ある程度確信が持てるようになりました(ストーリッヒとコーヴェイ(一九九五年)を参照)。この実験には、一次視覚野に障害があるサルが使われました。人間の脳の同じ部位に障害があったら、意識を伴う視覚能力を喪失、すなわち失明します。このサルに視覚刺激を提示し、その刺激をみつける能力をテストしました。サルが強制的に答え(「はい」または「いいえ」)を選ばなければならない(つまり、みえているか否かは問われていない)ようにしたら、欠陥のある「みえない」視野に提示された刺激ですら、その場で一〇〇パーセント検出しました。視覚野に同じような欠損のある人間の被験者なら、視標(ターゲット)を正しく指し示せるものの、(主観的には)ターゲットがみえていないと報告ができます(この現象は「盲視」と呼ばれます)。しかし、刺激の有無についてサルに応答の自由が与えられている場合には、サルは欠陥のある視野への刺激を「空白」、言い換えればそこには何もないとみなします。この条件におかれたサルは、「そのみえない視野では、意識的には何もみえないんだ」と伝えたがっているようです。この結果は、この実験のサルが意識を伴う視覚と無意識による検出とを区別してふるまうという考えを裏づけています。

脳と主観的な意識経験の関係をどのように研究するかという問いに対する、私たちの実験的アプローチとして、私は従うべき二つの認識論的な原則を設けました。すなわちそれは、内観報告を実験実施上のスタンダードとすること。そして、脳と心の関係については**先験的な**、つまり実験でたしかめていないルールは認めないということです。

1 内観報告を実験実施上のスタンダードとする

内観報告についてはすでに論じました。この原則から導かれる当然の帰結はこういうことです。行動にもとづく証拠はすべて、信頼できる内観報告が伴わない場合は、主観的な意識経験の指標とはみなせません。その行動の目的が何であれ、認知的で抽象的な問題解決プロセスがどれだけ複雑であれ、このスタンスは変わりません。いずれにせよ、被験者のアウェアネスなしに、無意識に行動が始まることがあり得るし、しばしばそうやって行動が始まることが実際にあります。信号を(行動上)検出する能力と信号に(意識を伴って)気づく能力との違いについても、実験者は特に注意深く区別しなければなりません。

行動とは、観察可能な筋肉の動きや自律神経系の変化(たとえば心拍数、血圧、発汗など)を指します。内観的経験を指し示して**いない**、純然たる行動は、**主観的な**意識経験の有効な証拠とはなりません。内観的な経験を報告する場合はふつう、被験者は自分の個人的な経験についての問いに答えているのであり、それはこの被験者が間違いなく問いを理解していることを示していると考えていいはずです。この前提なしにおこなわれている行動はじつは、無意識に実行されている可能性があるのです。

2　脳と心の関係について、先験的なルールは認めない　この原則からは当然、こんな疑問が生じるでしょう。「その被験者の内観報告をいっさい受けずに、脳内の神経細胞の活動を調べるだけで被験者が何を感じ、考えているか（言い換えると、被験者の主観的経験）を詳しく説明できるのか？」その答えはノーです。もし、機能している脳の内部を覗きこんで、さまざまな組織にある神経細胞の多種多様な活動を観察したとしても、そこには精神的な、または意識に関する現象のようなものはみられないでしょう。このことはすでに、一七世紀の偉大な哲学者であり、数学者でもあるライプニッツが主張していました。

このライプニッツの立場とは対照的に、また別の偉大な数学者であるラプラスが、ニュートン物理学の新しい機械論的モデルにのめりこんでいました。もしこの宇宙にあるすべての分子の位置とエネルギー状態、すなわち運動を知ることができれば、将来起こるすべての出来事を予言できるのではないか、と彼は提起しました。脳の中の分子の特徴すべてを知ることができたら、心の中で起きていることを明確にし、予言できると主張したのです。しかしながら第一に、この命題は実際問題として検証不能です。脳の中にある天文学的な数の分子についてのデータを明確にすることが不可能であるだけではありません。どんな素粒子についても、その位置と動きの同時計測は基本的に不可能であることも、現代物理学ではわかっています。第二に、もし仮にラプラスの条件が満たされたとしても、そこでみられるのは分子の構造でしかなく、心の現象などいっさいみられません。面白いことに、いまだにかなり多くの哲学者、特に機能主義者が、行動主義的でラプラス的な意見を支持しています。

次に述べる一般原則は、行動主義とは真逆です。つまり、外部から観察できる「物質的な」出来事と、内部から観察できる「精神的な」出来事は、現象学的にいえばまったくの別物です。この二つには間違いなく**相関性**がありますが、相関性が見出せるのはこの二つの現象を同時に観察したときだけなのです。相関性とは**先験的に**予測できるものではありません。**どちらの現象も、もう一方によって還元可能、または説明可能ではないのです。**

簡単な例を一つ挙げましょう。身体からの感覚情報を受容する皮質分野を電気刺激した直後、被験者の脳内では何の感覚も起きません。その代わり、被験者は身体の一部、たとえば手に、実際は何も起きていないのに何かを感じます。被験者にこの経験について内観報告をしてもらわない限り、外界にいる観察者にはこの主観的な経験を説明する手立てがありません。

この原則は、多くの科学者や哲学者の支持を得ている還元主義の意見を真っ向から否定します(たとえば、チャーチランド(一九八一年)、デネットとキンズボーン(一九九二年))。彼らの意見に従うと、ニューロン構造と機能(またはその分子基盤)の知識だけで、意識と心の動きを定義し、また説明できることになります。しかし、これまでみてきたように、この還元主義の意見は成り立たないのです。

意識を伴う経験に関するプロセスは脳のどこにあるのか?

著名な神経外科医であるワイルダー・ペンフィールドとその同僚の研究者(特にハーバート・ジャスパー)たちは、大脳皮質への局所的な電気刺激に対する反応について、何千人もの被験者の内観報告を観察しました(治療のための手続きとして、てんかん性の発作の焦点を特定する間に、大脳皮質を露出し、検証をおこないました。頭皮に局所麻酔をほどこしていただけなので、患者は覚醒していました)。ほかの神経外科医たちも同じように、反応と脳の部位を対応(マッピング)させました。体性感覚であれ、視覚であれ、聴覚であれ、どんな感覚が生じたか報告を得られたのは、大脳皮質の一次感覚野を刺激したときでした。明らかに、電気刺激を与えた一次感覚野は、意識を伴う報告可能な事象を作り出すための必要条件を調べるのに好都合な位置でした。

大脳皮質のほとんどの場所は、電気刺激を受けてもどんな意識反応も示しません。しかし、こうした「沈黙している」領域にある神経細胞は、じつは刺激に反応しています。どういうことかというと、電気反応(直接皮質反応(DCR))は、ほとんどの部位に刺激を与えても記録できるのです。おそらく、沈黙している領域で報告可能な意識反応が生じる(つまり被験者があたかも身体の一部を刺激されているかのように感じて意識反応を報告する)には、大脳皮質の一次感覚野で起きる活性化よりも複雑な活性化が必要なのでしょう。あるいは、沈黙している領域は意識機能を橋渡ししないのかもしれません。

いずれにせよ、このことや、それ以外の証拠から、以下のことを強調しておくべきでしょう。意識を伴う経験がまったく誘発されていなくても、かなりの量の神経活性化が起きるのです。

脳幹または視床髄板内核にある活性化系の中で障害が少しでも起きると意識が失われる、すなわち昏睡状態になります。ですが、大脳半球の広い範囲で破壊的な損傷があっても意識が失われなかったことに、ペンフィールドとジャスパーは強い印象を受けました。このことから、意識の「宿るところ」は内側に位置するこれらの皮質下の組織にある、とペンフィールド(一九五八年)は提起し、これを中心脳系と名づけました。同様に、また別の有名な神経外科医、ジョセフ・ボーゲン(一九九五年)が近年、意識機能は中心脳系を構成する視床髄板内核に備わっていると提起しています。

ペンフィールドとボーゲンの説で論理的に無理があるのは、意識を伴う経験が生じる必要条件と十分条件を区別していない点です。すなわち、ある組織が意識機能に必要だからといって、組織それ自体が意識を伴う経験を作り出す十分条件となるとは限りません。意識を伴う経験を作り出すために必要な器官は実際、ほかにもたくさんあります。たとえば、もし心臓の鼓動が止まったら、人は数秒のうちにすべての意識機能を失います。しかし、心臓には意識機能は備わっていません――これは、多くの先人たちの考えに反するのですが。人間は心臓を他人から、または機械装置まで使って移植できますが、移植しても被験者の意識プロセスやパーソナリティは変わりません。さらに、大脳半球で起きる特定の神経活動が、意識を伴う出来事が生じる根底にあるという考えを、じつは多くの証拠が裏づけています。

脳のどこで意識、または行動を伴う出来事に結びつく神経細胞活動が起きているのかを調べるさまざまな研究がおこなわれ、重要な情報が得られています。これらの研究は二種類に分けられます。神経心理学的研究と、脳内神経細胞活動の変化を測定する技術に関するものです。

(1) 神経心理学の研究では、脳の特定の部位の破壊的損傷によって生じる精神機能の変化を調べてきました。この分野における「草分け的な存在」はおそらく、脳の両半球の前頭部に事故でダメージを受けながらも生きていたフィネアス・ゲージのケースでしょう。(ダイナマイトが暴発し)鉄道線路に倒れた彼の頭の側頭葉前部には金属の棒が突き刺さり、頭の反対側まで突き抜けていました。ゲージは命をとりとめましたが、彼のパーソナリティは劇的に変わりました。以前は落ち着いていて人望があり、社交的な人物だったのが、自制心がなくなり(勝手気ままにののしり、感情的にカッとなりやすくなり)、仕事もいい加減で、慎重さも計画性もなくなりました。この事例で明らかになったのは、セルフコントロール、計画性などのはたらきに、脳の前頭葉が重要な役割を果たしていることでした。以来、前頭葉のはたらきについて多くのことが新たにわかっています。

さらに最近になって神経心理学者たちは、以前はまったく気づかれなかったような精神機能のわずかな違いまで、脳内にマッピングし始めています。たとえば、血栓または出血によって局所的なダメージを受ける(すなわち、軽い脳梗塞になる)と特定の障害が起き、会話で母音は聞き取れるのに、子音を聞き分けられなくなります。その結果、患者は他人の話をほとんど理解できなくなります。

(2) 脳内の神経細胞活動の局所的な変化が測定できる技術が数多くあります。こうした技術は、神経活動が局所的に増えると神経細胞のエネルギー代謝が増えることを活用したものです。つまり、代謝作用が増えると、酸素の消費量が局所的に増え、特定の代謝最終生成物がこうした神経細胞周辺にある局所的な空間に放出されます。中でも注目すべきなのは、ブドウ糖が酸化すると二酸化炭素（CO_2）が発生することです。二酸化炭素は小さな細動脈を膨張させるはたらきがあることが知られており、このはたらきがその領域で循環する血液を増やします。

局所的または部分的な脳の血流量（ｒＣＢＦ）の変化を測定する技術を最初に完成させたのは、スウェーデンの臨床神経生理学者であるデーヴィッド・イングヴァーとその研究チームでした（ラッセンとイングヴァー（一九六一年）、イングヴァー（一九七九年、一九九九年）参照）。この技術の原理は、皮質に入る脳血流に比較的安全な分量の放射性化合物を注入した後に放射能の局所的変化の測定とマッピングをおこなうものです。被験者の頭皮にはたくさんのシンチレーション・カウンターを装着します。それぞれのカウンターがそれぞれの位置で放射線を計測し、このようにして注入した化合物の放射能のレベルを局所的に記録します。注入後、ある一定の時間で放射能レベルが増加したらすなわち、その部位に運ばれる循環血液も増えたことになります。

イングヴァーとその同僚たちがｒＣＢＦの変化を研究したのは感覚入力と運動活動に関してだけではありませんでした。思考プロセスについても調べたのです。たとえば、彼らの発見にはこんなものもありました。被験者が、実際には指を動かさずにただ単に指を動かすことを想像しただけで、被験者が指を自発的に動かしたときに「活動を示した」のと同じ、脳内部位のいくつかでｒＣＢＦの増加が検出されたのです。さらにほかの研究（ローランドとフライバーグ（一九八五年））では、黙って引き算の暗算をしたら皮質野（特に前頭葉）が活性化することが示されました。この活性化は、感覚野または運動野の活性化なしに起きたのです。

こうした結果は、意識を伴うメンタルプロセスが脳内の神経活動に影響を与えられることを裏づける証拠だといえるでしょう。また、休息時、あるいは、しかるべき刺激や課題への反応をみて、脳内の血液循環の局所的、あるいは全体的な異常を探せば、病気の状態も調べられるでしょう。たとえば、初期のアルツハイマー病や統合失調症、そのほか健康上の問題を抱えた人々には、脳内の血液循環にある種の欠陥がみられました。

ルイ・ソコロフと彼の研究チーム（一九七七年）は、健常な脳内の新陳代謝の局所的な変化を測定する、よりよい方法を考え出しました。この業績がそのまま、新陳代謝の変化を検出する、さらに効果的な方法の発明につながったのです。イングヴァーが採用した技術のように、脳に外科的にメスを入れる必要がないので、この方法は人間の被験者に使えます。現在、空間的な精度と測定の速度を改良した二つの方法が、幅広く活用されています。

第一の方法が、陽電子放射断層撮影法（ＰＥＴスキャン）です。この方法では電磁放射線の代わりに、陽電子を放射する弱い放射性物質を投与します。この陽子を、頭皮に装着したたくさんの小さな器具が検出します。

第二の方法では磁気共鳴画像法（ＭＲＩ）を使い、神経機能にかかわるさまざまな原子（酸素や炭素）の量的変化を、きわめて細部に至るまで示します。

こうした検査――神経心理学、血流計測（ｒＣＢＦ）、ＰＥＴスキャン、機能的ＭＲＩの研究によるもの――のどれをとっても、私たちにはせいぜい、神経細胞活動がさまざまな心の動きに作用している可能性がある脳内の場所しかわかりません。神経細胞活動のどの側面（局所的な発火パターンの変化、発火頻度など）がどう関与しているかについては、ここからはわからないのです。また、神経細胞活動と精神機能の関係性が、タイミング、あるいは時間的な要素によってどう変わるか（たとえば、ある事象についての意識を伴うアウェアネスと、脳内活動の変化が時間的要素にどう左右されるか）も十分に示されていません。そもそも、活性化を示している部位は、今問題にしているはたらきを引き起こす、あるいは原因を作るのに最も重要な役割を果たしている場所ではない可能性もあります。というのは、最も重要な場所はごく小さく、測定イメージの中でごく微弱な変化しか示さないかもしれないからです。

機能的ＭＲＩがそうなってきたように、こうした方法の一つがやがて、時間変化についても高い分解能を持てるようになったとしても、神経変化のタイミングの推定は、測定している生理学的なプロセスの制約を受けます。このＭＲＩを使った方法では（ＰＥＴスキャンと同様に）、局所的な血液の循環の変化や、神経細胞の新陳代謝の変化によって生じる化学成分の変化を測定します。このような新陳代謝の変化はたいてい、(シナプスの反応や、神経インパルスの発火率の変化であったとしても)精神機能に密接につながる神経細胞の変化の**後に**起こります。神経細胞活動における重要な変化は、数ミリ秒後に発生するでしょう。ですが、こうした神経活動が引き起こす代謝エネルギーの変化は、このような技術で測定できる変化が起きるまでに(ミリ秒レベルではなく)数秒ほど時間がかかるかもしれません。つまり、こうした方法では、「意識を伴う意図は、脳の自発的活動の開始に先立つのか、後に続くのか」という疑問に答えられません。

電気生理学

ここで問題となっている神経活動の本質的なコンポーネント、すなわち電気現象を記録できれば、これが神経細胞活動の変化の手っ取り早い指標となります。こうした記録は、(電気)伝導性の神経インパルスの(**活動電位**による)実際の発火と、より局所的で非伝導的な**シナプス(神経接合部)**電位の両方の作用によって生じる電流(そして電圧)場から得られます。ほかの神経細胞から延びた神経線維がその末端部分に上行性(脳に伝える)メッセージを伝達すると、その末端部分が隣の神経細胞の表被膜の特別な領域に接触し、シナプス電位が発生します。長く延びていく入力側の神経線維と、もう一つの細胞の末端部位との間の特殊な接続部を、**シナプス**と呼びます(この言葉は、二つの要素をつなぎとめる、という意味のギリシャ語に由来します)。多くのシナプスでは、入力側の神経線維末端部が、特殊な化学物質である神経伝達物質を放出します。シナプスの受容側の細胞膜のある部分には、神経伝達物質に選択的に反応する受容体が備わっています。

後シナプス反応によって通常、局所的な電位の変化がみられますが、受容細胞膜の外側が(刺激効果によって)より陰性になる場合と、(抑制効果によって)より陽性になる場合の二通りがあります。そのどちらの場合でも、細胞膜のこの局所的な後シナプス部分と、その細胞の(同様の影響は受けていない)隣接した細胞膜間に、電位(電圧)の差が生じます。その結果、その細胞の周りに電場が発生します。電場における電圧の変化が最もよく検出できるのは、その細胞に近い外部媒体につけた電極です。ちなみに、同じ電場で生じたより小さな電圧も、適切な増幅器(アンプ)を使えばかなり離れていても記録できます。

このようにすれば、ミクロボルト程度の非常に小さな電圧でも、頭皮から検出できるのです。これが、脳波(EEG)の基礎となる考え方です。こうした、人間における脳波の電気的なリズムを、一九二九年にハンス・ベルガーが初めて報告しました。今やEEGは、臨床や通常の条件下でおこなわれる脳機能の研究に広く用いられています。たとえば、起きている状態から睡眠中のさまざまな状態に移るときにみられる、脳波の典型的な動きなどです。また、てんかんの神経活動に伴う典型的な脳波の変化は、てんかんの診断や焦点の位置をみつけるのに役立てられています。

脳磁計(MEG)も近年、使われるようになっています。これは、電流によって生じた小さな磁場を記録するものです。頭皮に装着した検出器を使って記録するMEGは、EEGよりも神経活動場発生の優れた指標になるといわれています。あるいは、小さな電極を皮質表面に直接触れさせるために頭蓋内に挿入する、または皮質下組織の奥深くに挿入すれば、電位変化を検出できます。そのデータは、EEGやMEGを使って頭皮からとったどの記録よりも局所的で、意味があるのです。

覚醒した患者に全身麻酔をかけずに脳神経外科手術をおこなうこともできますし、しかもその価値は大いにあります。この手術は、頭蓋骨を覆っている頭皮と細胞組織に局所麻酔を注射しておこないます。このやり方は、頭蓋骨にドリルで穴を開けたり脳細胞組織にじかに触ったりしても痛みが生じないことからもわかるように、どんな痛みでも十分にブロックできます。脳の損傷に反応する特別な神経末端はありません。身体のどこかほかの場所の損傷に反応し、そのメッセージが脳のどこかに届くと痛みを感じるような、そういう神経末端は当然あるのですが、脳内に限っては、それはないのです。痛みには、とても重要な役割があります。組織の損傷を私たちに知らせ、その損傷の原因を避けられるようにしてくれるのです。しかしおそらく、脳そのものにそのような警告システムを備える適応上の理由がないのでしょう。脳は頭蓋骨に包まれ、保護されています。どんなものであれ、脳を傷つけるものはまず、頭皮や骨の内膜、それに脳を覆う細胞膜(髄膜)を突き抜けるときに痛みを引き起こします。ところが命にかかわる、脳内で大きくなる腫瘍は痛みを引き起こさないので、これは潜行する危険な損傷因子となるのです。

アメリカの神経外科医であるハーベイ・クッシング(一九〇九年)は、適切な感覚野へ電気刺激を与えると被験者はチクチクとした感覚を報告するという事実を、いち早く示した一人でした(これはこの感覚野での電気記録ができるようになる以前のことです)。刺激電極が中心後回(大脳皮質にある中心溝＝「ローランド」溝の後ろにある曲面)に設置されていると、身体のどこかの部分にチクチクした感覚が起きます。刺激を受けている脳のその場所で、その感覚が感じられるわけではないのです。今度は中心溝のちょうど前にある中心前回を刺激してやると、身体のさまざまな部分に局所的な動きが生じます。ですからこれらの領域には、大脳皮質の一次体性感覚野と一次運動野が含まれると考えられます。

何年かのちに、ドイツ人の神経外科医であるオトフリッド・フォレスター、ペンフィールド(一九五八年)に引用)やアメリカとカナダで神経外科医として活躍していたワイルダー・ペンフィールドは、ハーベイ・クッシングが用いたこの方法から得られる知識を、著しく発展させました(ペンフィールドとボールドレイ(一九三七年)を参照)。彼らは、さまざまな患者の皮質表面の全体をほぼくまなく調べました。彼らと彼ら以降の多くの人々によって、皮質の多くの部分には、刺激を与えても報告可能な感覚や運動、感情が生じないことがわかり、これらは「沈黙している」部位と呼ばれています。実際に反応を生み出す「活性化できる」部位というのはいわゆる身体感覚・体性感覚をつかさどる一次感覚野、視覚野(大脳皮質の後頭極にある後頭葉の決まった部位)と聴覚野(側頭葉の上部前方の部位)に限定されます。ペンフィールドはまた、側頭葉のある部位を刺激したときの、幻覚や記憶などの心にまつわる報告も観察しました(実際、側頭葉とその皮質下組織である海馬と扁桃体は今では、記憶の形成と恐怖や攻撃性などの特定の情動的感情を媒介する重要な役割を果たしていると考えられています)。

沈黙している部位への刺激は私たちだけではなく、多くの人々がおこなっており、その結果、神経細胞が局所的に生み出すかなりの反応性について、電気的な反応による証拠が得られています。それではなぜ、被験者からは主観的な報告がないのでしょうか？　私はこんなことを提起しました――局所的な神経線維の束にそのまま刺激を与えても、主観的経験を活性化するために必要な系統だった活動のようなものは起きないのではないか。たしかに、「一次」感覚野と運動野への刺激が主観的な反応を引き出せたのは、私たちにとって幸運なことでした。そうなったのは、こうした領域で興奮させられた神経線維は、これらの主観的な反応を直接媒介する神経細胞に十分にアクセスできるからではないかと考えられますが、推測の域を出ません。

その一方で、動物(ネコやサル)の沈黙している部位への電気刺激が、部分的に条件反射(CR)になり得ることもロバート・ドーティらによって示されてきました(ドーティ(一九六九年)参照)。通常のCRでは、効果的な無条件刺激(US)を与えると、学習を必要としない自然な反応を引き出します。たとえば、動物の前足に軽いショック(US)を与えると、動物はその前足を引っこめます。もし、関連性のない条件刺激(CS)がUSの一秒にも満たない前に与えられたとしたら、その動物はCS(たとえば音)だけがあるときにも前足を引っこめることを学習します。沈黙している皮質への電気刺激は、むしろふつうの条件刺激のように、音を鳴らすときと同じように作用します。すなわち、動物は皮質への刺激だけを与えられても、前足を引っこめることを学習できるのです。このことと、これ以外の証拠も示しているのは、大脳皮質のほとんどどの部分で神経が特定の活性化を起こしても、被験動物では機能的に実効性のある方法でほぼ、検出できるということです。人間の被験者に同様の刺激をおこなった場合、意識を伴う経験がまったくないことを考えると、沈黙している大脳皮質での電気的に活性化された神経反応のこのような検出は、おそらく**無意識に**おこなわれていると考えられます。

人間の被験者の沈黙している大脳皮質への刺激もまた無意識に検出できるのかどうかは、実験的に検証すべき興味深い疑問点です(これは私が引退前に手がけたかったのですが、かなわなかったことでした)。感覚経路に与えた特定の刺激が、意識を伴う経験をまったく生み出せない場合でも、それでもなお人間の被験者ではその刺激を有効に検出できることは、私たちがおこなったいくつかの実験から得た証拠がしっかりと示しています(リベットほか(一九九一年)、第四章参照)。するとそこからは、重要なことが推し量れます。つまり、意識を伴う経験、すなわちアウェアネスを生み出せない神経活動でも、その神経活動はアウェアネスなしで媒介としてはたらけるのです。実際、私たち人間の脳の活動の多くに、そのような性質があります。

私たちの実験のきっかけ

私がこのような研究に取り組むようになったのは、同僚でもあり、友人でもあるバートラム・ファインスタイン博士の影響でした。バートはカリフォルニア大学サンフランシスコ校の生化学研究室の実験神経学者でした。歩行に関する筋肉機能についての共同研究者として、私はそこで彼に出会いました。バートは一九五〇年代初期に、スウェーデンの偉大な脳外科医、ラース・レクセルとの三年間の研究生活に影響を受け、神経外科学に転向しました。

彼はやがて定位神経手術をカリフォルニア大学サンフランシスコ校に導入したのですが、これが実質、アメリカ西部全体に広まりました(ファインスタインほか(一九六〇年)参照)。定位神経手術では脳を切開せず、脳のより深いところにある組織に届くよう、治療用電極または探針を脳に挿入します。そのためにまず、三次元座標のついたフレームを、患者の頭皮に固定します。そしてあらかじめ、脳内のターゲットを読みとるための座標をマッピングしておきます。当時この方法は、パーキンソン病患者の震えを鎮める目的で、深いところにある特定の組織を加熱した探針で破壊するために主に使われていました。

このレクセル式のフレームのおかげでファインスタインは、非常に選択肢の多い経路の中から一つを選び、目的とする脳内の組織に到達させることができました。脳内に挿入するシャフトを運ぶのは半球状の機器で、与えられたターゲットに届くよう、どんな角度からも差しこめます。彼はこのようにして、挿入したシャフトが治療ターゲットへ到達するまでの間に、研究対象として興味のあるほかの組織を通り抜けそうな経路を選べたのです。

バート・ファインスタインが神経外科医の中でも突出していたところ——それは、このような研究が原則的に、患者にリスクを与えずにおこなえるのであれば(そしてもちろん、患者へのインフォームド・コンセントと人体実験を監督する病院委員会の承認があればの話ですが)、本質的な疑問を解き明かす研究の機会を活かそうとする積極的な姿勢でした。

覚醒した被験者の頭蓋を貫通して内部の脳にアクセスして調べるという、やりがいのある基礎研究をやったらどうかと、ファインスタインは私に勧めてくれました。そのとき私はすぐに、こんなふうに心に決めました。脳内の活動は意識を伴う経験とどのようにかかわり、意識を伴う経験をどのように生み出しているのかを突き止めるべきだ、と。この問題は人間以外の動物では解明できない性質のものでした。なぜなら、動物は主観的な経験の内観報告ができないからです。

脳の活動が意識を伴う経験にどのようにかかわり、さらにどのようにそれを生み出しているのか解き明かすことは、私の昔からの目標でした。人間の主観的な意識経験がどのように脳の中で立ち起こるのか、という問題に魅了されていたのです。大学院の研究では、著名な神経科学者でありシカゴ大学で私の指導教授だったラルフ・ジェラルドとともに、カエルの分離した脳の電気生理学的活動について研究しました。彼との共同研究一年目のあるとき、彼はひとりでに発生する脳波がカエルにどのように作用しているかについて、私の意見をリストアップするようにいいました。私がリストに挙げたものの一つに、こうした脳波はカエルの意識の神経表現なのだ、というものがありました!

ジェラルドは脳機能について幅広い総合的な視野を持ち、私のどんな意見やコメントにも、耳を傾けてくれました。私は、彼と一緒に研究ができて幸運でした。

研究をスムーズに運ぼうと、ファインスタインはサンフランシスコにあるマウントザイオン病院に臨床治療と基礎実験の両方を目的とする新しい手術室を設けました。この部屋は電気シールドされており、脳内の神経細胞活動を電気的に記録し、電気刺激を伝達する導管を備えていました。この導管は、電気機器が設置されオペレーターのいる隣接した部屋につながっていました。

一九五八年に始まった私たちの最初の数年間の研究は、この手術室での脳神経外科処置の間におこなわれました(リベットほか(一九六四年)参照)。頭皮と頭蓋骨を覆う骨膜細胞にだけ局所麻酔がほどこされており、患者は覚醒していました。もちろん、これは原則的にリスクを伴わない実験手続きであり、いつでも実験を止められるという但し書きを含んだインフォームド・コンセントを、それぞれの患者にあらかじめ伝えています。患者たちはおおむね非常に協力的で、反応もしっかりとしていました。しかし、手術室で私たちには制約がありました。研究に使える時間はおよそ三〇分だったのです。そのため、効率的で生産性の高いセッションをおこなうには、研究内容の慎重な整理、計画が欠かせませんでした。セッションが終わっても、リラックスできる休憩時間が必要でした。手術中のピリピリした緊張をほぐさなければならなかったからです。

一九六〇年代にファインスタインが治療のやり方を変えてからは、研究セッションはより負担の少ない、実り多いものになりました。彼が好んだのは、脳に挿入した電極を数日から一週間そのままにしておく方法でした。そうやって、(電極の埋まった)治療箇所を段階的に、患者がふだん通り自由に歩行できる状態に、慣れさせたのです。このやり方にしたおかげで私たちは、手術室の外でさらに詳しく、もっとのびのびしたペースで患者を研究できるようになりました。のちにファインスタインは、手に負えない痛みに苦しんでいる患者を治療するために、大脳皮質の下にある感覚経路に刺激電極を恒久的に埋めこみました。だからこそ、私たちはその後この患者を長期にわたり、ファインスタイン医師による再診中にも研究できたのです。

ファインスタインは一九七八年に惜しまれつつも亡くなります。私は一人の親友を失い、世界は実験神経外科学の先駆者を失いました。彼の死をきっかけに、私の研究の方向性も変わりました。意識を伴う意志と脳の機能のつながりを探る研究に、目を向けたのです。この研究なら、健常者を被験者として、実験できます。自発的行為に伴う電位の変化を検出するために、頭皮に記録電極をつければ通常は十分であり、それこそが私が設計した実験に必要なものでした(詳しくは第四章を参照)。

もちろん、ファインスタインのような神経外科医や、条件の合う被験者の協力が得られたとしても、研究をまっとうするために実験に協力可能な被験者の数はきわめて限られています。ただし、ジョン・C・マーシャル(一九八九年)がティム・シャリースの本(『神経心理学から精神構造まで』一九八九年)の論評の中で論じていたように、一つしかない事例でもデータとしての価値があると主張できます。クロード・ベルナール(一九世紀後半の偉大な生理学者)は、医学や生理学の分野でグループ平均値に頼ると「必ずエラーにつながる」と主張しました。また、ベルナールはこの考えを補強し、「各国の人々が行き来する鉄道の駅から尿を採取して、それをもって平均的なヨーロッパ人の尿の分析ができると信じこんでいる生理学者」の話を引き合いに出しています。……もし私たちがこの話から何かを学べるとしたら、それはたった一人でも患者のパフォーマンスがあれば、モデル構築にことたりること、そしてこの(モデル構築の)レベルでは、理論的に有力な個人のデータのばらつきこそが(平均なんかよりも)最優先される、ということです。

この本でこれから紹介するのは「脳内の神経細胞活動がどうやって主観的な意識経験や無意識の精神機能(心のはたらき)につながるのか」という、大いなる本質的なテーマについて、私たちが幸運にも実行できたユニークな実験の経過と発見です。また、私たちの発見から示唆される内容とダイレクトに関係する、ほかの研究についても触れていきます。

新しい発見を説明するために生み出した仮説を私たちがどのように組み立て、実験的に検証したかを読者のみなさんがどうかご理解くださり、また、この科学研究の物語と発見の興奮とスリルを共有してくださることを望みます。意識について書かれたほかのあまたの本とは違い、本書には**この問題についての直接的な、実験による証拠**、ならびに**検証可能な仮説**が収められています――それらは、思弁的でほとんどの場合検証されていない概念ではないのです。

第二章　意識を伴う感覚アウェアネスに生じる遅延

テーブルの上を指で叩くと、人はこの出来事が「リアルタイム」に起きているものとして経験します。すなわち、指がテーブルにふれるのと同時に、その人はふれたと主観的に感じます。ところが私たちの実験から得られた証拠がしっかりと裏づけているのは、ある驚くべき発見で、人の直観や感じ方とはまったく逆でした。それはすなわち、出来事へのアウェアネスを引き出すには、脳には一定の条件を満たした神経活動が約〇・五秒という比較的長い時間、続かなければならないということでした！　あなたの指がテーブルにふれるという意識を伴う経験、またはアウェアネスはこのように、脳の活動がアウェアネスを生み出すのに適切な状態に達したときに初めてあらわれるのです。

私たちがここで取り上げるのは、信号に対する**アウェアネスそのもの**です。これは信号の**検出**とはっきりと区別しなければなりません。たとえば、人間や人間以外の生物は、触覚で感知できる二種類の周波数のパルスを感じ分けられます――その二種類の振動パルスの周波数のへだたりが時間の長さにしてわずか数ミリ秒であっても、です。第一線で活躍しているある神経科学者は、意識を伴う経験があらわれる前に五〇〇ミリ秒もの遅れがあるという私たちの発見を、こんな理屈だけで批判しました。「ほんの二、三ミリ秒しかへだたりのない二つの連発パルスの振動の周波数を人は感じ分けられる。だとしても、二つのパルス間のここまでにわずかなへだたりに人が気づくその前に、どうして「五〇〇ミリ秒ものインターバルが空く」などとリベットたちは提起できるのか」というのです。これに対して私は、ミリ秒単位のへだたりの違いを感じ分ける能力があることには疑いの余地はないが、それを検出したといっ**気づく(アウェアネスがある)**かが問題だ、と答えました。違いを意識的に気づくには、ある程度の長さの時間が必要です。つまり、何らかの反応が起きる前の検出は、**無意識に**起きるのです――その信号にまったく気づいていなくても。

もしこのような生理的な遅れが、脳で感覚的なアウェアネスが作られるときに最初から組みこまれているなら、核心的な疑問や可能性として考えられることがいくつも生じます。たとえば、人はなぜ、アウェアネスそのものには遅れなどないかのように、その出来事にすぐに気づいたように感じるのでしょう? アウェアネスが生じるために必要な時間よりもずっと短い遅れであるおよそ一〇〇ミリ秒以内に、感覚刺激に反応できる力が私たちには備わっている点についてはどうなのでしょうか? たとえば、競技ランナーがレースでスタートを切るとき、ピストルの合図の音にランナーは〇・五秒も経たないうちに気づいているのでしょうか？　無意識の精神機能には、意識を伴う精神機能とは違う、時間的な前提条件があるのでしょうか？

この予想外の、直観的には理解しがたいアウェアネスの遅れについて納得するには、証拠をみなければなりません。本章では、私たちがおこなったさまざまな観察の概略と、そこからどのようにして驚くべきアウェアネスの遅れの発見に至ったかをご紹介します。

大脳への刺激から得られた第一級の証拠

一九五七年頃、私は共同研究者で友人でもある神経外科医、バートラム・ファインスタイン博士から、彼が患者の脳に外科治療をおこなっている間にできるような実験を計画し、実際にやってみる気はないかと声をかけられました。新たなリスクがなく、患者にとっても異存のない方法で、という条件つきだったのはいうまでもありません。意識を伴う経験を生み出すには脳が何をすべきかを調べられるこの素晴らしい機会に、私は飛びつきました。

研究計画の中でもおそらく一番の難関がしょっぱなから、頭をもたげました。一九五七年から一九五八年にかけてのことです。意識を伴う経験を引き起こす脳のプロセス、という問題について、どのように実験でアプローチしたらよいのでしょうか？　実験研究で解明できるような、どのような本質的問題を提起できるのでしょう？　しかも、協力可能な被験者と脳組織にアクセスできる時間に制約があるというのに。

まず初めに、一次体性感覚野の表面に、有効な電極接点を設けました(図2・1)。大脳皮質のこの領域が、身体と皮膚のありとあらゆる部位からダイレクトに感覚入力を受け取ります。この領域の表面に電気刺激を与えると、覚醒した被験者には局所的なチクチクした痛みなど、さまざまな反応が起きることもわかっていました。こうした刺激は、脳からではなく皮膚や身体構造の特定の部分から伝えられているものとして、被験者は報告しました。これはすなわち、この刺激が身体の組織のどこかに主観的に「定位されている」ことを示します。通常は、刺激を受けている皮質のある場所に感覚入力を送っている身体構造に、主観的な感覚(機能)が「属している」、ということです。

幸運なことに、比較的シンプルな疑問から私たちは着手し、そこから、意義ある答えをいくつか得られました。実験をするにあたって、最初の疑問は以下のようなものでした。ちょうど閾値[訳註：原義は無意識と意識の境目、「しきい」の値、ということ。心理物理学や神経生理学では、「ぎりぎり検出できる刺激エネルギーの強さ」(絶対閾)または「ぎりぎり違いが識別できる刺激エネルギーの差」(相対閾)などの意味で用いる。ここでは前者]に達する意識感覚、すなわちぎりぎり報告可能な最も微弱な意識感覚に達するには、この感覚野にある神経にどのようなタイプの活性化が起きねばならないのかが知りたかったのです。該当する神経活動については、有効な電気刺激と、それに対して神経細胞で生じる記録可能な電位変化で測定できます。

脳そのものを刺激してこの疑問を解き明かす大きなメリット——それは、皮膚を刺激する実験では検出しにくい、大脳皮質レベルでの前提条件がわかりそうなことでした。皮膚からの感覚入力は、脊髄にあるいくつかの経路を経て脳に届くことがわかっています。それがさまざまなメッセージに修正され、脳のより高次なレベルに達すると、まだ解明されていないさまざまな神経活動がそこで起きます。そもそも、私たちが末梢の——この場合皮膚からの——感覚入力だけを研究していたら、アウェアネスに必要な大脳皮質活動の遅れを発見できなかったでしょう。

もう一つ重要な実験方針は、ちょうど閾値に達する感覚経験が生じるレベルで起きる変化の調査に重点をおくことでした。つまり、私たちが注目したのは、以下の二つの条件で脳内活動を比べた、その違いでした。(1)刺激入力が弱すぎてどのような感覚アウェアネスも生じない場合と、(2)報告可能な主観的な感覚をちょうど引き出し始める、最低限のレベルにまで刺激が強くなった場合です。このやり方には二つの大きなメリットがあります。第一に、当たり前ですが、特別なニューロン(神経細胞)の活動が少しでも主観的な感覚を引き起こすことも大事ですがそれ以前に、正常に機能している脳が必要です。私たちのアプローチでは、脳内の活動でとてつもなく複雑ではあるが、外せないバ

C

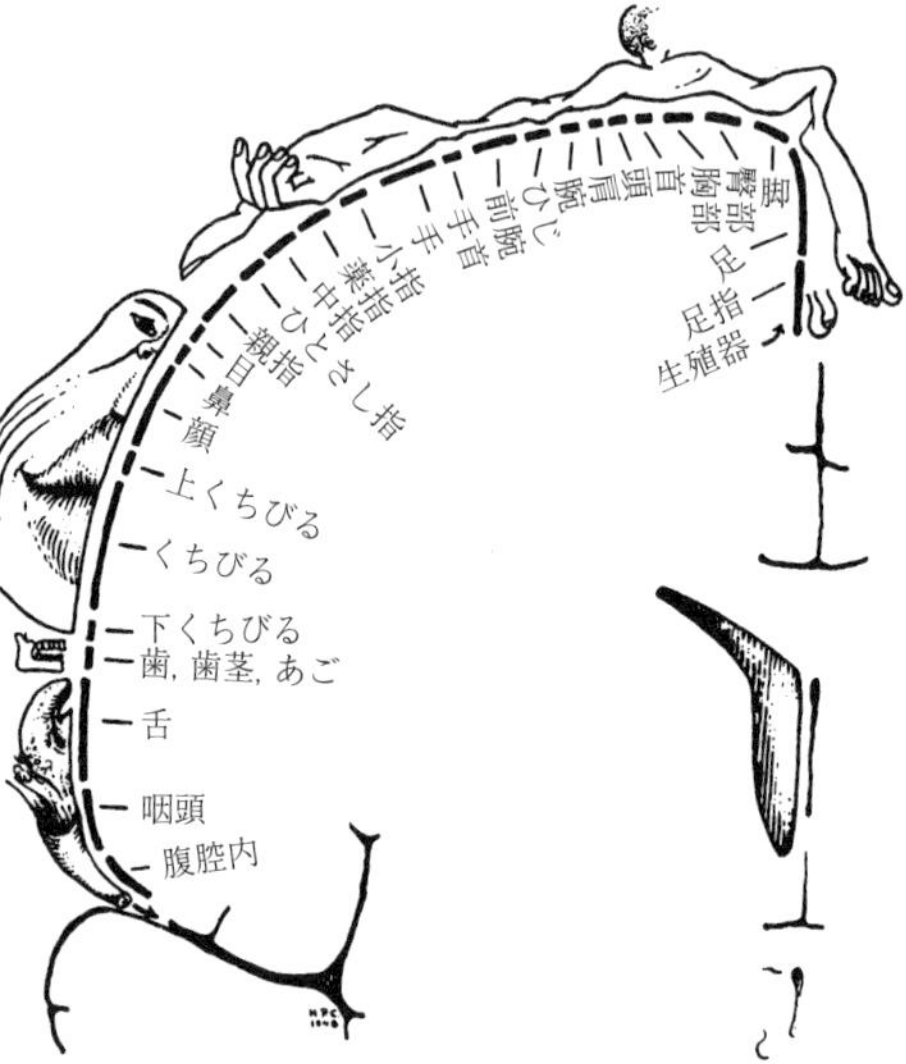

ローランド溝の先端部が内側に少々入りこんでいるのがみえる．

M1 の末端の前方または前部は，補足運動野(SMA)である．SMA への電気刺激によって，体が動き，声が出る．SMA は，自発的な行為の準備や開始に関与しているらしい(第四章参照)．

脳梁は，2 つの大脳半球の間でメッセージを伝達する神経線維を大量に橋渡ししている．この内側部の図のために，2 つの半球をここで切断し，切り離した形で示した．

後頭極(ここでは左側)にある鳥距溝の周辺に，一次視覚受容野のほとんどの領域が収まっている．

C　感覚の「ホムンクルス(小人)」．左大脳皮質の一次体性感覚野の中で，右半身をあらわしている．S1 の感覚野レベルで，人体図を大脳半球の断面に重ねたもの．ペンフィールドとラスミュッセン，1950 年より．

M1 と S1 の両方とも，反対側の半身をあらわしている(この左大脳半球は右半身に対応する)．また身体は上下も逆に描かれている．すなわち，頭と顔が下になり，足と脚部が各部位の中でも一番上になる．ペンフィールドとラスミュッセン，1950 年より．ゲイルグループの許諾を得て再録．

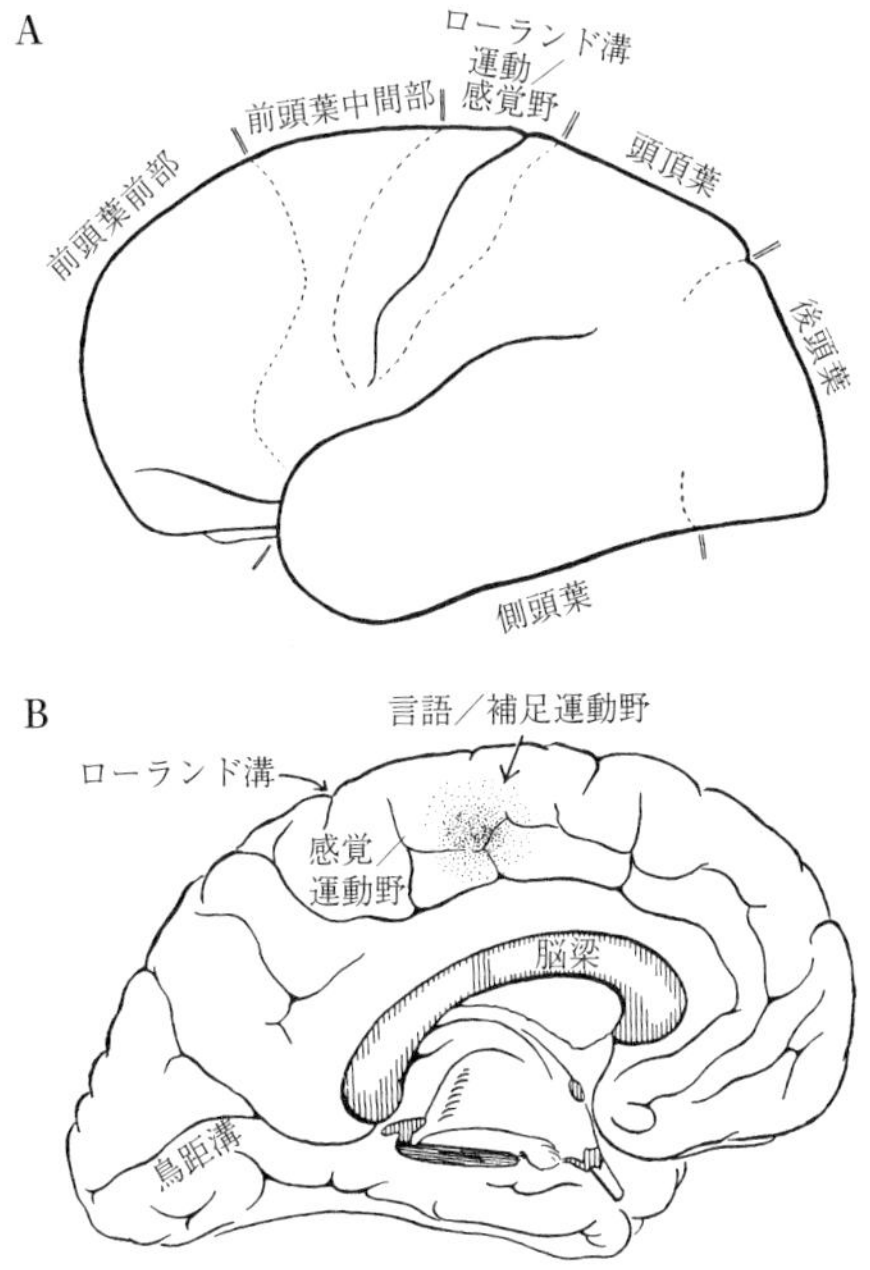

図 2. 1　人の大脳皮質地図

A　大脳の左半球の側面図．ローランド溝を境に，前頭葉と頭頂葉に分かれる．ローランド溝より前側，つまり前頭側には，一次運動野(M1)があり，この領域の神経細胞は，骨格筋を直接活性化する末端運動ニューロンに，運動神経線維を直接送る．ローランド溝の後ろにある後頭側には，一次体性感覚野(S1)がある．この部位の神経細胞は，皮膚や腱，筋肉から発する最も伝達の速い感覚神経線維を受容する．

聴覚入力の一次受容野は，側頭葉の上縁部にある．一次視覚野は，後頭葉の末端近く(後部)にある．

B　大脳の左半球の内側部．正中線に沿って，右大脳半球内側部と向かい合っている．この図では前頭部は向かって右側になっており，図 2. 1A を 180 度回転させていることになる．

ックグラウンドをまともに扱わなければならない状況は避けました［訳註：「外せないバックグラウンド」というのは、脳の単なる生存や、最低限の正常な覚醒状態など、意識の発現以前の前提条件のこと］。それよりも、全体的に必要なバックグラウンドを前提にし、アウェアネスがあらわれるために欠かせない脳内の事象（だけ）に私たちは注目しました［訳註：感覚刺激がなくても、脳は常に自発的に活動しており、その活動パターンは複雑多岐にわたる。それを前提として（したがってその全容の解明を要することなく）アウェアネスを生じるために必要な「追加の」神経活動を同定しようとするアプローチだ、と著者はいっている］。第二に、感覚刺激のアウェアネスのない状態からアウェアネスのある状態への切り替えについて調べられれば、**無意識**あるいは非意識の精神機能を橋渡ししているのはどのような脳内活動かがわかる手がかりがみつかるかもしれません（これがのちに、無意識 vs. 意識を伴う精神機能の前提条件の違いを調べる実験研究に発展しました）。

それでは、ありとあらゆる刺激を、パターンを変えて感覚野に与えた結果、何がわかったのでしょう？（リベットほか（一九六四年）、リベット（一九七三年）参照。）短いパルス電流（実験によってそれぞれ約〇・一〜〇・五ミリ秒持続する）の刺激を、一秒あたり二〇パルスから六〇パルスの範囲で反復します。その結果、意識感覚を引き出すには、時間的要因が最も興味をそそる前提条件だとわかりました。閾値レベルの微弱な感覚の報告を引き出すには、反復的な刺激パルスを約〇・五秒間続けなければなりません。この前提条件は、神経機能としては驚くほど長い時間です。

では、これをどのように計測したのでしょう？　五秒続く連発パルスの場合、最も微弱な意識活動でも、生み出すためには強度(各パルスの電流の強さ)をある最小限(閾値)のレベルまで上げなければなりません(図2・2A参照)。この閾値の強さの連発パルスを五秒以下に縮めると、被験者が報告する意識感覚の持続時間もまた短くなります。ですが、被験者が感じる感覚の強さは変わりません。最後に、連発した閾値の刺激を〇・五秒以下に縮めていくと、感覚が消えました。一方、連発時間が短くても(〇・五秒以下)、パルスの強度(ピーク電流)が十分に上がっていれば、意識的感覚を引き出すことができました(図2・2B参照)。しかし、そういう高い強度は人間の日常レベルにおける末梢の感覚入力ではおそらくそれほど遭遇しない範囲に入ります。

それでは、刺激強度を上げるとなぜ、〇・五秒以下の連発パルスでも効果が得られるようになるのでしょう？　強度が上がれば上がるほど間違いなく、興奮する神経線維の数は増えるので、その神経線維からの入力を受け影響を受けるニューロン(神経細胞)の数もさらに増えます。あるいは、強度が上がると、活動するニューロン群は(先のより低い、閾値レベルの刺激に反応したニューロン群と)同じであっても、その多くで発火の頻度が高くなることも考えられます。これと関連して、たとえば、一秒間あたり三〇ppsから六〇ppsという、周波数のより高い刺激パルスにすると、閾値の強度が下がります。しかし、六〇ppsで意識感覚を引き出すのに必要な**最小限の連発持続時間は変わらず**〇・五秒でした(図2・2B参照)。つまり、与えられた周波数ごとに決まる閾値強度が使われている限りは、〇・五秒間の連発時間という最小限の前提条件は、周波数すなわち刺激パルスの回数には影響を受けず変わらないことがわかります。

刺激の強度を上げていくと、(結果の解釈上)やっかいな要因がからんでくることがあります。すなわち、より直径の小さな、さまざまな神経線維も発火しかねません。これがどのように受容体ニューロン群の反応に影響を与えるかはまだ明らかになっておらず、(この問題は結果を予測する上で)取り扱いが難しいのです。

ほんの数回、または単発のパルスでも反応が生じるほど強い刺激を体性感覚野に与えると、さらにややこしい問題が生じました。ただし、このと

A　中心後回にある皮質領域のS1(一次体性感覚野)に，感覚が生じる閾値の強度で，0.5ミリ秒の連発電気パルスを与えた．リベット，1966年より．
2段目の線は，各パルスにおいて記録可能な直接皮質反応(DCR)の大きさをプロットしている．
3段目の太い線は，最初の0.5秒間のパルスが送られるまでは，被験者から報告可能な意識感覚が引き出されなかったことを示している．連発刺激の持続中，0.5秒後に発生する微弱な感覚が一定の主観的な強度で続く(これは，運動野であるM1を刺激した場合とは対照的である．この場合には，0.5秒の刺激時間が経過する前に運動反応が始まり，刺激が持続するにつれ反応が強まっていく)．
B　閾値の感覚があらわれるために必要な強度での，連発刺激の持続時間(多くの被験者から集めたデータをまとめた図)．最小限有効な強度の場合，最低でも0.5秒前後の連発持続時間(有効な連発持続時間)が，感覚を引き出すために必要なことに注目．単発のパルスは通常，関連する身体の部分(たとえば手や前腕)に運動痙攣を引き起こす．リベット，1973年より．

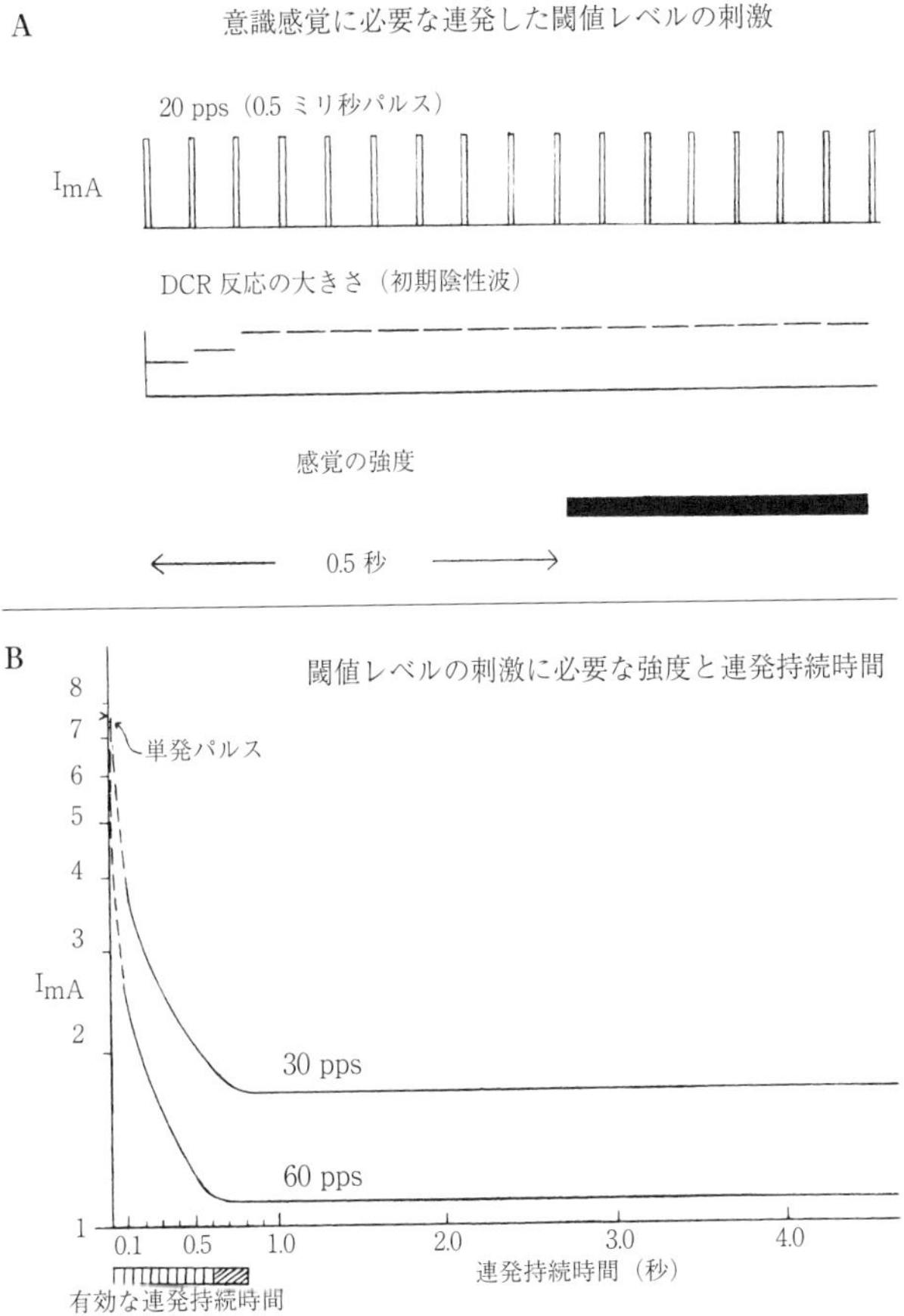

図 2. 2　意識を伴う体性感覚を生じさせる，連発パルス刺激の長さ

きの反応では手や腕の筋肉がわずかに痙攣しました。つまり、これくらい強度を上げると、観察可能な運動反応が生じるわけです。すると、患者の報告はこの筋肉の痙攣と当然のことながら結びつくわけで、この筋肉の痙攣によって筋肉中、または周辺にある受容体から実際に末梢感覚メッセージが生じました。こうした運動反応があるため、(末梢からのいかなる感覚フィードバックもなしに)単発、あるいはほんの数回の強いパルスが、意識感覚を直接引き出せるとは言い切れないのです[訳註：したがって、持続時間が○・五秒未満の刺激で自覚報告が得られても、先の原則の反証にはならない]。

体性感覚野への強い刺激に対する運動反応は、(感覚野の前に位置する)一次運動野を直接刺激して得た反応とは違います。感覚野に強いパルスを数回与えると、かすかな痙攣が繰り返し生じます。この同じ刺激を一次運動野に与えると、(痙攣ではない)なめらかな収縮が起き、パルスを繰り返し続けていくと、この収縮が急に強まり、やがて発作を起こすこともあります。したがって間違いなく、感覚野への刺激に対する運動反応は、隣接した運動野に拡散した電気のせいで生じるものではありません。

大脳皮質の下にある感覚上行路に電極を接触させ、単発の強力なパルスを与えれば意識感覚を引き出せるのかという疑問を、私たちは解決できました。この位置に強い、局所的な単発パルスを与えても運動反応をまったく引き出しませんでしたが、これよりも微弱な○・五秒間の連発パルスは、感覚を引き出しました。言い換えると、ある程度持続した、反復的なパルスは、意識経験が生じる前提条件だということになります。つまり、単発のパルスではそれがどれだけ強いパルスでも、(筋肉の痙攣を生み出さない限りは)意識を伴う経験を生み出す効果がないのです。

体性感覚野へのある程度反復的な刺激パルスが、意識を伴う経験が生じる前提条件であることを裏づけた研究者グループは、ほかにもいくつかあります(グロスマン(一九八〇年)、タスカーの私信、アマッシアンほか(一九九一年))。ですが、私たちの定量分析は、閾値強度での反復パルスに最低限必要な持続時間を立証しました。それは、驚くほど大きな値、およそ〇・五秒だったのです。ミードールとそのチームによる(レイほか(一九九八年、一九九九年)この前提条件を調べた最新の定量分析でも、この値をおおむね支持しています。しかし、ミードールたちの場合、最低限有効な強度で最低限求められる持続時間は、私たちの研究よりも短いもの(約〇・二五秒)でした。この差が生じた一つの理由に、ミードールの研究対象にはてんかんの患者も含まれていたことがあると思います。てんかん患者の大脳皮質は、健常な被験者や、私たちが研究対象とした患者の大脳皮質よりも興奮しやすいのです。

この〇・五秒という前提条件は、感覚野の表面での刺激に続いて起こる、通常とは異なる経路の神経活動にだけ当てはまるものなのでしょうか？　答えはノーです。皮膚・関節・筋肉からの感覚メッセージ(痛みや熱を例外として)を伝達する神経線維は、脊髄の後ろ側にある太い束を通って脳に至ります(図2・3参照)。そして脳の最下部にある神経細胞の集まり(神経核)、延髄へと至ります。この延髄にある神経細胞が脳の反対側へと渡り、束になって前脳へと向かう神経線維、内側《ないそく》毛帯(その位置と形状からこう名づけられました)になります。このクロスオーバー(交差)のせいで、感覚刺激が与えられた末梢とは反対側の大脳半球に感覚刺激があらわれます(そういうわけで、脳梗塞で脳の左側の経路にダメージを受けると、右半身の感覚を失います。このクロスオーバーの進化論的な意義はまだ明らかになっていません)。

内側毛帯線維は前脳の底の下の部分にある神経細胞の特別な集まり、**視床**にまで到達します。こうした視床にある「腹側基底」細胞は、神経線維を直接、一次体性感覚野へと送っています。この体性感覚野は、**ローランドの中心溝**と呼ばれる、垂直に走る主要な溝のちょうど後ろ側の、ひだ、いわゆる**脳回**にあります。身体感覚の空間的な起源となるもの[訳註：つまり、身体のもともとの位置関係・配置]がこの経路全体で維持されており、それらはさまざまな身体部位ごとにまとまって配列された細胞にそれぞれ到達します(図2・1C参照)。感覚経路全体はしたがって、**特殊投射経路**と呼ばれています。なぜなら、それは身体の部位の特定の配置を維持したまま中枢に至るからです(同じ中心溝の前にある一次運動野による筋肉の制御にも、これと似た特殊性があります)。身体は上下逆さまにあらわされ、足と脛が頭頂近くの脳回部分にあり、顔と頭が最も低い末

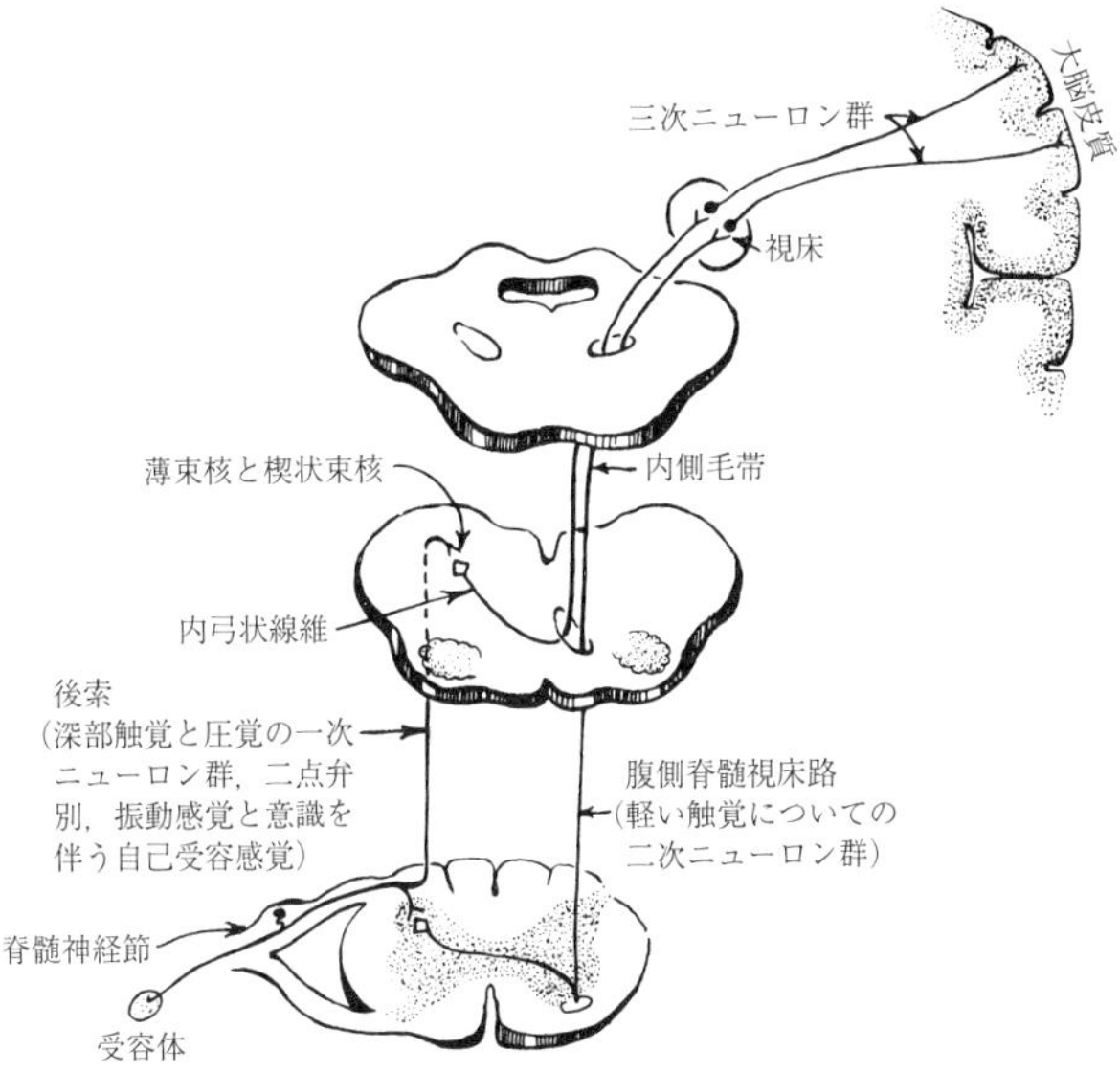

図 2.3　触覚，圧力，位置感覚をつかさどる，皮膚，腱，筋肉からの感覚神経線維の経路

これらの神経線維のうち最も速いものが脊髄に到達し，枝分かれして脊椎後柱の神経線維となって直接脳に向かう．そしてそれは脳の最も低い位置にある延髄細胞まで続く．この細胞から延びた神経線維は交差し，内側毛帯と呼ばれる束になり，上に延びていく．この毛帯線維は視床腹側基底部の細胞まで延び，そこからの線維は体性感覚野(中央ローランド溝の後ろ側にある皮質の折り重なり，すなわち中心後回にある S1)の細胞にまで延びる．視床は大脳皮質の基底を成し，ほかにも重要な機能を果たしている．キューシッドとマクドナルド，1958 年より．マグロウヒル社の許諾を得て転載．

端に位置します。つまり、この表象は、交差し、倒立しているのです！

この神経系の視床の部位や、視床へと延びている内側毛帯に電極の接点を設けたケースもいくつかありました。治療目的で、こうした組織の中に電極が設置されているのです。このいずれかの位置に電気刺激を与えたところ、意識感覚を生み出すのに必要な時間的条件は、感覚野への刺激の場合と同じだとわかりました。すなわち、最低限有効な強さで連発パルスが約〇・五秒続いていなければなりません。したがって、大脳皮質へと続くこの通常の経路中の活性化においてもまた、同じ前提条件が示されています。感覚のアウェアネスを引き出すには、意外なほど長く続く反復入力が必要なのです。

感覚経路を大脳レベルで直接活性化させるには、時間的前提条件がある、というこの新しい発見は、しかしながら、皮膚への刺激や、皮膚から脊髄へつながる神経線維の刺激の前提条件とは合致しないように思えます。皮膚に(または、皮膚から延びる神経線維に)微弱な電気パルスを一回だけ与えても、意識感覚が生じることは昔から知られていました。では、ここではいったい何が起きているのでしょうか？　アウェアネスが生じるまでに相当の遅延が起きている、という私たちの提起は、皮膚に与える通常の刺激入力には当てはまらないのでしょうか？

この疑問に取り組むには、末梢的な(皮膚)入力の前提条件と、皮膚からの入力が引き起こす脳プロセスの前提条件の違いを分けて考えなければなりません。すなわち、皮膚に有効な刺激パルスを一回与えたら、意識できる皮膚感覚があらわれる前に、十分な長さ(〇・五秒)の脳の神経活動が生じていなければならないことです。そこで私たちは、以下の記述が真であるかを検証する方法を探しました。「皮膚に与えた単発のパルス入力によって生じた、意識できる感覚的なアウェアネスも、〇・五秒遅れるのか？」

通常の感覚入力で引き起こされたアウェアネスの、実際の遅れ

皮膚、または感覚神経に微弱なパルスを単発で与えても、意識感覚を十分に引き出せます。この記述は一見、前節で述べた証拠に反しているように思えます。そこでの考察では、意識感覚が生じるには約〇・五秒もの脳の活性化が必要だとわかったのですから。これが皮膚への刺激にも当てはまるのなら、有効な刺激パルスを単発で与えても、皮膚感覚のアウェアネスがあらわれる前に、十分な長さ(〇・五秒間)の脳の活性化が生じていなければならないことになります。

すると、次にこんな疑問が生じました。「皮膚への単発パルスが意識感覚を引き出した場合、そのパルスが、約〇・五秒は続かねばならない脳の神経活動のきっかけになるのだろうか？」これはすなわち、皮膚という(触覚刺激の)通常の出どころに、単発で微弱なパルスを与えて神経メッセージが始まった場合もやはり、感覚的なアウェアネスが

実際に遅れるのか、ということです。この疑問を解決できるかは、末梢(皮膚)で有効な入力とその入力によって皮質レベルで生じる神経活動とを、区別できるかどうかにかかっています。そしてこの皮質レベルの神経活動については、アウェアネスが生まれるにはある程度長い時間が必要、という前提条件があります。そもそも、頭蓋内への直接入力ではなく、末梢皮膚への入力だけに私たち(の方法論)がこだわっていたら、アウェアネスの時間的要因をみつけられなかったでしょう。私たちは自分たちが挙げた先の疑問に、まぎれもなくイエスという答えを得ました。それを裏づける証拠は、三つあります。

大脳皮質の電気反応

第一の証拠では、皮膚への有効な単発刺激に対する大脳皮質の電気反応を扱っています。このような単発パルスを与えるたびに、皮質に誘発電位(EP)または事象関連電位(ERP)と呼ばれる一連の電気変化が生じることは、すでにわかっていました。このERPは、皮質内での神経細胞の反応を反映していることが研究で示されています。ここにはさまざまな重要なコンポーネントがあります(図2・4参照)。まず、刺激を受けた皮膚領域が「投射する」感覚野の特定の小さな領域で、初期EPが局所的に発生します。この初期EPを起こす入力が、前に述べた速い特殊投射経路を通っていくのです。初期EPは、皮膚パルスの後、ほんの数十ミリ秒の遅れの後に始まります。たとえば頭から

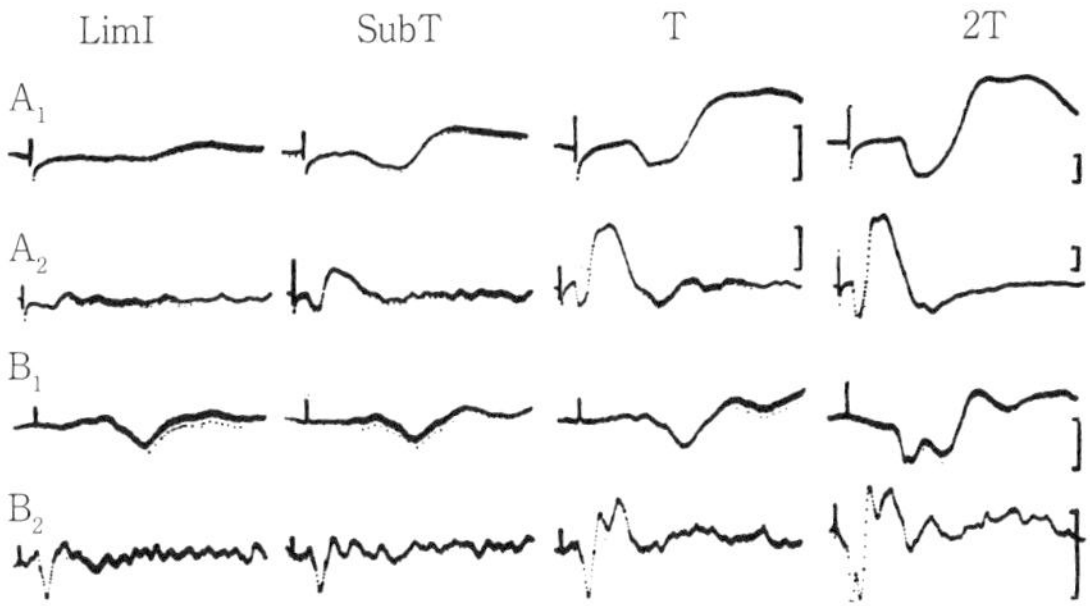

図 2. 4　皮膚への単発の刺激パルスに対する大脳皮質の電気反応(事象関連電位，ERP)

1秒間1回の刺激500例の平均値.

ちょうど閾値の強さの刺激(T)を手に与えると，ERPのすべてのコンポーネント(成分)が事実上すでに示されている(Tの強さでは，被験者はすべての刺激を感じ取れるわけではない). 最初の上向きの線が刺激パルスの時点を記録している. 約30ミリ秒後の，一次体性感覚野(S1)からの最初の下向きの谷間，つまり頭皮上での陽性のふれが，初期EP(誘発電位反応)である. これに続くのが，より速度が遅く，閾値の2倍の強さの刺激でより顕著にあらわれるコンポーネントだ(2T).

しかし，Tの75パーセントにあたる閾値下の強さの刺激(SubT)が生み出すのは初期EPのみで，後からのコンポーネントはあらわれないことに注意(それぞれの追跡記録時間は，A_1とB_1は125ミリ秒，そしてA_2とB_2は500ミリ秒). リベットほか，1967年より. 全米科学振興協会の許諾を得て再録.

のように、距離の短い経路の場合、一四〜二〇ミリ秒の遅延の後に始まり、足からの長い経路の場合は四〇〜五〇ミリ秒かかることがあります。初期EPのサイズすなわち振幅は皮膚からの入力の強さに比例して決まります。

初期EPの驚くべき特性は、これが意識感覚を引き出すための必要条件でも十分条件でもない点です。必要条件でないことがわかった理由——それは、感覚野の表面に微弱な刺激を与えると意識感覚を引き出せたからでした。この微弱な皮質刺激は、初期EP、つまり誘発電位反応は、いっさい生み出しません。初期EPが生じるのは、脳から下の感覚経路を通って皮質に伝えられる入力が与えられたときだけなのです。

一方、**脳内にある**特定の感覚経路のどこかに**単発の**刺激パルスを与えても、たしかに感覚野の初期EP反応を引き出します。しかし、この単発パルスは主観的な感覚をまったく引き出しません。これは、パルスが比較的強く、誘発された初期EP反応が大きかった場合でも、同じです(リベットほか(一九六八年)、図2・5参照)。一次感覚経路からの(単発の)反応が意識感覚を引き出せないことは、ジャスパーとバートランド(一九六六年)も観察しています。すでに述べてきたように、意識を伴う感覚を得るには、感覚野へ刺激を与える場合と同じように、この経路に刺激パルスが反復的に与えられなければならないのです。(皮膚へのパルス刺激に対して)最初に起こる皮質の初期反応では意識感覚が生じない、ということは、アウェアネスを生じさせるには、後から起こるい

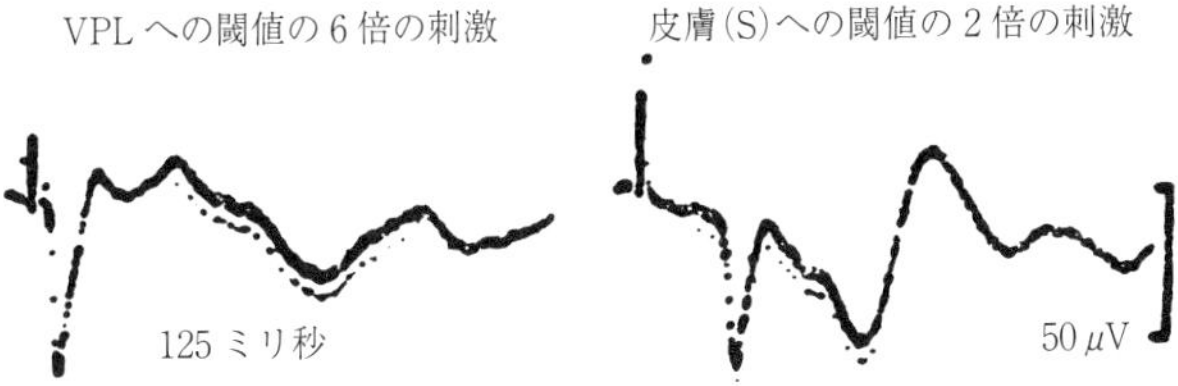

図 2. 5

単発の初期 EP 反応は，いかなる感覚も引き出さない．ちょうど S1 皮質での連発刺激(0.5 秒の持続時間)がそうだったように，視床の中の感覚上行路(VPL)への刺激は，たしかに感覚を引き出す．しかし，1 秒間に 20 回の頻度の連発パルスを 0.5 秒間にわたり与えた場合に有効な閾値の強度に比べて，6 倍もの強さの刺激を VPL に単発パルスとして与えたところでまったく感覚が生じなかった．

VPL と皮膚(S)へ与えられた単発の刺激に対する S1 皮質の最初の 125 ミリ秒の ERP 反応がここに示されている．0.5 秒以上連発したパルスが感覚を生み出すのに必要な閾値 I の，6 倍の強さの刺激を VPL に与えた場合の最初の初期 EP 反応は，単発のパルスによる刺激(単発の S 刺激の閾値の強さの 2 倍)を皮膚に与えた場合の最初の初期 EP 皮質反応よりも大きくなる．こうした単発の S 刺激は実際，ほどほどに強い感覚を引き出している一方，単発の VPL への刺激はどのような感覚も引き出さない．(この 125 ミリ秒間の追跡記録では示していないが)単発の S パルスによる(意識を生み出すのに)適切な(初期 EP の)後に続く ERP コンポーネントは，単発の VPL 刺激によって生じる ERP では存在しない．

(刺激のアーティファクト後の)初期 EP の遅れが，単発の VPL への刺激においては S 刺激よりもずっと短いものであることに注意．なぜそうなるかというと，VPL の位置は，S 刺激が与えられる手よりも S1 皮質にずっと近いからである．リベットほか，1967 年より．

くつかの反応コンポーネントが必要ということになります。実際、皮膚への単発パルスは記録された皮質の電気反応の中で最初に誘発された反応だけではなく、後に続くコンポーネントを引き出します(図2・4と2・5参照)。人間が全身麻酔状態にある場合には、初期EPが大きくなることもあるのですが、後に続くERPのコンポーネントは消失します。ですがもちろん、患者は何も感じません。同じように、皮膚への単発パルスの強さを、覚醒した健常な被験者が何も感じないと報告するレベルにまで下げた場合、後に続くERPコンポーネントは突然なくなりますが、はっきりとわかる初期EP反応は依然として感覚野で記録できるのです(リベットほか(一九六七年))。

したがって、**皮膚に単発パルス**を与えると、**その後に生じる**大脳皮質の反応がどうやら、意識感覚を生み出すには必要らしい、ということになります。これらの遅れて起きる反応は、事実上、〇・五秒以上続きます――これだけあれば、私たちが仮定するアウェアネスの遅れに必要な、活性化時間がまかなえます。そしてこの現象は皮膚への通常の感覚刺激でも起こります。ですが、意識感覚に必要な、後から誘発されるコンポーネントの実際の持続時間が最低限どれくらいかは、まだ立証されていません。また後からの反応から期待されるコンポーネントのうち、どれがアウェアネスの特別な作用因子であるかも、まだ証明されていません。

後から与えられた二番目の刺激の、逆向性の遡及効果

二つ目の証拠は、最初のテスト刺激に続いて、後から与えられた二番目の刺激の、逆向性の遡及効果にもとづいています。末梢への二つの感覚刺激の間には、逆向性、つまり遡及するマスキング効果があることが、昔から知られています。視覚刺激でいえば、最初に小さな微弱な光の点をみせ、その後に一番目の光を包みこむほど強く大きな閃光をみせると、この二番目の閃光が最初の光への被験者のアウェアネスを遮断する(みえなくする)ことがあります。最初の弱い閃光の後、一〇〇ミリ秒もの遅れがあっても、二番目の閃光にはこうした効果があります(例としてクロウフォード(一九四七年)参照)。

遡及性のマスキングはまた、皮膚への電気刺激でも報告されてきました(ホーリデイとミンゲイ(一九六一年))。片方の前腕に閾値の強度でテスト刺激を与え、閾値より上の条件刺激をもう一方の前腕に与えると、テスト刺激の閾値が上がります[訳註：閾値が上がるとは、刺激強度を上げないと検出しにくくなるということ]。テスト刺激の一〇〇ミリ秒後でも、この条件刺激は効果がありますが、五〇〇ミリ秒後になると効果がみられません。この、一〇〇ミリ秒の間隔をおいた遡及性マスキングは、中枢神経系によってもたらされているに違いありません。なぜなら、テスト刺激と条件刺激は、それぞれ異なる感覚経路(つまり逆側の腕)を経由して伝わるからです。

この(時間が)前に戻るマスキングは、私たちが仮定した感覚的アウェアネスの遅れと

どう関係するのでしょうか？　もし、アウェアネスが生じるには、適切な神経活動が脳内で〇・五秒間も継続しなければならないのならば、その前提条件であるインターバルの間に二つ目の刺激が伝わると、こうした神経活動が正常に終わらなくなるでしょう。そして、これが感覚的なアウェアネスをブロックすることになるでしょう。私たちは、このようなマスキングが末梢の感覚組織だけではなく、脳レベルで（刺激に）反応する組織でも生じることを立証したいと考えました。またさらに、遡及性の効果を生み出す二つの刺激の間の時間的なへだたりを、私たちが主張する〇・五秒という前提条件に何とか近い値まで上げられないかを検討したいと思いました。

こうした目的を叶えようと、私たちは体性感覚野に直接、遅延させた条件刺激を与えました（図2・6A参照）。最初の（テスト）刺激は、皮膚への微弱な単発パルスでした。続いて、一センチ以上の大きなディスク電極を使って、皮質に遅延刺激を与えました。この刺激は比較的強く、皮膚へのパルスから生じる感覚の領域にオーバーラップする、（ほぼ同じ）皮膚領域で感覚が生じました。被験者は、この二つの感覚を、質感と強さ、また関与する皮膚の領域によって難なく区別できました。

まさしくわかったのは、この遅らせた皮質刺激が皮膚のアウェアネスをマスクまたはブロックし得ることでした。皮膚パルスの後、二〇〇〜五〇〇ミリ秒までの間に皮質刺激が始まったとしてもです。ついでにいえば、この遅延皮質刺激は、連発パルスでした。

皮質への連発刺激でもその持続時間が一〇〇ミリ秒以下、または単発パルスのときには、この遡及性のある抑制効果がありませんでした。

また、意外な発見もありました。遅延刺激は最初の皮膚感覚をマスキングしますが、遡及的に促進、または強化もできるのです。これは、遅延刺激を与えるために、より小さい電極を使って感覚野に接触したときに起きました。この実験では、最初の微弱な皮膚パルスとして、同一のパルスを二回、五秒の間隔をおいて送ります(図2・6B参照)。被験者は、二番目の皮膚刺激(S_2)が一番目(S_1)と比べて同じか、弱いか、強く感じられるかを報告するように指示されます。二番目の皮膚パルスS_2の後、五〇〜一〇〇〇ミリ秒の間隔をおき、遅延皮質刺激を与えます。ほとんどの試行において、皮質刺激が始まると、それがS_2の後、四〇〇ミリ秒以上も遅れていても、被験者はS_1よりもS_2の刺激のほうが強く感じられると報告したのです[訳註：S_1はS_2に対して通常抑制的な効果を持ち、したがってS_2は、S_2を単独で提示した場合に比べ、弱く感じられる。しかし、この場合、皮質連発刺激によってS_2はS_1による抑制効果から解放され、より強く感じられる。先行刺激S_1の有無と電極の大きさなどの要因によって、マスキングが起こるか促進が起こるかが決まる]。

その後、私たちは、テスト刺激と条件刺激の両方が、同じ電極を経て指の皮膚に与えられた場合の遡及性の促進(または強化)について、ピエロンとシーガル(一九三九年)がすでに報告していたことを知りました。その効果がみられるのは、最初の刺激、つまり

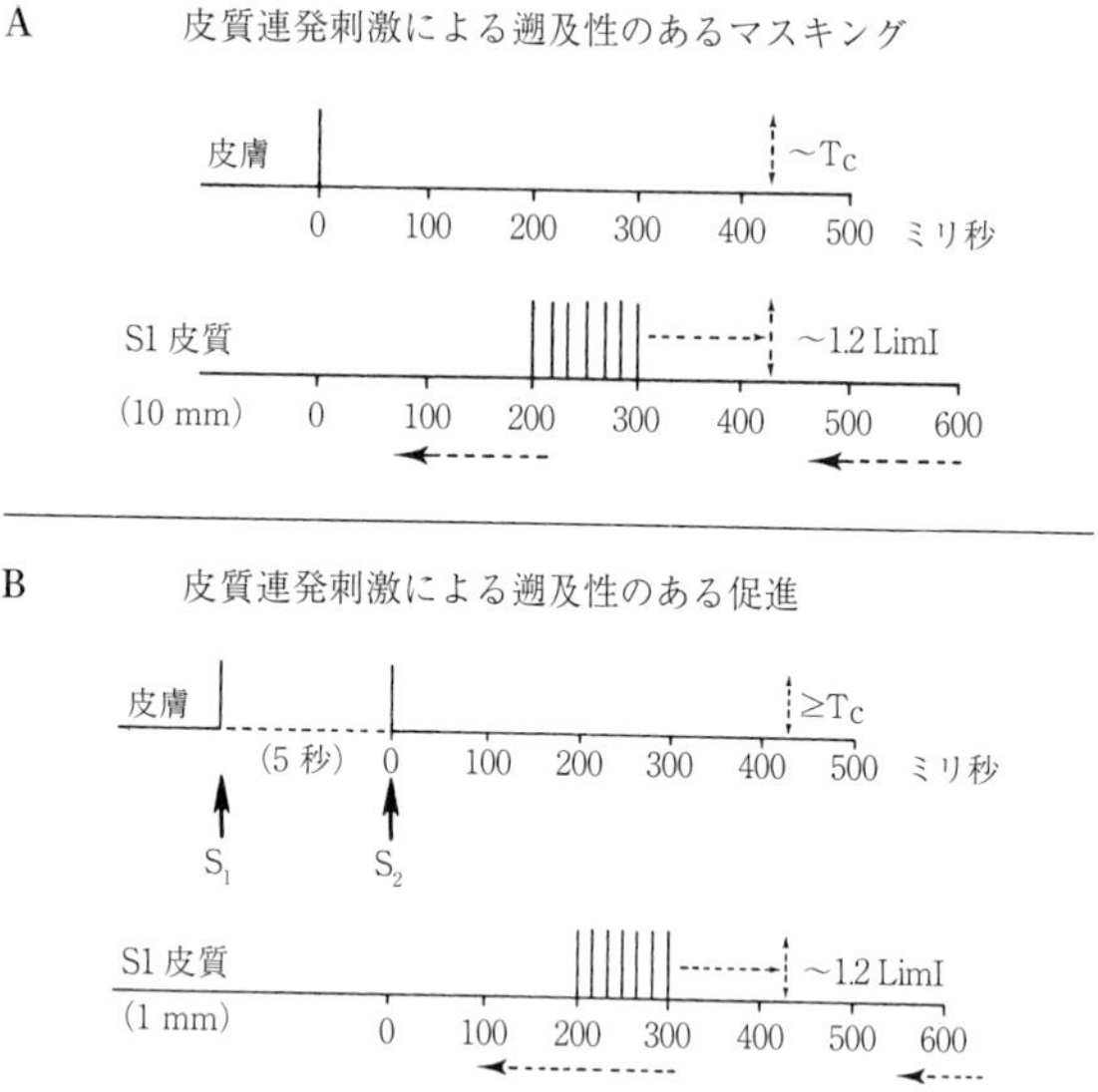

図 2.6 皮膚への単発のパルス刺激の後に続く，遅延した皮質刺激の遡及性のある効果

A 皮膚感覚の遡及性のあるマスキング．短時間の連発した電気パルスを一次体性感覚(S1)皮質に与えるが，そのタイミングは皮膚への微弱な刺激パルス(閾値の強度 T で)から 200 ミリ秒(またはそれ以上)**後にする**．テストをおこなう皮膚領域に相当する皮質部位に，皮質を刺激する 1 センチの円盤状の電極を設置する．
B 皮膚への単発のパルス刺激によって生じる，主観的な感覚の遡及性の(前戻しの)促進．皮質に刺激を与える電極には，直径 1 ミリのワイヤーを接触させる．

上の縦線：皮膚への 2 つの同一の単発パルス刺激(S_1 と S_2)には，5 秒の間隔がある．下の縦線：S1 大脳皮質への連発した刺激パルスは，S_2 の後に，ランダムなタイミングで**開始する**．各試行後に，S_2 は S_1 と比べて同じか，弱いか，強く感じられるかを被験者は報告する．リベットほか，1992 年より．エルゼビアの許諾を得て再録．

テスト刺激が閾値より下である場合です。テスト刺激の後、二〇〜四〇〇ミリ秒の間隔をおいて閾値より上の(強い)条件刺激が続くと、知覚できるようになりました。

ここではっきりしたのは、微弱な皮膚パルスによって生じた意識感覚を、約五〇〇ミリ秒遅れた二番目の入力が遡及的に修正し得ることです。このことは、皮膚刺激のアウェアネスを生み出す〇・五秒間の脳の活動、という私たちが仮定した前提条件を十分に裏づけます。

遡及性の促進という発見は、私たちの考えを裏づける重要な理論的要素となりました。遡及性のマスキング／抑制については、遅らせた皮質刺激がそれに先立つ皮膚刺激の記憶形成を単に混乱させているだけだ、と反論する意見もありました。この主張はある意味、脳の広い領域全体への強い電気刺激は(電気ショック療法の場合のように)直近の記憶を破壊するという事実にもとづいています。しかし難治性のうつ病に罹っている患者への治療目的で与えられるこのような電撃によるショック療法では、脳の大部分が強く興奮するため、結果として発作が起きます。私たちが扱っている遡及性の効果を得る場合は、皮質の中に局所的な発作を起こすのに必要な強さよりもはるかに微弱な力で、感覚野の小さな領域に限局し、遅延刺激が与えられています。したがって、遡及効果のあるマスキングが記憶を破壊するという主張は、非常に説得力に欠けるのです。しかも、**遡及性の促進**では、記憶はまったく失われません。被験者は二番目の皮膚刺激を、一番目の比較刺激よりも強いものとして記憶しています。

意図的に反応を遅らせる取り組み

三番目の証拠は、思いがけず、カリフォルニア大学バークレー校の心理学の教授アーサー・ジェンセン(一九七九年)の、一見すると関連性のない実験からあらわれました。ジェンセンは、いくつかの被験者グループの反応時間(RT)を測定していました。これはよくあるありふれたテストで、前もって決められた信号があらわれたらできるだけ早くボタンを押すように、被験者に指示していました。ジェンセンの実験の被験者が示したRTは、採用した信号の種類によって、二〇〇〜三〇〇ミリ秒の範囲でした。被験者グループの間で平均RTに差があったため、ジェンセンは、平均差のいくらかが、何人かの被験者による意図的なRTの引き延ばしの結果だという可能性を排除したいと考えました。そこで彼は、すべての被験者に、以前のRTよりも一〇〇ミリ秒程度、わざと引き延ばしてRTを繰り返すように指示しました。意外だったのは、指示通りにできた被験者は一人もいなかったことでした。それどころか、被験者が記録したRTは指示されていたわずかな延長分よりもずっと長い、六〇〇〜八〇〇ミリ秒でした。

私たちが主張する、意識を伴う感覚的なアウェアネスの五〇〇ミリ秒の遅れについて気きいたジェンセンは、これで自分の奇妙な発見についての説明がつくに違いない、と気づきました。意図的なプロセスによってRTを引き延ばすなら、被験者は先に刺激に気づかなくてはならないとふつうは思うでしょう。通常のRTテストで被験者が反応した瞬間には、刺激へのアウェアネスはおそらく必要なく、そこでは反応への意図的な操作は問題にはなりません(まさしく、通常RTは、アウェアネスの起こる前、または刺激へのアウェアネスがなくても発生することを裏づける直接的証拠があります)。しかし、意図的に反応を遅らせる前にアウェアネスが生じるには、その前提条件として約五〇〇ミリ秒の脳の活動が必要であるため、そのぶんだけ反応が遅れます。こう考えれば、意図的に反応を遅らせてみるとRTは三〇〇〜六〇〇ミリ秒増えるという、RTが非連続的な急増を示すことの説明がつきます。これは、ジェンセンの発見について唯一、筋が通った説明であり、感覚的なアウェアネスの〇・五秒間の遅れについてまた一つ、説得力のある新たな証拠になるのです。

〇・五秒間のニューロンの活動がどのようにアウェアネスを生じさせるのか？

ある事象のアウェアネスを引き出すには、なぜ〇・五秒間持続する脳内の活動が必要なのか、それを説明する独自の特性が脳のプロセスにあるのでしょうか？　こうした事象について、検証できるやり方があるのでしょうか？　やり方は、いくつか考えられます。

まず、この時間的前提条件は、アウェアネスにしか当てはまりません。刺激に対する意識的なアウェアネスがまったくなくても、感覚刺激を正確に検出し、反応できることはすでに示されています（リベットほか（一九九一年）参照）。さらにいえば、その的確な検出だけではなく、プラスアルファで刺激へのアウェアネスも得たかったら、感覚野の反復神経活動の持続時間をおよそ〇・四秒延ばしさえすればよかったのです。明らかに、**アウェアネス**そのものは精神事象の中身とは別個の精神現象です。ある事象へのアウェアネスがなくても、脳はその事象の中身を無意識に検出できるのです。

十分な反復活動の後に、（アウェアネスを引き起こす）特別なニューロン群が発火したのでしょうか？　もしかしたら、反復したニューロンの活動によっていくつかの重要なニューロン群の興奮レベルが次第に高まり、その結果、こうしたニューロン群が最終的に発火レベルに達するのかもしれません。すると、このような特別なニューロンからインパルス（電気信号）が放出され、アウェアネスが生じるというわけです。この考え方に関する（どちらかといえば不利な）証拠がいくつかあります。

感覚野、または脳内の感覚上行路への刺激は、刺激パルスの強さが閾値（絶対閾値）レベル（これは、最も微弱な感覚を生み出すのに必要なレベルを指します）に達することがないなら、感覚的なアウェアネスをまったく生じさせません。もし、この閾値下のパルスを五秒間かそれ以上反復したとしても、同じことが当てはまります。これらの閾値下のパルスはたしかに、皮質の電気反応を引き出します。その反応は、有効な閾値の強さの刺激への反応に似ていますが、それよりも小さいものです。その反面、刺激強度が閾値下で、(アウェアネスを引き起こす上で)決定的な神経細胞要素を刺激するほど強くなくても、その重要な神経細胞要素の神経活動が繰り返されれば、アウェアネスが生じるのに欠かせない重要なニューロン群にしかるべき興奮状態を起こさせる可能性はあります[訳註：このあたりの議論は、「〇・五秒の持続的活動が必要なのはなぜか」という問いに関係して、いわば議論のための「かかし」として、「アウェアネスを引き起こす上で決定的な神経細胞要素を刺激するのに、感覚神経細胞群の持続的活性化が必要だから」という仮説を立てている。著者は以下で、この意見をどちらかといえば否定しようとしている]。

感覚上行路(内側毛帯)に刺激を与える際、単発の刺激パルスを、感覚を生み出すのに必要な、〇・五秒続く一〇連発パルスの、一つ一つのパルスの四〇倍の強さにすることもできます。それでも、その単発の強いパルスからは意識感覚はまったく生じません。つまり、被験者は何も感じていないと報告します。ところが、この刺激は被験者の**無意識**レベルで検出できるのです。その単発パルスには、電気量としては感覚を生み出すのに必要な閾値の強さである、〇・五秒続く連発パルスの四倍もの電気量があります。これは、〇・五秒続くパルスの間に、単純に信号が足し合わされて、アウェアネスが生じる有効なレベルに達するという考えとは、どちらかというと矛盾します。というのも、もしそうなら、強い単発のパルスだけでも、〇・五秒の微弱なパルスの累積効果と同様、最終的にすべてのニューロン群を興奮させられる、(その結果アウェアネスも起こせる)と期待できたはずだからです。

最小限の連発パルスの最後に、ある重要なニューロン群が特別に発火することによってアウェアネスが発生する、という意見も、結局は否定できます。これは、記録可能な感覚野での電気反応としてみられます(図2・7)。これらの反応は、前提条件である〇・五秒連続した刺激の最後、または終了直後にはどのような変化も示しません。その連続した刺激の間は、この反応はすべて本質的に均一です。ですが、何か特別な反応が神経細胞のどこかで起きたかもしれないが、それは私たちの研究では記録できなかった可能性も認めるべきでしょう。

ロバート・ドーティ(友人であり、著名な神経科学者)は、こう問いました。「持続する長さ**そのもの**よりも、反復の**頻度**のほうが本質的な要因になるということはあるだろうか」、つまり、意識を伴う経験が得られるかどうかは、連発刺激の持続時間そのものではなくて、「連発によって発生するインパルスの**数**」に左右されるのでしょうか？　毎秒六周波数を変えた刺激を与えた結果は、こうした新たな提案を裏づけていません。毎秒六

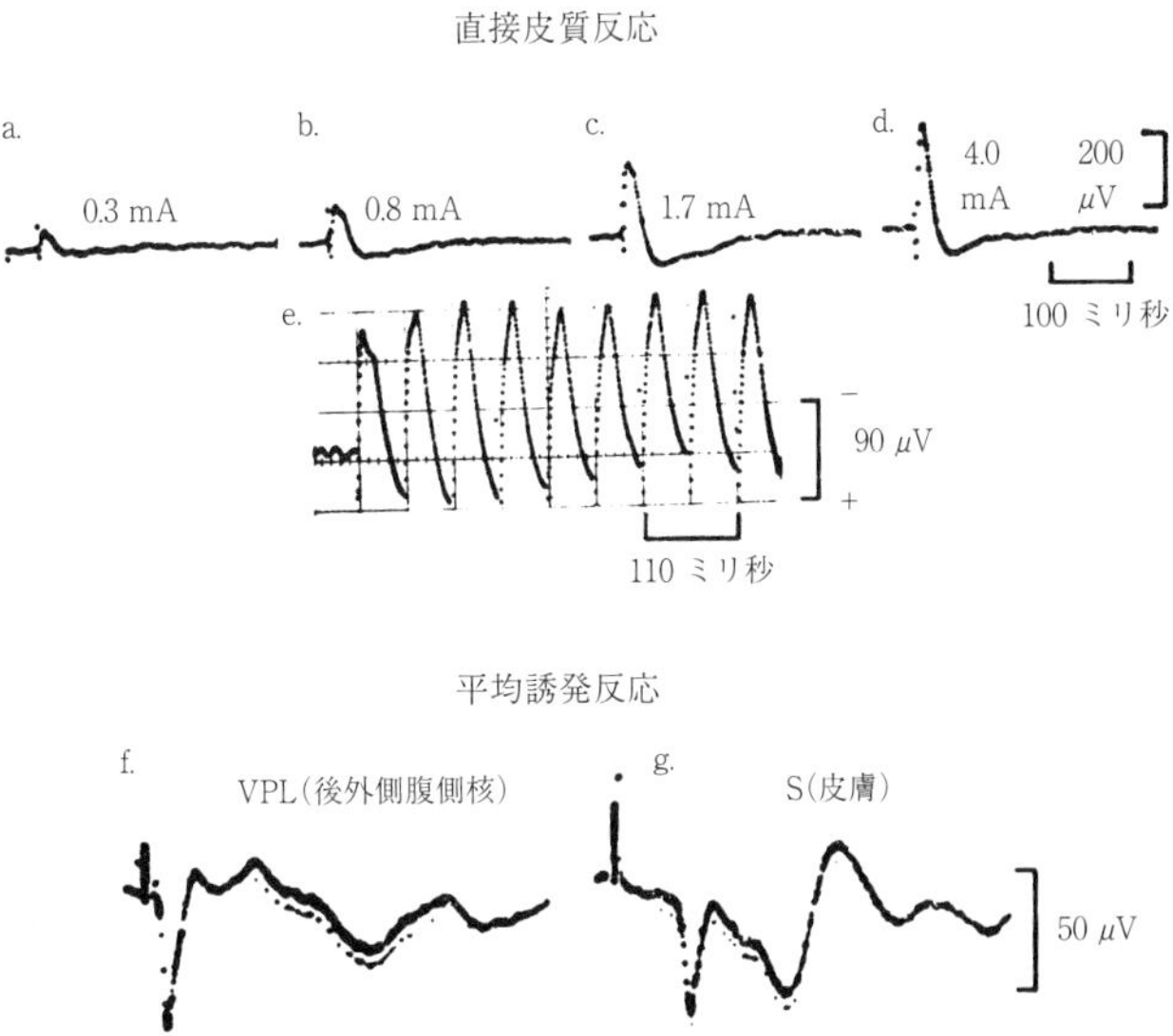

図 2. 7　意識感覚に必要な閾値の強さで，隣接した刺激パルスが S1 皮質で誘発した直接皮質反応(DCR)

上の段：異なる強さの単発パルスへの反応：a は 0.3 mA の場合；b は 0.8 mA の場合(20 パルス／秒の頻度で 0.5 秒間連発したときに感覚を引き出せる閾値の強さ)；c は 1.7 mA の場合；d は 4.0 mA の場合．被験者は，どのパルスもまったく感じないと報告した．d 内の横のスケールは 100 ミリ秒；縦のスケールは 200 μV を示している．

下の段 e：0.8 mA(上の段の b と同じ)の強さ，20 パルス／秒の頻度で，0.5 秒の連発(により増幅させた)刺激に対する反応．リベット，1973 年より．

〇回の連発した皮質への刺激では、毎秒三〇回の連発した刺激よりも、アウェアネスが生じるための閾値は低くなりました。しかし、それぞれの刺激周波数の強さの閾値で最小限必要な連発持続時間は、どちらも似たような値でした。ならば、周波数の高さも、毎秒六〇回というパルスの数も重要ではなかった。連発した時間の長さが、アウェアネスを引き出すかどうかを決定づけたのです。

アウェアネスに必要な〇・五秒間の活動という前提条件を説明しようと、私はまったく異なる考え方を提案しました。**同じような活動の持続時間**——これそのものが、出発点となるのではないか。つまり、しかるべきニューロン群が同じような神経活動を繰り返す持続時間が一定の値に達すると、アウェアネスの現象が生じる、という考えです。前提条件となる持続時間はさしずめ、アウェアネスの発生に必要な「ニューロンコード（ニューロンの暗号）」でしょう。こう考えれば、今までに得たどの証拠にも当てはまります。したがってこれは、適切に証明されたメカニズムとまではまだいえませんが、有力な考え方となります。

記憶形成の役割

〇・五秒間の神経活動の持続がアウェアネスに必要であることをどう説明するのかと

いう疑問には、また別の大きな問題があります。それは、記憶形成が果たし得る役割です。

主観的なアウェアネスの唯一、有効な証拠とは、実際それを経験した個人のアウェアネスについての内観報告しかないことを、すでに述べました。しかしいうまでもなく、被験者がそのアウェアネスを想起し、報告するには、ある程度の短期記憶の形成が起きなければなりません。ついでにいえば、短期記憶、または「ワーキング」メモリというのは、何かが起きた後、数分間はその情報にまつわる出来事を思い出せるという、人間の能力を支える記憶を指します。一度みただけで七桁から一一桁の電話番号を想起する能力が、このタイプの記憶のよい例です。繰り返し思い出さない限り、人はものの数分でその番号を忘れます。長期記憶では、その上にさらなるニューロンのプロセスが関与するおかげで、その効果は数日や数カ月、数年間続きます。

一部の学者は、アウェアネスに必要な〇・五秒の神経活動持続時間というのは単に、ある事象の短期記憶を生み出すのにかかる時間を反映しているだけではないか、と主張します(リベット(一九九三年)におけるデネットの議論を参照)。この記憶形成が作用するとしたら、少なくとも二通りの展開が考えられます。一つは、記憶痕跡の発生そのものが、アウェアネスの「コード(暗号)」である場合です。もう一つは、ある事象のアウェアネスは意味のある遅延などまったくなしにあらわれるが、それが報告可能になるには、〇・五秒の長さの神経活動によってそのアウェアネスについての短期記憶が作られていなければならないという場合です。これらの両方に、それぞれ反証する実験結果があります。その二つを、これから簡単に説明します。

顕在記憶と海馬組織

アウェアネスを生み出すときの記憶形成の役割に異議を唱える、大きな論争の原因となるのが、人間の被験者による観察報告です。人間でも、それ以外の動物でも、いわゆる宣言記憶、つまり顕在記憶が作られるときの媒介機構として、大脳半球の側頭葉の中の、ある仕組みが必要になります。こうした種類の記憶は、意識的な想起や報告ができます。これらは非宣言記憶、つまり潜在記憶と区別されています。潜在記憶は、出来事についての意識的なアウェアネスがまったくなくても作られますが、想起や報告ができません。これらは手を動かすスキルと頭を使うスキル、どちらを覚えるときにも大いに機能します[訳註：宣言記憶とは命題の形で書けるような知識の記憶を指す。たとえば歴史上の事実についての記憶がそれである。それ以外の記憶を非宣言記憶といい、手続き記憶やプライミング、条件づけなどがこれに含まれる。手続き記憶とは、自転車の乗り方やチェスのプレーの仕方など、またプライミングとは、一度経験すると後の同じ(または関連する)刺激の処理がより効率的になる効果を指す]。

側頭葉の海馬組織は、顕在記憶の形成を媒介するのに欠かせない神経コンポーネントです。片方の大脳半球の海馬が損傷しても、反対側の大脳半球の組織が無傷なら、記憶プロセスを実行できます。しかしもし、両方の海馬組織が損傷すると、新しい顕在記憶を作る能力が根こそぎ失われます。こうなった人には、今起きたばかりの出来事について、想起できるアウェアネスが実質、ありません。何かが起きた直後でも、その出来事の内容をこの人は語れないのです。

このようなダメージは、両方の側頭葉が病変すると起きます。より厳密にいうと、この左右のダメージは海馬内のてんかん焦点を除去する外科手術で、間違って健常な海馬部位を摘出してしまったときに起こりました。この手術ミスが起こった当時は、どちら側の海馬に欠陥があるかを判断するのは難しかったのです。そのため、患者のよいほうの組織を手術で摘出し、もう片方の機能していない病巣組織が残りました。この間違いがきっかけとなり、顕在記憶が作られるときに海馬組織が果たす役割が解明されたのでした。

ここで、私たちの現在の目的に見合った、以下のような興味深い観察結果が得られました。両方の海馬組織にダメージのある人は、事実上、今起こったばかりのどのような事象や感覚像についても、想起可能なアウェアネスがまったくありません(ただし、ダメージを受ける前に作られていた長期記憶は、失われません)。しかしながら、このような人は今現在と、自身について自覚する能力は維持しています。

このタイプの障害を抱えた患者についての映画で、機敏で話好きな男の人が登場します。彼は自分の周囲の環境と、自分をインタビューしている心理学者をはっきり意識しています。また彼は、起こったばかりのことを覚えられない自分の能力の欠陥についても自覚し、そのせいで生活の質が著しく損われている、と愚痴をこぼしたりもします。

この患者は、実際には記憶機能をすべて失ったわけではありませんでした。彼はコンピューターの前に座り、スキルが必要なゲームの遊び方を覚えられました。しかし、どうやってそのスキルを覚えたのかは、説明できませんでした。学習したスキルの記憶は明らかに、潜在タイプであり、海馬組織の機能を必要としません。つまり、これは海馬とはまた別の神経経路のはたらきであるに違いありません。しかし(当然のことながら)潜在記憶と結びついたアウェアネスはありません。したがって、記憶にはアウェアネスを生み出す役割がある、という主張に潜在記憶は持ち出せないわけです。

両方の海馬を喪失していても、ある事象の後、最低でも〇・五秒間存続する宣言記憶が作られるかどうかについては、まだわからないことがいくつかあります。どれだけ短命な記憶でも、それはアウェアネスを生み出す基盤になり得ます。先ほど述べた患者について調査をおこなった研究者であるロバート・ドーティは、「一分程度だったら、この患者はものを覚えている」と自信たっぷりにいいます。その一方で、同様の患者には通常、自覚ある想起の証拠を求めない心理認知テストが採用されていました(たとえば、ドラックマンとアービット(一九六六年))。ということは、観察された短期記憶は実際には、非宣言的な潜在記憶の証拠になり得たのでした。だとすればこのテスト結果は、(短期記憶がたとえ患者で観察されたとしても)記憶が意識経験を遅らせているという考えの裏づけにはなりません[訳註：このあたり、著者の論旨がわかりにくいかもしれない。海馬損傷による記憶障害の患者は、ドーティらの認知テストによれば健常な潜在記憶を持っている。しかしそれはあくまでも潜在記憶であって、アウェアネスに必要な顕在記憶は欠如している。それゆえ、こうした記憶障害のケースを根拠に「意識経験は記憶形成に依存する」とすることはできない、と著者はいっている]。いずれにせよ、記憶プロセス分野の第一線で活躍する研究者であるラリー・スクワイアは、意識経験は記憶形成プロセスとは無関係である(私信)、という意見を主張しています。すると、新たな顕在記憶を形成する能力が徹底的に失われた人がアウェアネスを保持できるということは、アウェアネスの現象は記憶プロセスの機能**ではない**ことを示していると思われます。この基本的な見解は、アウェアネスは記憶形成に関係があるとするあらゆる仮説と食い違います。

古典的条件づけとアウェアネス

クラークとスクワイア(一九九八年)は、古典的条件づけにおけるアウェアネスの興味深い役割を発見しました。古典的条件づけでは、US(無条件刺激)の直前、またはその間に条件刺激(CS)が与えられます。CSには信号音が使われます。これは条件づけするまでは反応を生み出しません。USにはまばたき反応を起こさせる空気の圧力が使われます。この組み合わせを何回か提示してみると、被験者(人間または実験動物)はやがて信号音**だけでも**まばたき反応をするようになりました。このように、当然、CSとUSとの関係でも記憶プロセスが必要です。

この、いわゆる**単純遅延条件づけ**は、両側の海馬に損傷のある動物にでさえ起こります。一方、**痕跡条件づけ**では、USの起動する約五〇〇～一〇〇〇ミリ秒前にCSが終わるように設定されています。両側の海馬に損傷のある動物では、この痕跡条件づけが得られません。海馬の構成に損傷のある健忘症患者も、標準的な(単純)遅延条件づけは学習できます。しかし、実験動物同様、痕跡条件づけの学習、遂行はできません。もちろん、健常な人間の被験者は、痕跡条件づけが得られますが、それは刺激に気づいているときに限定されます。つまり、痕跡条件づけは海馬組織に依存しているだけではなく、アウェアネスのプロセスにも何らかの形で関係しているのです。

さて、こうした発見は、ある事象のアウェアネスを引き出すのに必要なおよそ〇・五秒持続する脳の活動という条件が、宣言記憶の形成をもとに成り立っていることを必ずしも裏づけません。クラークとスクワイア(一九九八年)は以下のように主張しています。

［a］　海馬系と新皮質の共同作用は、得たばかりの（宣言記憶による）知識についてのアウェアネスをもたらす重要な要素かもしれません。……だからといってこれは、アウェアネス**そのもの**が、海馬の記憶機能を必要とすることを示すわけではありません。そもそも、両側の海馬系を喪失した患者には宣言記憶による知識がなくてもアウェアネスがあります。このことから、宣言記憶の形成はアウェアネスそのものを生み出す独自のプロセスとはまったく別過程である、という考えが裏づけられます。痕跡条件づけには被験者が、与えられた刺激の時間的位置関係に**気づいていること**が必要、という発見によって、痕跡条件づけがなぜ宣言的で海馬に依存しているかが説明できます。また、すべての学習パラダイムの中でも最もよく研究されている古典的条件づけを、現在解明されている脳の記憶システムの中で理解できるようになります。

この発見によって示された重要な含意――それは、痕跡条件づけを使えば、人間以外の動物のアウェアネスを研究できる方法がわかるかもしれないことです。単純遅延条件づけは非宣言的です。すなわち、これが作られるのに、海馬やアウェアネスは必要ではありません。このことは、短期宣言記憶を喪失している健忘症の患者をみれば（この単純遅延条件づけがみられることから)わかります。

アウェアネスには記憶が必要という提起に関する、そのほかの証拠

先に述べた証拠はアウェアネスを引き起こす〇・五秒の脳活動を説明するのに、記憶形成の必要性をどうやらほぼ認めていません。だとしても、このような提起を少なくとも一つでも検討してみるのは興味深いことですし、そこから学ぶことはあります。ロンドンでおこなわれたチバ財団後援の、意識についてのシンポジウムでの私の講演の後、哲学者であるダニエル・デネットは、ある出来事についての意識的なアウェアネスは、実際の皮膚への刺激が瞬時にあらわれるように思われるのと同じように、ほぼ瞬時にあらわれるに違いない、と提起しました。ただし彼が食い下がったのは、そのアウェアネスの記憶を生み出し、それを「定着させる」ニューロンの活動の持続時間が十分にない限り、そのアウェアネスの**想起と報告**はできない、という点でした。デネットの主張はまた、以下に述べるように、「感覚的なアウェアネスが生じる主観的なタイミングの、逆行性のある遡及効果」を仮定する必要性を除外しようとするものでした(リベット(一九九三年b)、一四〇頁以降の考察を参照)。当時の私は、ここでこれまでに述べてきた証拠を思いついていませんでした。それはすなわち、アウェアネスには宣言記憶、つまり顕在記憶は必要がなく、記憶とアウェアネスはそれぞれ、別々のプロセスに依存して

いる、という証拠です。しかしそれでも、デネットが提案した仮説に対して、私はほかの実験を論拠に反論を唱えました。

この章の二節目の部分ですでにご説明したように、もし、微弱な感覚刺激に続いて連発した刺激パルスが感覚野に与えられるのなら、意識を伴う感覚経験があらわれるのを抑制したり、マスクしたりすることは可能です。この遡及効果のあるマスキングは、皮膚パルスの後、連発したパルスが五〇〇ミリ秒ほど遅れて与えられても発生します。この結果から、遅延した入力は感覚経験の中身に干渉することがわかります。感覚的なアウェアネスが生じるには、ニューロン活動が続く時間が必要である証拠として、私はそのデータを引用しました。

これに対して、遅延したマスキングはただ単に、アウェアネスのための記憶痕跡の形成を妨げているだけだ、とデネットは反論しました(電気ショック療法は事実、最新の記憶形成を混乱させることがわかっています。ですが、私たちの実験で使った遅延マスキング刺激は、ショック療法で使った強い全身性の電気ショックと比べるときわめて小さいものです)。しかし、彼の主張は、実験にもとづいたほかの二つの観察結果によって反論されます。(1)一番目のマスキング刺激の後に、二番目のマスキング刺激を与えます(デンバーとプルセル(一九六七年))。すると、二番目のマスキング刺激が一番目のマスキング刺激の感覚を消すと同時に、最初の皮膚刺激に対するアウェアネスが復活するのです［訳註：前にも訳註で述べたように一番目のマスキング刺激は本来最初のターゲット刺激を抑制する。しかしこの一番目のマスキング刺激を二番目のマスキング刺激で抑制することで、ターゲット刺激はマスキング効果から逃れ、再びアウェアネスが復活する。脱抑制と呼ばれる効果である］。つまり、最初のマスキング刺激は、最初の皮膚刺激の記憶痕跡を**消していなかった**のです。(2)後からの皮質刺激がより小さなサイズの電極から与えられた場合、最初の皮膚パルスはマスクされず、むしろより強く感じられます（リベットほか（一九九二年））。皮膚刺激に対する感覚的なアウェアネスがこの遡及性の促進を受けるのであって、明らかに記憶は少しも失われません。

したがって、最初の皮膚パルス感覚の後に与えた刺激の遡及効果は、その皮膚パルスの記憶が失われるのとは無関係なのです。その代わり、後から与えた刺激の遡及効果は、最初の皮膚パルスによって発生する感覚的なアウェアネスを（〇・五秒の遅れの間に）**調節する**ように思われます。

マックス・ヴェルマンスもまた、デネットの提起（リベット（一九九三年b）、一四五〜一四六頁での考察を参照）に対してクリエイティブな反論を提示しています。ヴェルマンスも指摘しているように、感覚は早期に経験できるがやがて忘れられてしまう、というデネットの提起は、実験で反証できません。たとえば、標準的な心理物理学の手続きでは、感覚刺激のアウェアネスの閾値をはっきりさせることができます。少しずつ刺激の強度を上げていき、被験者が、ちょうど感じることができる(またはみえる、もしくはきこえる)と報告したある特定の刺激強度を記録します。次に、被験者が感じられないと報告する値まで強度を下げます。その被験者の報告は、刺激の強さと相関しているので、その報告は正確で有効なものとして認められます。ところがデネットの提起によると、被験者が、より微弱な閾値以下の刺激が感じられると報告できないのは、実際に経験した出来事をまたたく間に忘れるからかもしれないというのです。(ですが、それが本当なら)被験者が「何も経験していない」といっている報告すべてに、デネットの主張を拡大して適用できてしまいます。デネットの意見はつまり、彼が、被験者の「感覚経験がない」という報告を受け入れない以上決して、(実験によって)否定されようがないのです。このような提起は、思弁的であり、検証のできない信念ですから、科学とは認められません。

したがって、私はこう結論づけます。アウェアネスは、ニューロンレベルで(記憶とは)別個の前提条件を持つ独自の現象であると。記憶プロセスの機能ではありません。また、形成された宣言記憶痕跡に相当するものでもありません。ましてや、先に起きた実際の感覚経験を急速に忘れたせいで、アウェアネスの報告がなくなるわけでもないのです。ですから、今まで出たどの証拠とも矛盾しない問題提起で最も有力なのは、「アウェアネスは、適切な神経活動が最低でも〇・五秒も続いた後にあらわれる」という仮説です。

初期誘発皮質反応は感覚刺激にどうはたらくのか?

もし、(これまでに述べたように)記録された初期EP(誘発電位)を生じさせる皮質活動が、感覚的なアウェアネスを生み出すのに重要な役割を果たしていないというのならば、では一体、初期EPにはどのような役割があるのか、疑問に思うでしょう。一次神経反応は、皮膚への刺激がどこに与えられたかを正確に識別する重要な役割を果たします。また、すでに私たちが発見したように、皮膚入力の正確な**主観的**タイミングは過去のある時点に向かって遡及するわけですが、その遡及先となるタイミング信号となっているように思われます。脳卒中の症例の中には、このいち早く感覚野に到達する、特別な感覚経路に、大きな損傷があるものがあります。こうした脳卒中患者は、ごく大ざっぱにしか皮膚刺激の位置を示せません。(たとえば手の)皮膚への二点刺激で、その刺激ポイントが何センチメートルも離されない限り、そうした二点刺激が実際に二つの離れた点でおこなわれていることを感じ分けられません。

私たちが接していたそういう患者では、この空間的な障害のほかにも、(身体の左側の)皮膚への接触パルスが、健常な(右)側への接触パルスに比べておよそ〇・五秒遅れて感じられることがわかりました(リベットほか(一九七九年)参照)。この患者には数年前、脳の右半球にだけ脳卒中の発作が起きました。この発作のせいで、この患者は身体感覚をつかさどる特別な感覚上行路に、一生残る損傷を負ったのです。この患者には、左手や左腕への刺激の位置を正確に示す能力がなく、非常におおまかな位置しか報告できないことがわかりました。この患者の健常な右手に刺激を与えたときの主観的なタイミングを、欠陥のある左手と比べるテストを私たちは実施しました。両手の甲側に小さな刺激電極をつけ、かろうじて感じられるほどの強さの刺激をこの患者に与えました。

刺激が両手に同時に与えられた場合、この被験者は、(不自由な)左手よりも先に、右手への刺激を感じたと報告しました。両手への刺激が同時に与えられていることが意識的に感じられると患者が報告できるようにするには、健常である右側への刺激よりも〇・五秒**先に**、欠陥のある左側への刺激が与えられなければなりません。明らかに、左手への感覚を時間的に逆行するかたちで主観的に知覚する能力を、患者は失っていました。その感覚はしたがって、アウェアネスが生じるときの脳の前提条件である、およそ五〇〇ミリ秒遅れて、主観的に知覚されます。このアウェアネスを(時間軸上で)前に戻す能力を喪失したのはおそらく、患者の左手に対して初期誘発反応が起きないせいでしょう。

感覚の意識的な同期(シンクロ)

このことから、事実上同期(シンクロ)して与えたさまざまな刺激がどのようにして、同期しているものとして意識で感じられるかという、重要な、ごく当たり前の疑問がわきます。同じ体性感覚のモダリティの中で刺激を与えても、刺激を与える体の部位の互いの距離によって、感覚経路の伝導時間も変わります。感覚メッセージの最も速い到達時間は、五～一〇ミリ秒(頭への刺激の場合)から、三〇～四〇ミリ秒(脚への刺激の場合)とばらつきがあります。(にもかかわらず)こうした二つの部位に与えた同期した刺激は、同期しているものと主観的に感じられますから、三〇ミリ秒程度の時間差は、主観的には重要ではないと考えるしかありません。これに対し、身体の一つの部位へ非常に強い刺激を与えた場合、脳活動が適切であれば持続時間がきわめて短くても意識が生じるでしょう。強度を変えた二種類の刺激で、この脳活動時間が一〇〇～二〇〇ミリ秒も違うことがあります。このような(強度の違う)二つの刺激について、相対的な主観的タイミングが研究されたことがあるかはわかりません。おそらく、同期したものとしては感じられないのではないかと思います。いずれにしても、脳の神経活動時間がきわめて短くても十分であるほど強い刺激は、ふつうは起こりにくいと思われます。

それでは、刺激を異なるモダリティで同期させて与えた場合はどうでしょう？　たとえば、銃を発砲して、銃声と閃光の両方が同時にあらわれる場合を考えます。もちろん、光は音よりも速く移動します。しかし、もし銃がほんの数フィート(一メートル弱)の距離で発砲されていたら、その移動時間の差はあまり重要ではないでしょう(秒速一一〇〇フィート(約三三〇メートル)のスピードだと、音は二フィート(約〇・六メートル)離れた人に約二ミリ秒後に届きます)。身体に与えた体性感覚刺激と同様、視覚刺激と聴覚刺激もまた、視覚野と聴覚野にそれぞれ初期誘発電位をいち早く生じさせます。速い信号が視覚野へ届くための待ち時間、または遅延時間は、ほかの感覚モダリティと比べてたしかに長くなります。それはなぜかというと、網膜内で光受容体から次々と神経層を通るのに余分に時間がかかり、それからようやく神経節細胞が発火し、視覚神経線維を経由して視床を通って視覚野へと神経インパルスを送るからです。ゴフら(一九七七年)の計測によれば、人の脳における視覚の初期誘発反応の遅れはおよそ、三〇〜四〇ミリ秒です。

この初期誘発反応は、感覚野部位がどこであれ、現在刺激を受けている末梢感覚地点または領域を表象する小さな部位でだけ起きます。実際、皮質の表面に(直接)記録電極を設置してみると、感覚刺激に反応する末梢感覚要素からの早く届く入力を受ける皮質の「ホットスポット」でのみ、かなり強い初期誘発電位反応が記録されるのです。初期誘発電位は、頭皮につけた電極による記録では通常、はっきりとは見出せません。なぜなら、電極がホットスポット上に設置されるとは限らないということもありますし、局所的な皮質部位で生じる電位が皮質と頭皮の間にある組織の中で「ショートする」ため大幅に弱まり、減衰するからです。その結果、頭皮の記録でみられる最も早い大きな電位は、(皮質の表面に設置した電極で記録した場合と違って)刺激への反応のうちより遅いほうのコンポーネントとなります。このコンポーネントは、初期誘発電位よりも五〇〜一〇〇ミリ秒遅れます。ですから、この遅いほうのタイミングでさまざまな同時刺激における同期という問題を考えると、間違った結論を出してしまうかもしれません。

どちらにしても、真の初期誘発電位には、刺激の位置や感覚モダリティによって、五〜四〇ミリ秒の待ち時間があります。にもかかわらず、もし同時に与えられた刺激がどれも、同期していると主観的には感じられるならば、この待ち時間におけるばらつきの幅を重要だとは脳は「考慮」しないのだと推測するしかありません。

感覚的アウェアネスの遅れが、なぜエキサイティングなのか?

感覚的なアウェアネスの遅れに関する私たちの発見から派生した思いがけない結果のいくつかに目を向けてみるとそこには、きわめて驚くべき含意があります。この節の後半で、さまざまな重要な含意について幅広く検討していきますが、まずここではいくつか明白なものについてふれましょう。

まず、もし感覚刺激のアウェアネスがどれも、体性感覚で観察されたパターンに従って〇・五秒遅れるなら、私たち人間の**感覚世界のアウェアネスは、（何かが）実際に起こった時点からかなりの時間遅れている**ことになります。自覚したものごとは、それに先立つおよそ〇・五秒前にすでに起きたことなのです。私たち人間は、実際の今、この瞬間を意識していません。いつも、少しだけ遅れているのです。もしそうであるなら、ある感覚事象が実際に起きたその瞬間に、それに気づいていると主観的に感じる事実をどう説明したらよいでしょう？　この疑問については、次節でより詳しく検討します。

第二に、被験者が報告する画像は、被験者にみせた実際の画像とはずいぶん違うものになることがあるのは、みなさんもよくご存知でしょう。たとえば、もし気取った男性にご婦人のヌード写真をみせたら、この男性はおそらくまったく違うものをみたと報告するか、何もみていないと報告するかもしれません。被験者は意識的、かつ意図的に報告をゆがめているのではありません。それどころか男性は、自分はみた通り報告していると信じきっているようにすらみえます。すなわち、内容の歪曲は無意識に起こっているようなのです。いうまでもなくジークムント・フロイトは、意識内容の抑圧ということを仮定し、最初に目を向けた者の一人でした。この抑圧は、ある好ましからぬ意識経験から被験者を「保護する」無意識のプロセスが原因で起きるようです。

人間は自覚したものにこんなふうに無意識の修正を加えていることを考えると、このような主観的な調整がおこなわれている間に、アウェアネスの発生は明らかにいくぶんか遅れているに違いありません。もし、感覚イメージのアウェアネスがほぼその場で生じ、大幅な遅延もないなら、「無意識な脳のプロセスがどうやって内容を修正したアウェアネスを生み出すのか――それも被験者が気づかないうちに」という疑問への答えは、ちょっとやそっとでは思いつけなくなるでしょう。

「アウェアネスが生じるために必要な、皮質での大幅な遅延」という私たちの発見に沿って考えると、アウェアネスが意識的にあらわれる前に、何らかの入力によって経験内容が変更されるのに必要な生理的時間は十分にあることになります。以前述べたように、遅らせた皮質刺激の遡及効果では、私たちの実験で被験者が報告した通り、皮膚感覚の意識内容を被験者が無意識のうちに変更できるのですから。

ある事象が起こった後の時点で意識的なアウェアネスには(〇・五秒もの)遅れがあることからは、多くの哲学的意味を引き出せます。「今」の経験を生きようとする実存主義的な観点は、変えねばなりません。すなわち、私たち人間の「今」という経験は常に、遅れているか遅いのです。

さらには、人それぞれの性格や過去の経験が、それぞれの出来事について意識する内容を変えてしまう可能性もあります。これはつまり、人にはそれぞれが自覚した現実がある、という意味です。ある事象のアウェアネスが〇・五秒遅れることが、そういうことを可能にするのです。現実に対してさまざまな感じ方があるということは、それぞれが現実に対して自覚した感じ方によって、人はさまざまな運命をたどる、ということなのかもしれません。

どちらにしても、アウェアネスは大幅に遅れてあらわれるという私たちが見出した知見は、世界の現実性＝リアリティへの確信を根底から揺さぶります。

遅延した感覚経験を前に戻す

意識を伴う感覚経験を引き出すには、単発のパルスによる皮膚刺激の場合でさえ、適切な脳内神経活動が約五〇〇ミリ秒は続かなければならないことが、証拠から読み取れます。しかし主観的には、私たち人間はどうやら皮膚刺激をほぼ即座に、感知できるほどの遅れもなく気づいているように思えます。ここで、奇妙なパラドックスが生じます。脳内の神経活動の前提条件によると、五〇〇ミリ秒ほど経過しなければ皮膚刺激の意識経験、つまりアウェアネスがあらわれることができないことが示されていますが、ところが人間は主観的には、こう確信しています――そんな遅れなどなしに経験したのだと。

このやっかいな矛盾にしばらく苦しめられていましたが、そのうち私は**主観的な**タイミングは**ニューロンの**タイミング（言い換えると、ニューロン群が実際に経験を生み出したタイミング)と必ずしも一致しなくてもよいのではないか、と考え始めました。そこで、このずれそのものに注目した実験をおこないました(図2・8、リベットほか(一九七九年))。このテストでは、一連の刺激パルス(アウェアネスに必要な閾値に近い強さのもの)を、通常、意識を伴う感覚経験を生み出す前提条件である約五〇〇ミリ秒、感覚野に繰り返し与えました(この、皮質刺激によって誘発された感覚は、手のような皮膚の部位に感じられると報告されます。脳にあらわれたとは決して感じられないのです)。次に、単発の、閾値に近いパルスを皮膚に与えます。何度か試行を重ね、このパルスを皮質への連発刺激がスタートした後のさまざまな時点で与えました。皮質刺激と皮膚刺激をペアにして与える試行では毎回、被験者は二つの感覚のうちどちらが先にあらわれたかを報告するように指示されました。すると皮膚パルスが皮質刺激の開始後、数百ミリ秒遅れたとしても、被験者は皮膚で生じる感覚は、皮質刺激で誘発された感覚の**前に**あらわれた、と報告しました。また、皮膚パルスを約五〇〇ミリ秒遅らせたときだけ、両方の感覚がほぼ同時にあらわれたように感じると、被験者は報告しました。明らかに、皮膚刺激が誘発した経験の主観的な時間は、皮質刺激が誘発した経験と比べて遅延がないようにみえます。皮質刺激で誘発された感覚は、皮膚刺激で誘発された感覚と比べて、約五〇〇ミリ秒遅れました。

すでにしっかりとした証拠を得ているのは、皮膚への刺激パルスのアウェアネスには、

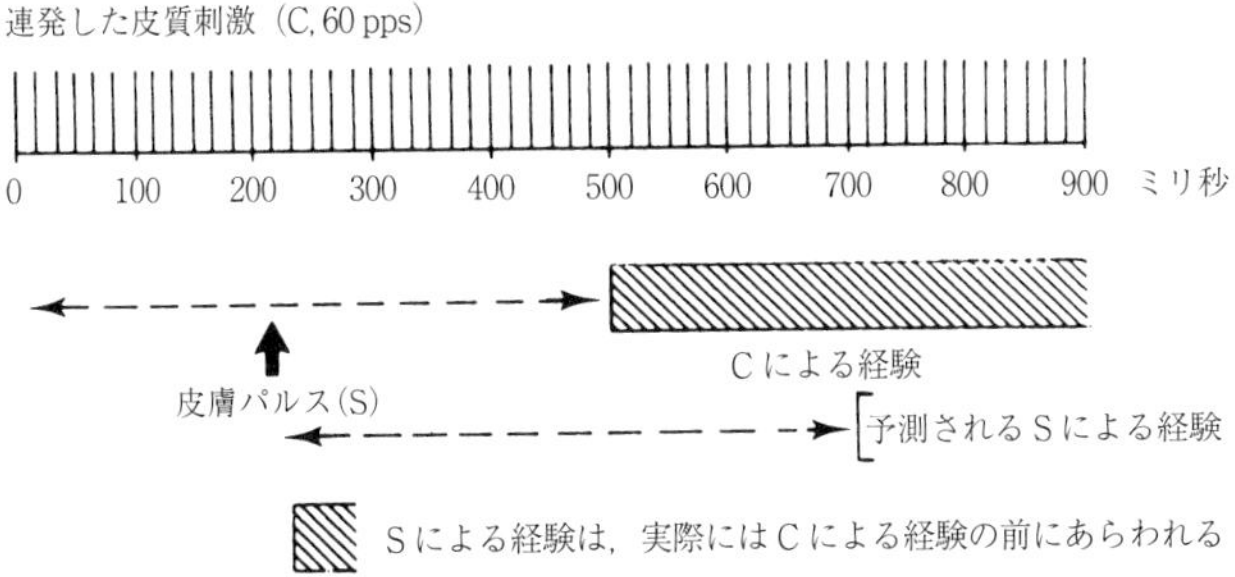

図 2. 8　感覚経験の主観的なタイミング．脳と皮膚にそれぞれ刺激を与えた場合の比較

感覚経験を生み出すために必要な閾値の強さで，60 パルス／秒の頻度で連発する皮質刺激(C)．500 ミリ秒間は刺激が続かなければならないということは，500 ミリ秒過ぎないと，この刺激によって生じる感覚が始まらない．皮膚への単発の閾値のパルス(S)は，皮質刺激の持続時間の 200 ミリ秒のところで皮膚に与えられる．この刺激もまた，感じられるまでに前提条件である 500 ミリ秒(の皮質活動)を待たなければならないのなら，Sによる感覚はCが誘発した感覚の**後に**感じられるはずである．しかし被験者は，Cに誘発される感覚よりも前にSに誘発される感覚を感じる，と報告する．これは，皮膚パルスをさらに遅らせてもそうなる．しかし，皮膚パルスが皮質連発パルスの持続時間である 500 ミリ秒に近いタイミングで与えられると，被験者は両方の感覚が同時に感じられたと報告する．リベットほか，1979 年より．オックスフォード大学出版局の許諾を得て *Brain* 誌，vol. 102，191–222 頁より再録．

脳内の神経活動がおよそ五〇〇ミリ秒必要だということです。これは、皮質への刺激で発見したこととだいたい同じです。それでも、このような大幅な遅延がないかのようなタイミングで、皮膚パルスは主観的に知覚されるのです。この経験との食い違いをどう扱えばよいでしょう？　この不一致の理由を説明できるメカニズムが脳内にあるのでしょうか？

可能性のある答えへの手がかりは、皮膚への刺激と皮質表面への刺激、それぞれに対する皮質の電気反応の違いにあります。皮膚刺激が引き出すのは、皮膚刺激後およそ一〇〜三〇ミリ秒後の波動、つまりコンポーネントから始まる感覚野の特徴的な反応です。これが初期ＥＰであり、この後に遅れたＥＰ波、つまりコンポーネントが続きます。しかし、感覚野の表面に与えられた刺激パルスは、（少なくとも、私たちが使った強度の範囲での皮質刺激では）初期ＥＰと似た反応は何も引き出しません。

この、二つの位置（皮膚の表面と皮質の表面）に刺激を与えたら皮質ＥＰ反応に違いが出たことに私は注目し、経験とは一致しないタイミングを説明する独自の仮説を提起しました。この仮説（図２・８参照）では、皮膚刺激のアウェアネスは、およそ五〇〇ミリ秒間のしかるべき脳の活動が終わるまで、まさに遅れます。ですがそこで、**初期ＥＰ反応の時点にまで遡る、感覚経験の主観的な時間の遡及、つまり前戻しが起こるのです！** 刺激を受けた皮膚と脳との距離に左右されますが、皮質における初期ＥＰ反応は、皮膚刺激のわずか約一〇～三〇ミリ秒後に開始します。この一〇～三〇ミリ秒間の遅れは、意識的に体感できるほど長くはありません。皮膚パルスの経験またはアウェアネスはこうして、初期ＥＰ反応がシグナルを出すタイミングまで主観的に前戻し(時間的に逆行して遡及)するのです。皮膚に誘発された感覚は、その感覚経験を引き出すニューロンにとって適切な状態となるために必要な五〇〇ミリ秒後まで実際にはあらわれなかったにもかかわらず、遅延がなかったかのように主観的にあらわれるというわけです。

この仮説は、かなり突飛なだけに、妥当性のある実験検証なくしては真面目に提起できません(実験による検証、あるいはそこまでいかなくても、少なくともどういうデザインで実験をやれば検証できるかという提案は、どんな科学的仮説でも欠かせません)。幸運なことに、私たちは適切で、きわめて有効な実験検証を編み出せました。

この検証の根底にあるのは、興味深い事実です。脳内の特定の感覚上行路(つまり内側毛帯の束、図２・３参照)への刺激には、当面の問題にかかわる二つの特徴があるのです。第一に、意識感覚を引き出すには、感覚野における場合と同様、刺激は約五〇〇ミリ秒続かなければなりません。第二に、内側毛帯への五〇〇ミリ秒以上連発した刺激パルスの**一つ一つ**が、感覚野で記録可能な初期ＥＰ反応をいち早く引き出します。この点は、皮膚刺激を与えた場合の感覚野の反応と同じで、初期ＥＰがまったく生じない感覚野表面への刺激とは異なります。

主観的なタイミングの時間を逆行する遡及効果という私たちの仮説に沿って考えると、(仮説で)想定するタイミング信号(初期EP反応)の発生は、それが内側毛帯に与えた連発パルスの最初の刺激パルスであっても、皮膚への刺激パルスに感覚的に気づいたという主観的報告と同じタイミングになるはずです(図2・9)。したがって、実験検証においては、内側毛帯への適切な連発する刺激パルスと、皮膚への単発の有効なパルスとを時間的に比較しました。この実験は、皮膚パルスと、脳の感覚野に送りこまれる連発パルスとを比較した前述の実験とデザインが似ています。これら二つの感覚のうち、(主観的に)先にあらわれたのはどちらかを被験者は報告するように指示されていました。言い換えると、内側毛帯によって引き出された感覚と、皮膚パルスによって引き出された感覚のタイミングを比較したのです。

この実験の結果が私たちの仮説にもとづく予測を裏づけたのは、嬉しい驚きでした。内側毛帯での連発刺激の始まりと同時に皮膚パルスが与えられると、被験者はどちらの感覚も同時にあらわれたと報告することが多かったのです。しかし、前提条件である五〇〇ミリ秒(または、より強い刺激で二〇〇ミリ秒)に達しなければ内側毛帯の感覚が得られないことは、すでにわかっていました。内側毛帯への連発パルスの長さが必要な持続時間である五〇〇ミリ秒を下回ると、被験者は何も感じられなくなりました。内側毛帯の場合も同様ですが、皮膚パルス感覚は皮質刺激による感覚よりも前にあらわれると

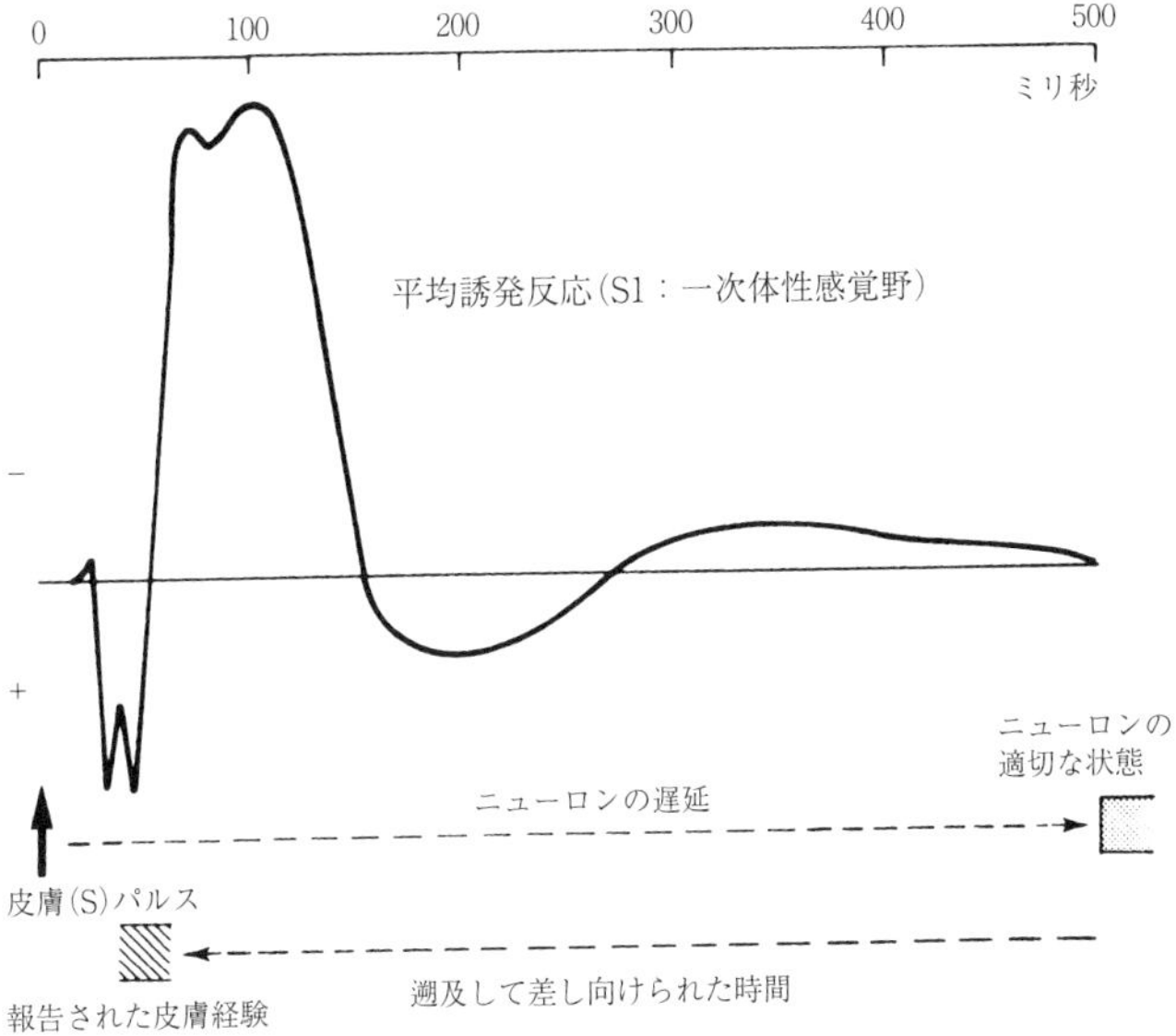

図 2.9　感覚経験の時間的に逆行する主観的な遡及についての仮説を示す図

知覚できる閾値よりも少し強い単発のパルスに反応する，平均誘発反応(AER)を S1 大脳皮質で記録した．この刺激は，記録する皮質部位とは反対側の手の皮膚に(皮膚(S)パルスの矢印の時点で)与えられた，

AER のすぐ下にある点線は，感覚を生み出すために「適切なニューロンの状態」を作り出すための遅延を(ほかの証拠にもとづいて)示している．2 番目の点線は，AER での最初の初期誘発電位反応が発生した時点まで遡及する，推定上の，感覚経験の主観的な遡及(経験の前戻し)効果を示す．この効果があるため，皮膚への刺激の後，目立った遅れもなく経験時点を被験者が報告できるのだと考えられる．リベットほか，1979 年より．オックスフォード大学出版局の許諾を得て，*Brain* 誌，vol. 102，191-222 頁より再録．

報告されました。二つの感覚が同時にあらわれると報告されたのは、皮質への連発刺激が(感覚を得るために)必要な時間に達するまで皮膚パルスを遅延させた場合だけだったのでした。

したがって、皮質刺激と内側毛帯刺激はどちらも、感覚経験を生み出すには連発パルスが同じような長さで続かなければならないのに、経験の主観的なタイミングは内側毛帯刺激のほうがよりずっと早く報告されたことがわかります。すでに述べたように、二つの刺激は感覚野の電気反応が違います。内側毛帯刺激のみ、一つ一つのパルスが初期ＥＰ反応を引き出します。これは皮膚への単発のパルスと共通する効果です。

この検証は、内側毛帯に刺激を与えるという「不自然な」(実験設定上の)性質にもとづいていることを批判する人もいました。しかし内側毛帯刺激と皮質刺激を対比した結果を比べればすぐに、この意見ははねのけられます。この二つの刺激位置はどちらも「不自然」です。しかし、それぞれの反応の違いには、まさしく重要な意味があるのです。経験に対する、神経活動のごくわずかな遅延はどちらにもみられます。ですから、内側毛帯刺激の主観的なタイミングのほうがより早いという結果は、感覚経験が起きる主観的なタイミングが時間に逆行して遡及する効果を直接裏づけていると考えるべきでしょう。

これで私たちは、感覚経験の主観的なタイミングが、後から起こる脳活動が経験を生み出せるようになるまでに必要な最小限の持続時間よりも前に戻ることを裏づける、強力で、ダイレクトな証拠を見出したことになります。主観的なタイミングは「タイミング信号」にまで逆行して遡及します。このタイミング信号とは、すなわち感覚野の初期EP反応です。実際には大幅に遅れているというのに、実質上感覚信号をすぐに自覚するという、人間としての主観的な感情と信念がこれで、説明できるのです！

私たちが発見した意識を伴う感覚的なアウェアネスについての、この主観的な、時間を前に戻す遡及効果で、ほかの現象も説明できます。たとえば、強さと位置は異なるが同時に送られる、皮膚へのさまざまな感覚刺激の主観的なタイミングについてはどうでしょうか？　主観的には、これらの刺激すべてが同期されていると人は感じたり、信じたりするでしょう。この問題についてはすでに、「初期誘発皮質反応は感覚刺激にどうはたらくのか？」で論じました。

経験の主観的な遡及

さて、前の節では、感覚経験の主観的なタイミングは大脳皮質のニューロン群が実際にその経験を引き出すためにかかる時間の遅延とは一致しない場合があることがわかりました。感覚経験は、最初の感覚信号に対する皮質反応が起きた時点まで、自動的、無意識的、かつ主観的に逆行して遡及するからです。

似たような状況が、感覚事象の空間的イメージでも起きることがすでにわかっています。人が主観的に自覚するようになる感覚イメージは、そのイメージを引き出したニューロン活動の空間パターンと非常に異なるようです。

中でも主観的な空間の遡及がわかりやすく、直接あらわれた実例があります。脳の体性感覚野を直接刺激すると、実際の刺激の位置とは違う場所で刺激が感じられたのです。被験者は結果として生じる感覚を、その感覚を生み出す脳の位置通りに感じたり、経験したりしてはいません。むしろ被験者は、通常はその脳の地点につながっている身体上の位置に、刺激を感じとります。たとえば、皮質のある一点が刺激を受けると、被験者は自分の手に刺激を受けたように感じます。被験者はその空間的な位置を脳から、特定の身体組織へと主観的に遡及します。この被験者は、刺激を受けた感覚野の領域で起きた活動について、まったく自覚がありません。

デカルトは一七世紀に、感覚経験は脳のしかるべき部位が興奮したときにだけ生じるが、その感覚は、感覚入力が入ってくる通常の位置で起きているように主観的には感じられるという学説を唱えました。中枢神経系のどこで感覚系が興奮しても、このことが当てはまるとデカルトは述べています！　この提言は、現代においてこの意見を支持する直接的な証拠と驚くほど相通じるものがあります。

これと似た主観的な遡及が、ありとあらゆる通常の感覚入力の空間的な位置づけで起きます。たとえば視覚イメージを例にとりましょう。目にみえる物体からの光のパターンは、いくつかの中継地点を経て、視覚野に至る視覚神経の発火パターンを活性化します。視覚入力に反応する皮質神経細胞の空間的な配置は、目に提示された実際のイメージと比べて非常にゆがめられたパターンになります。もっといえば、目にみえた元々の物体は、光入力への皮質反応(だけ)をマッピングしても認識できないでしょう。皮質反応はおそらく、私たちが**主観的にみているもの**と比べると、空間的に大幅にゆがんでいます。しかし実際には、実際に経験しているイメージを生じさせているのは、空間的にゆがめられた皮質の表象なのです。したがって、視覚イメージに反応した、脳内でゆがめられたニューロンのパターンは、目にみえるイメージが実際の物体により正確に対応するような仕方で、空間へと**主観的に遡及**される、あるいは投影されると考えなくてはなりません。

すでに述べてきたように、感覚経験の**時間的タイミング**も主観的に遡及することを、私たちは実験で立証しました。これはある意味、空間的な遡及と似ています。ただし、脳の感覚経路から皮質へと至る刺激が意識感覚を引き出すには、〇・五秒も継続していなければなりませんが、その感覚はさしたる遅れもなく、主観的にあらわれると被験者は報告します。遅れた経験は、それよりも早い感覚野での初期EP反応によるタイミング信号まで、主観的に時間を逆行して遡及します。被験者は、無意識的かつ自動的に、最初のより早い段階の感覚野反応のタイミングまで戻り、感覚事象のタイミングを遡及しているのです。しかるべき大脳刺激が〇・五秒も続き、それが終わるまでは感覚経験が**実際には始まらなかった**わけですが、そのことを被験者は自覚していません。

主観的な遡及は脳内表象を「修正する」

ある感覚事象の空間的および時間的特性を主観的に遡及することの効果——それは、ニューロンがゆがませた感覚事象の主観的な修正です。このゆがみは、脳のニューロン群が、その事象を空間と時間の両方で表象する過程で生じます。その遡及があるおかげで、ある感覚事象について自覚する経験は、(その事象を事実上気づく)〇・五秒後に感じられるのではなく、その事象が実際発生したときに起きているように感じられるのです。さらに面白いのは、感覚野への特殊投射経路が、空間と時間、両方の遡及に使われる信号を運んでいることです。脳卒中のときと同じように、この経路がダメージを受けると、刺激に対する主観的な空間的位置づけと主観的な時間的位置づけの両方が失われます。

ここで、刺激を空間的に位置づける**無意識**が、力を発揮します。盲視現象で、一次視覚野の損傷が特殊一次投射系を破壊し、被験者には自覚的に対象がみえない場合でも、被験者は対象を正確に指し示し、位置づけることができます。一次視覚野への特定の感覚の投射が必要になるのは、無意識的な定位(位置づけ)の場合ではなく、主観的な定位の場合だけのようです。

感覚野による、この主観的な情報の「修正」は明らかに、学習されたもののようです。主観的な遡及は学習可能な現象であることを何よりもダイレクトに裏づける証拠としてずいぶん前にいくつか、画期的な実験が報告されています。人間の被験者が、視覚イメージを上下逆さまにするプリズム眼鏡を装着するという実験です(ストラットン〔一八九七年〕、スナイダーとプロンコ〔一九五二年〕)。最初は、被験者には世界が上下逆さまにみえます。また、被験者は最初のうち、視野中のスポットを正確に指し示せませんでした。

しかし、この眼鏡を約一週間続けてつけているとやがて、被験者は視覚イメージが正常であるかのように行動できるようになります。主観的な経験について被験者に質問しても、彼は反転した視覚イメージを自覚していませんでした。しかし、たずねられると、実際はたしかに上下逆さまにみえていたことを被験者は思い出すのです！　客観的には、もちろん、視覚入力は、依然として正常な配置からは反転しています。つまり、被験者は、反転に気を取られないようにすることに何とか慣れ、イメージが正しい位置であるかのように、自分の視覚運動反応を適応させたのです。眼鏡をはずすと、被験者の視覚運動はまたしばらくの間、思うようにいかなくなります。しかし、これも数日で回復します[訳註：訳者自身の経験では、回復はより早く、数時間から数十時間]。行動の適応的な変化は、イメージの主観的な反転が実際に起きてそうなったわけではありません。そうではなく、上下逆さまのイメージのアウェアネスが、何らかの仕方で抑制されたことをこの実験は示しています。

興味深いことには、このような視覚運動の遡及メカニズムの柔軟性は、どの動物にもみられるわけではありません。ロジャー・スペリー(一九五〇年)がおこなったカエルの眼球を回転させた実験では、眼球は「上下逆さま」だったので、カエルは常にその眼球からみた上下逆さまの視野に舌を伸ばしていました。カエルたちは、反転したイメージに正しく反応することを学習しませんでした。

こうした視覚運動の遡及の特徴から示唆されていることがあります――新生児の視覚イメージは「まだ順応し系統化されていない」ため、ひとすじ縄ではいかないのでしょう。新生児たちは実際の感覚イメージに対応するイメージを生み出すような仕方で、行動を視覚情報に遡及する(合わせる)ことを学習せねばならないでしょう。おそらく、新生児に最初にみえているのはゆがめられたイメージで、これは視覚野に送られた感覚入力のゆがめられた表象に対応しています![訳註：ただし新生児でも、音のした方向や光の方向に視線を向ける定位反応を示す。これはある程度、空間的な「遡及」の能力を、生まれながらにして持っていることを示す。あるいはリベットなら「それは無意識の感覚応答。今問題にしているのは意識的なアウェアネスだ」というかもしれない」。このゆがめられた表象を遡及してイメージを「修正する」ことを学習するために必要な期間というのが、乳児が生後一カ月くらいまで正しくものがみえない理由を説明する手がかりになるのではないでしょうか。視覚についての専門家は、この仮説を検証する方法を考え出せるようになるのでしょうか？

それからもう一つ、興味深い問題があります。適切な電気刺激や通常の感覚入力で活性化させたとき、大脳皮質の一次感覚野の各所はどうやって一つ一つ質の違う主観的な感覚を引き出すのでしょうか？　つまり、こういうことです。中心後回にある体性感覚野への刺激は、主観的な体性感覚(感触、圧力、動作、暑さや寒さなど、ただし痛みは除く)を引き出します。視覚野(後頭部にある後頭極の視覚線条皮質)への刺激は視覚感覚を引き出します。聴覚野(側頭葉の上唇部)への刺激は、音の感覚を引き出します。こうしたさまざまな部位でのニューロン群の配列にはいくらかの違いがあるものの、基本的な神経組織とそのシナプスの相互接続は似たり寄ったりです。先に述べた以外の大脳皮質の場所の大部分は、刺激を与えても意識を伴う経験をまったく引き出しません。これは、神経細胞がこうした非感覚部位への刺激に反応しないからではありません。おそらくこれは、(非感覚部位を刺激しても、その部位の)電気的に興奮した神経線維が、非感覚部位の機能を支える、かなり複雑な神経細胞のネットワークを十分に活性化できないからだと考えられます。

ともかく、どの感覚入力からも、それぞれの場合に応じた、主観的な感覚の質が通常通り生み出せるようになっています。すると、こんな疑問が生じます。その部位への感覚入力が変わっても、同じ特定の感覚が引き出せるのでしょうか？　これをきっかけに、一部の科学者はとある奇妙な疑問を抱きました。聴覚感覚経路を皮質の視覚野に、視覚感覚経路を皮質の聴覚野にそれぞれ機能的につないだ場合、何が起こるのでしょうか？この場合、私たちは雷鳴をみて、稲光をきくことになるのでしょうか？　こういった実験を人間の被験者におこなうことはもちろん、できません。しかし、制約された方法ながら、この実験をフェレットにほどこした研究があります(シャルマほか(二〇〇〇年)、メルクナーほか(二〇〇〇年))。

生まれたばかりのフェレットの、網膜からの上行伝導路をMGN(内側膝状体。この細胞核は通常、耳からの上行聴覚伝導路を受け、側頭葉の聴覚野に軸策を投射します)へと経路を切り替えます。ふつうはMGNへと至る上行聴覚伝導路を、MGNの下で切断します。そして、実際のテストをおこなう前に、このフェレットを成体になるまで育てます。(その結果)研究者たちは、正常な聴覚野に視覚刺激に反応するニューロン群を発見しました。この「配線を変えられた」ニューロン群は、方向選択性モジュールに組み入れられており、その意味で正常な神経支配のある視覚野と比較できるものになっていました［訳註：正常に育った視覚野では、線分の方向に選択性を持つニューロン群が、柱状にある程度規則正しく配列されている］。さらには、このフェレットは、この光刺激を聴覚ではなく視覚として認知しているかのように、（変化した投射によってのみ「みられる」、視野の一定の場所に提示された）刺激に反応しました。したがって、一次感覚野の知覚モダリティは、受ける入力に影響されます。当然のことながら、主観的に何を知覚したのか、フェレットは研究者に伝えられません［訳註：この研究をおこなったM・サールらは、動物の大脳の片半球に、ここで紹介されているような配線替えの処理をおこない、反対半球は健常のまま残して、動物を育てた。この健常半球を用いて、たとえば「光なら右へ、音なら左へ進め」という訓練をおこない、動物が十分に習熟した後で、配線替えした半球の反対側視野に光を与えた（したがって視覚入力は、配線替え半球の聴覚野に入力された）。その結果、動物はあたかも「光をみた」かのように行動したという］。

主観的な遡及の一般的な意義

脳の感覚反応の主観的な遡及は、空間的にも時間的にも、感覚野でしか起こらない早期の初期反応［訳註：これは前にERP（事象関連電位）のデータで示された反応］の有無に左右されます。こうした初期反応がない場合には、この主観的な遡及は精度が落ちるか、まったくあらわれなくなります。しかしおそらく、すべての主観的な経験が「遡及する」、あるいは「差し向けられる」ことには何か意味があるのでしょう。心で起きている事象の主観的な経験は、経験を生み出す神経細胞の活動に還元したり、その活動によって説明したりできません。第一章で述べたように、ニューロンの活動について熟知していたとしても、そこから生じる主観的な経験の説明はできません。主観的な経験について知るには、意識機能に「アクセス」できる唯一の人物の、経験の内観報告が必要です。別の言い方をすると、意識を伴う経験の性質と内容は、その経験を生み出す神経細胞活動のパターン「と似てみえる」わけではありません。ですから、すべての主観的経験の性質と内容は、その経験を引き出しているとおぼしき活動の神経細胞パターンから精神の領域へと持ちこまれる、と提起できるのかもしれません。

主観的な遡及を起こす神経のメカニズムとは？

主観的な遡及にはまた別の側面があります。それも、脳と心の関係の本質について根源にかかわるほど重要だといえそうな側面です。というのはどうやら、この遡及に直接介在する、あるいは、つかさどるとみなせる**神経メカニズム**が見当たらないのです！

初期誘発電位反応が、ある感覚刺激の主観的な空間位置および主観的なタイミングが遡及する皮質反応として、どのように作用するかを例にとりましょう。これはどのように起きるのでしょうか？　感覚刺激が、感覚が生じるために必要な閾値以下であっても、この初期ＥＰは生じます。その場合には、後から誘発されるＥＰなしで、単発で発生します。後から発生するコンポーネントである〇・五秒以上継続するＥＰは、刺激の強さが感覚が生じるために必要な閾値以上のときに発生します（リベットほか（一九六七年）参照）。初期ＥＰは、感覚野のきわめて局所的な小さな領域にだけ発生します。しかし、遅れて発生するＥＰは、一次感覚野にだけ限定して発生するわけではありません。関連した反応が、皮質内に広く分散します。閾値より上と思われる強さでの、単発の視覚事象を伴う活動の広い範囲での分散については、ほかの研究者も記述しています（ブッフナーほか（一九九七年）参照）。

初期ＥＰがどうやら単独で、タイミングと空間位置の主観的アウェアネスを遡及させる信号を生じさせているようです。すると、初期ＥＰ反応にまで逆行する、この遅延した感覚経験の遡及性を橋渡しできるような、神経プロセスが別にあるとは考え難くなります。もちろんそのようなメカニズムは実際にもまったくありえないわけではないのですが。もし初期ＥＰ反応が、ほかのまだ知られていない神経活動が媒介しない、タイミングの規定因であるなら、主観的な遡及は脳内での対応神経基盤のない、純然たる精神機能ということになります。

しかし、神経機能とつながりのある精神機能というのは、意識を伴う感覚経験の主観的な遡及という特定の機能よりもはるかに範囲が広い問題です。主観的で意識を伴う経験(思考、意図、自己意識などを含む)を生じさせるありとあらゆる脳のプロセスは、そこから生じた経験「のように」はみえません。むしろ、原因である神経プロセスについて完全な知識があっても、それに付随する精神(心で起きている)事象を先験的には説明できないでしょう(関連性を見出すには、この二つの現象を同時に調べなければなりません)。ニューロンのパターンから主観的な表象への変容は、ニューロンのパターンから発生した精神領域で展開しているようにみえるでしょう(つまり、感覚の遡及を導き出すのに特定の神経信号を使っていることを解明しても、遡及のプロセスそのものを解明したことにはならないのです)。

それでは、主観的な感覚の遡及やそのほかの精神現象についてダイレクトな神経学的説明ができないというこの推論は、脳と心の関係についてのしかるべき哲学的立場とどのようにかかわってくるのでしょうか? 第一に、このような推論は、デカルト的な意味での二元論の例を引き出せないし、例にもなりません。つまり、このような立場では、物質としての脳と精神的な現象について、その二つが切り離せる、あるいは独立した存在だと考える帰結を生まないのです。心の主観的機能は、一定の条件を満たした脳機能の創発特性であるというのが、私の意見です。意識を伴う心は、それを生み出す脳のプロセスがなければ存在しません。しかし、その意識を伴う心は、脳という物質的な系独自の「特性」である神経活動から生じるため、それを生み出す神経のかたまりである脳の中では明白ではない現象を表出する場合があるのです。この意見は、ロジャー・スペリーが支持する系の創発特性とも一致します（詳細については第五章と第六章を参照）。

心脳同一説はおそらく、「物質」と「精神」の結びつきについて最も支持されている哲学理論です（フック（一九六〇年）参照）。心脳同一説を平たくいうと、外部から観察可能な脳の組織と機能の特徴――すなわち、物理的に観察可能な側面――は、系の外側にある、あるいは外面の質を説明します。心で起きたことは、それが意識であれ無意識であれ、**同じ**系または同じ過程の「内的な（主観的な）質」を説明します。つまりその同じ系は、外的な本質と内的な本質の両方を説明するのです。心脳同一説では、（内的な資質として）主観的な経験にアクセスできるのは、それを実際に経験している個人しかいないと考えます。しかしもし、心の事象に（空間と時間の主観的遡及のように）対応する特定の神経（物理的事象）がなければ、こうした外的・内的特性をともに特定する共通の系はない、ということになってしまいます。心脳同一説を早いうちに提唱していた一人が、カリフォルニア大学バークレー校の哲学の教授である、故ステファン・ペッパー（一九六〇年）です。ペッパー教授は私との議論の中で、私たちの発見である主観的な時間の遡及が、心脳同一説に大きな矛盾を生じさせるかもしれないことにすぐ気づきました。特に（主観的遡及という）この心の動きに対応する神経が存在しないなら、まさしくそうです。

心脳同一説支持者は、こう説明するでしょう。観察可能な(外的)特性と内的(心の)特性がはっきりと分かれているのは、共通する基盤としてある一つの系の二つの(外的と内的)側面が外にあらわれただけだと。しかしこれでは、共通する基盤という言葉を当てはめて矛盾をうまく取り繕いながら、ありったけの特性を説明しようとしているようにみえます。その上、この共通する基盤というものはいくら実験をしても反証できない、推論にもとづく概念です。いずれにしても、内的、すなわち心の(精神)現象の特性は、物理的に観察ができる脳とはまったく違うのははっきりしています。ですから、内的な特性も、外的な特性もそれぞれもう一方から**先験的に**説明はできないのです。

また別の問題もあります。人間の「今」、という現在についての経験をどのように考えるかという問題です。感覚事象のアウェアネスがあらわれるために必要である、〇・五秒もの遅れによって、「現在という瞬間」をどのように定義し、理解するかという難題が突きつけられました。とはいえ、(感覚野の最初の早い反応のタイミングにまで)時間的に逆行する主観的な遡及効果がたしかにあるからこそ、現在についての**主観的な経験**が実際の現在に引き戻されるのです。したがって私たち人間は、現在についての実際のアウェアネスは事実上遅れているのに、意識を伴う**経験の中身**については現在との整合性が保たれている、という奇妙な状況に置かれています。つまり、人が主観的にまさに生きているのは、前に戻った現在だということになります。しかも、実際に現在について気づくのは、大脳皮質に感覚信号が届いてから〇・五秒も経った後なのです。

こうした含意は「現在」に関するいくつかの考え方に深い影響を及ぼします。たとえば、ルートヴィッヒ・ウィトゲンシュタインはこのように語ったと伝えられています。「現在は、過去でも未来でもない。現在を経験するということはすなわち、無時間性の現象である」と。しかし、もし感覚刺激の経験が、〇・五秒の遅れの後、実際に前に戻るなら、この経験は事実上〇・五秒前に起こった事象の一つとなるのです。したがって、主観的な「現在」は、実質的には過去の感覚事象であり、「無時間性の」ものでは決してないのです。

内発的な意識事象(思考、想像、非感覚的な感情など)は、通常の感覚経験とは違います。先に与えられた感覚入力が引き出す初期皮質反応が、遡及のためのタイミング信号として作用するために発生しているときに、時間的に逆行した遡及、つまり感覚経験の前戻りが起きる、ということだけがわかっています。内発的で非感覚的な意識事象では、このような役目を果たすタイミング信号は発生しません。もし、内発的な意識事象が発生するときにも、アウェアネスを生み出す〇・五秒も続く適切な神経活動が必要であるのなら――言い換えると、内発的な意識事象も、あらゆるアウェアネスの前提条件であると私たちが想定している原則に従うとするならば――内発的な意識事象はすべて、少々遅れて経験することになります。この遅れというのは、すべてのアウェアネスを起こすと想定されている、無意識の神経事象が始まる時点からの遅れということになるでしょう。

第三章　無意識的／意識的な精神機能

あなたは今、街なかの道路を時速三〇マイル（約五〇キロ）で車を運転しているとします。そこへ突然、ボールを追いかけてきた幼い少年が、あなたの車の前へ飛び出してきました。あなたはブレーキペダルを慌てて踏みこみ、音を立てて車を急停止させます。さて、あなたはブレーキを踏む前に、この出来事について自覚（アウェアネス）があったでしょうか？　それとも、これは無意識の行為であったため、ブレーキを踏みこんだ後に自覚したのでしょうか？

無意識の精神機能

第二章で述べた私たちの実験から得た証拠から、感覚信号のアウェアネス（気づき）が生じるには、感覚野の活性化が約五〇〇ミリ秒も続かなければならないことがわかりました。感覚野への閾値刺激の持続時間が、前提条件となる時間よりも短くなると――た

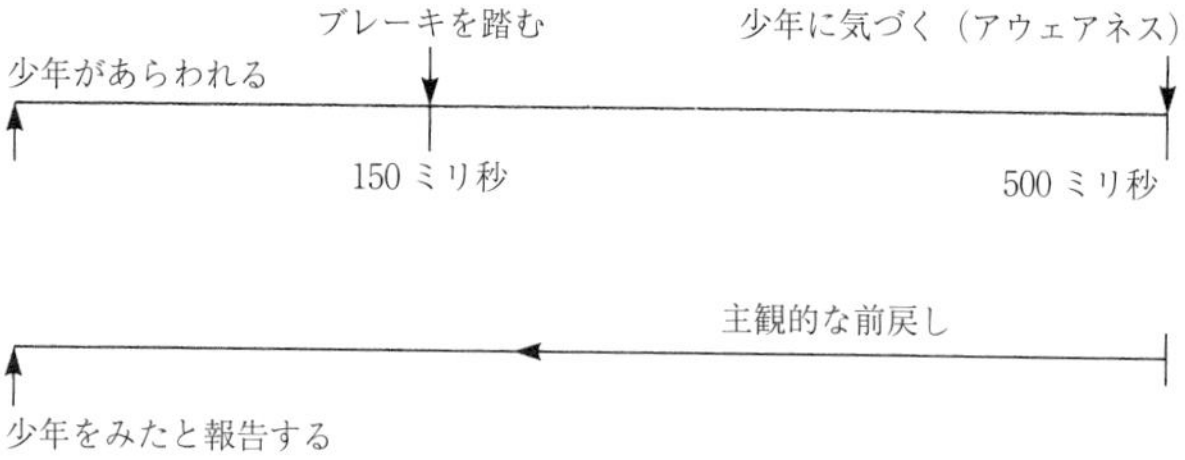

図3.1　少年が走っている車の前に飛び出したときに起きる，一連の出来事

とえば四〇〇ミリ秒、またはたとえ四五〇ミリ秒であっても——感覚的なアウェアネスは得られません。被験者は「何も感じなかった」と報告します。同じような状況は、連発する刺激パルスを脳内の特定の感覚上行路に与えたときにもみられます。その上行路は、延髄から大脳皮質への速伝導路です。

少年とボールへのアウェアネスについては実際の遅延が推定五〇〇ミリ秒もあるにもかかわらず、少年があらわれてから一五〇ミリ秒足らずのところであなたはブレーキを踏みこめます(図3・1参照)。この行為はしたがって、アウェアネスなしで無意識におこなわれているに違いありません。驚くべきことに、遅延したはずのあなたのアウェアネスは、自動的に、しかし主観的に前に戻る、つまり時間的に逆行できるため、あなたはすぐに少年をみたと報告できるのです[訳註：つまり「なんだかわからないが足が動いて、それから少年を認知した」という主観経験ではない」(第二章、「遅延した感覚経験を前に戻す」を参照)。

ブレーキを踏みこむのは、単純な脊髄反射ではありません。ブレーキを踏んだとき、信号がなんであるか(この場合は、少年)を認識し、少年を轢かないように動こうと決めています。このような、非常にこみいった精神機能が、無意識に実行されているのです。

そこで私たちは、無意識の(意識していない)機能とは何を意味し、意識を伴う精神機能とはどこが違うのかをはっきりさせねばなりません。意識経験の特徴は何といっても、アウェアネスです。これは主観的な現象であり、経験している本人しかアクセスできません。アウェアネスの研究では、こんな経験があった、と示せる人間の能力に頼らなければなりません。意識を伴う経験にはまた、アウェアネスの何らかの具体的内容がかかわってきます。たとえば、手が触れた感触などです。アウェアネスがある、ないという問題は、この本のほかの部分で検討しています(第一章、「アウェアネス(気づき)とは」、および、この後で述べる「タイム-オン(持続時間)理論の実験的検証」の項を参照)。ある事象についてその人に報告可能なアウェアネスがない場合、その心理的機能または事象を無意識と私たちはみなします。この定義は、考え得るさまざまな種類あるいはレベルの無意識プロセス、つまり、全身麻酔の深さからいわゆる潜在意識の深さに至るまでを網羅します。

夢をみるのはまぎれもなく、意識を伴うプロセスです。ですがその内容には、ゆがめられた出来事も含まれているでしょう。夢はふつう、思い出せてもおぼろげか、まったく思い出せないかのどちらかです。このように、夢は記憶がほとんどない、またはまったくないアウェアネスの一例です。

脳内(と脊髄)で繰り返される機能活動の多くは、無意識に実行されています。これには、運動や情動的な事象のレベルに連動する血圧や心拍数の調整などがあります。たとえば、いつ、どれだけ呼吸をするか、身体の姿勢や手足の位置の調節、走ったり歩いたりすること、胃腸の動きや分泌調節、(ホルモンを分泌する)内分泌腺調整、また免疫システムの重要な制御も、ここに含まれます。こうした種類の維持機能は、眠っているときにも起きているときにも、はたらいています。この機能は食事中や、性的な行為、また、闘争・逃避反応を示す間などにもはたらいているのです。しかしこうした活動は、精神、または心の活動とは、厳密にはみなされていません。実際、こうした活動のほとんどは、人のアウェアネスに達することはなく、決して達し得ないのです。

とはいえ、心または精神の動きに実際に影響を与える無意識機能はいくらでもあります(ヴェルマンス(一九九一年)参照)。**条件反射**は、被験者がそのプロセスを自覚していなくても、学習できます。たとえば、目に空気を当てると、反射的にまばたきが起こります。空気を吹きかける一秒ほど前から音を鳴らし始め、吹きかけている間にやめる(ことを繰り返す)と、被験者は音だけのときでも、反応してまばたきをすることを学習します。有名な心理学者、リチャード・トンプソンは、条件刺激に対する人間の被験者にアウェアネスなしで、まばたきを条件づけたと私に話してくれました。また、別の心理学者もこの現象を報告しています。もっというと、クラークとスクワイア(一九九八年)による最近の研究論文によれば、もし条件づけの音が空気を当てる五〇〇から一〇〇〇ミリ秒前に終わった場合、被験者がこの条件づけを学習できるのは、刺激に気づいているときだけでした。この五〇〇ミリ秒の時間差は、脳がアウェアネスを生み出すための前提条件として示した私たちの証拠と、ちょうど一致します。また学習した複雑な一連の刺激の中で起きた新奇な変化に対してでさえ、その新奇さへのアウェアネスなしで、人間の被験者は反応します(バーンスほか(一九九七年))。人間の感覚信号への素早い反応は、最初に信号へのアウェアネスがなくても生じているようです。

被験者が位置の移動する対象に手を伸ばそうとする(課題を使った)研究の中に、また別の実験例があります。各被験者は、突然あらわれる、あらかじめ決められた対象のイメージまたは物体に手を伸ばすように指示されています。ただし、対象に手を伸ばそうとする動作の後、触れる前に対象の位置が移動します。被験者は、対象に手を伸ばそうとする動作の方向を「途中で」、対象の新たな位置に変更します。ここで興味深い点は、被験者は、途中で方向を変更したことを自覚していないことです。変更は無意識におこなわれていたのです(ジャンヌロー(一九九七年))。

自発的な行為の開始は、脳の中で無意識に生じます——しかも、動こうとする意識的な意図への自覚がまったくないうちに(第四章参照)。つまり、脳が無意識に自発的なプロセスを起動しているのです。

無意識に進行する単純な、あるいはこみいった精神(心)の活動については、ほかにも多くの考慮すべき証拠があります(たとえば、キールストローム(一九九三年、一九九六年)、シェヴリンとディックマン(一九八〇年))。こうした証拠の多くは、ある出来事が起きたとき、その人に自覚(アウェアネス)がなくても、その出来事の心理的影響があらわれることを示しています。たとえば、ある言葉や図が非常に短い時間(たとえば、一〇ミリ秒)スクリーンに表示されても、被験者はその言葉や図について自覚(アウェアネス)がありません。ですが、のちに表示された以外の言葉や図に反応するよう指示されると、被験者たちの回答は明らかに、事前に無意識に与えられた知覚の影響を受けていました[訳註：たとえば同じ(意味の似た)単語を直前に(無意識でも)提示されていると、その単語への反応が早くなる。直接(間接)プライミングと呼ばれる]。

ある問題または決定についてはたらく、直観的な感情あるいは第六感も、日常でよく経験します。こうした第六感は、意識的ではなく無意識的で、精神的なバックグラウンドや知覚にもとづいたものです。こうした直観的な第六感がはたらいた経験はありませんか？ 近年おこなわれた第六感現象を直接調べた研究で、ダマシオら(一九九七年)はこんなことを発見しました。健常な被験者のほうがより素早く、堅実に利益をもたらしてくれるカードの山（四組のカードの山のうちの二組）からカードをひくようになったのです。どうしてそのカードの山を選んだのかはっきりと口で説明できるようになるよりもはるかに前に、被験者たちは利益を生み出すカードの山を進んで選びだしました。（おそらく、皮膚での発汗や血流の増加による）皮膚抵抗の低下、すなわち不安を示す身体的な指標などが、無意識の第六感がはたらいている間にあらわれます。（大脳皮質の）前頭葉の特定の部分にダメージのある六人の患者には、この能力はみられませんでした。こうした患者たちの一般的な知力や記憶は、損なわれていません。その代わり、成功する決定を下す能力、そしてそれを無意識に実行する能力がとりわけ欠けていたのでした！　ニコルスとニューサム（一九九九年）は、このことに関連する証拠を、サルを使った実験で再検討しました。そこでおこなわれた一連の実験では、実験動物は、ターゲット［訳註：前の実験でいえば「カード」］の外見上のみかけが均一でも、より多くの報酬をもたらすターゲットをすぐに覚えました。

外科手術中の全身麻酔の間でさえ、会話や思わせぶりな意見などが、「手術中の出来事についての明確な想起なしにあらわれる、事後の考え、感情や行為」に影響を及ぼし得ることを裏づける証拠があります（ベネットほか（一九八五年））。この無意識のプロセスについては、これまで数多くの麻酔医が確認しています。中でも治療的見地からいって重要なのは、麻酔にかけられている患者が無意識に耳にした外科医の発言の内容が、のちの回復に影響を与え得るという観察です。ポジティブな発言はのちの回復を早めますが、ネガティブな発言は、回復を妨げかねません。

私たち人間の思考プロセスの多く、特に問題を解決しようという試みに関するプロセスは、まぎれもなく無意識におこなわれています。これは何人かの偉大な数学者が述べているように、特に、数学の問題を解く場合に顕著にみられます。たとえば、有名な数学者であるアンリ・ポアンカレ(一八五四—一九一二年)は、自分がどのように数学の問題の解法にたどりついているのかに興味を持ち、そのプロセスを記録し続けました。あるときポアンカレは、とりわけ難しい数学の問題の解法に頭を悩ませており、しばらくの間集中して問題に取り組んでいましたが、やがて解くのを諦めました。その後、リヨンへ向けての移動中、バスから降りたちょうどそのとき、その解法が意識に突然「浮かび上がった」のでした。明らかに、無意識かつクリエイティブな思考がかなり続いた結果、その解法を生み出したのです。また、数学者が困難な問題の解法に気づいたと認識したときに(この解法は無意識プロセスの後に生まれるのですが)、本来なら必要とされる解析的な立証を意識的におこなってもいないのに、数学者たちにはこの解法は正しいかどうか直観的に「わかる」、ともいわれています。無意識な精神(心)のはたらきの例は、高名な数学者であり、哲学者である、アルフレッド・ノース・ホワイトヘッドも取り上げています。

一般に創造性というものは、無意識のはたらき、つまり、少なくともあまり意識的ではないメンタルプロセスのはたらきであることがほぼわかっています。問題を解決する独創的な仮説のアイデアが、ある一定の、**無意識の培養期間**の後に初めて意識にのぼったと偉大な科学者が報告するエピソードが数多くあります。いかにも、そのうちのいくつかでは、新しい独自の解決策を生み出すまで、ほぼ型にはまった手順をたどったと説明されています。(1)問題または疑問を特定する。(2)その件に関連した情報を集める、または導き出す。(3)答えを導き出せそうな仮説を考え出そうという意識的な試みをいったんやめる(言い換えると、その問題への関心を無意識レベルに浸透させる)。(4)解決につながる適切な仮説が**意識にあらわれる**よう心を整えておく。そして最後に、(5)ようやく意識レベルにのぼったその仮説に**意識を伴う合理的な分析**をおこない、その有用性と妥当性を検証する。最も創造性が発揮されるのはステップ(3)でしょう。それ以外のステップは、より論理的な分析という性質を帯びたものになります。ポアンカレは科学の進歩を考えたとき、直観的機能は分析作業よりもはるかに重要だと主張しています。彼は、「純粋論理学はトートロジー(同語反復)でしかない。そこからは何も新たに生まれない」と述べました(ラファエル・フランコ(一九八九年)より引用)。

クリエイティブなアイデアは、夢や空想の中でもあらわれると報告されています。夢をみている状態であらわれるアイデアや考えなどはどう考えても、意図的な自覚を伴った分析やプロセスの産物ではありません。これらははっきりした予見なしにあらわれ、無意識に発達して夢の中で意識的なアウェアネスに浮かび上がったものだと考えられています。ノーベル賞を受賞したオットー・レーヴィの有名な話があります。この賞は特定の化学物質が(シナプスの)接合部にある一つの神経線維と、その隣にある神経や筋肉細胞との間の伝達物質になり得ることを立証して授与されたものでした。レーヴィは、自分がこの問題を実験的に解決できる方法がみつけられないことにいら立っていました。すると、ある晩彼は、解決案を示す夢をみました。目を覚ましてノートをとると、また眠りに落ちました。しかし翌朝、自分がとったノートが判読できないことに気づきました！　その晩、同様の夢をみたときに、レーヴィは起き上がり、研究室に向かうと、ただちに頭に浮かんだ実験の準備を整えました。このアイデアの独創性は、次のような手続きの中にありました。それは、片方のカエルの心臓から分泌された液体を集め、もう一方のカエルの心臓に流入するようにつないだことでした。第一の心臓につながる迷走神経をレーヴィが刺激し、その心臓の鼓動を遅くしたり一時的に停止させたりしたところ、第二の心臓にもまた、心拍数の遅れがみられました。第二の心臓に、第一の心臓からの「メッセージ」を引き渡せるのは、刺激を受けた神経から放出され第二の心臓に運ばれた化学物質しかないはずです。その数年後にこの化学物質は、脳や脊髄を含め、神経細胞と隣接する細胞との間にある多くの接合部のほとんどで作用することがわかりました。

文芸作品を書く、絵を描く、曲を作ったり歌ったり楽器を演奏したりする、といった活動もまた、無意識のメンタルプロセスのはたらきだと広く信じられています。しかし、私はここでこの考えを詳しく述べるつもりはありません。アーサー・ケストラー（一九六四年）がその著作『創造活動の理論』の中で、この意見を発展させています。

私自身にも、夢をみたり、空想にふけったりしているときに、気の利いた新しいアイデアが意識に浮かび上がったという経験がいくらでもあります。ずいぶん前から私はいつも、ベッドの脇にメモ帳と鉛筆を揃えています。新しいアイデアを思いついて夜中に目が覚めたら、日中そのメモをみて動けるように記録するためです。研究上の問題について、面白い解決案や解釈がこうした記録から数多く生まれました。読書中や散歩のさなか、楽器の演奏を鑑賞しているとき、さらには講演をきいているときでも、私はしばしばとりとめもないことを考えます。たとえば、シンフォニー・オーケストラの生演奏をきいている間にとりとめもないことを考え始めると、今までにない発想があらわれることがよくあります。これはおそらく、心の一部が上質のＢＧＭであるクラシック音楽に刺激を受けるのでしょう。その発想が、研究中である実験または理論上の問題の、クリエイティブな解決案のように思えるときには、コンサート・ホールの暗闇の中であろうと、浮かんだことを残らず書き留めるようにしています。

私のとりとめもない考えから生まれたクリエイティブな結果の一つに、人間がいつ、自発的に動きたい欲求を自覚するかを立証するために、報告可能な、時計を使った方法を採用するというアイデアがあります(第四章参照)。この考えが浮かんだのは、イタリアのベラッジオのロックフェラー先端研究センターにあった、私の研究室で座っているときでした。私はまったく別の問題、意識を伴う感覚経験の主観的な遡及、または前戻しについての研究論文(リベットほか(一九七九年))執筆に集中しているはずでした。脳のプロセスと行動を促す意識を伴う意志の関係を実験的にどう扱えばよいかという問題が、その前日、私の妻フェイとの会話でまたもや取り上げられ、その問題を解くのはどう考えても無理だという話をしていました。私の心にふと浮かんだ解決案というのは、行動しようとする意図を最初に自覚した(アウェアネスがあらわれた)瞬間の時計の秒針の位置を各被験者に記憶させる、という方法です。そのときに記憶した時計の示した時間を被験者に後から報告してもらえば、アウェアネスがあらわれた時間を示せるのです。

そもそも、無意識のメンタルプロセスに、アイデアや解決案を発展させること、また、そのようなプロセスが生じる機会を持たせることは大事です。また、ある考えが浮かんだと意識し、気づいたときに、こうしたプロセスの成果物を認め、注意を払うようにすべきです。つまり、無意識のプロセスの自然な流れに身をまかせ、その利用価値を信じるべきなのです。このようなプロセスはたいがい、本質的に型破りで、独創的です。このことに気づいたら、そういった発想をどのように活用し、扱えばよいのか、意識的に選べるようになります。アルフレッド・ノース・ホワイトヘッドは、考え過ぎずに行動するくせをつけていくべきだと万人に訴えています。「考えずに実行できる作業の数が増えたおかげで、文明は進歩した」とまで彼は記しています(ブルース・バウワー(一九九九年)による引用)。

クリエイティブなアイデアや解決案を生み出すときの空想の大切さは、人にはなかなか説得力をもって受け入れてもらえません。私の妻は、私が書斎の机に向かっているのに、ほとんど何も書かずにいるのをみては、私が時間を無駄にして「仕事をしていない」ように思うようです。このような一見すると活動していない時間も、決して時間の無駄遣いではないことを、ようやく妻は納得してくれました(と、私は思っています)。

無意識の機能は「精神的」なのか？

ここまでの中で、何が「心」であり、何が「精神的」なプロセスかという議論を私は避けてきました。この話題に関する非常に熱のこもった議論は文献で繰り広げられていますが、その大半は哲学者による文献でしょう。一介の実験神経科学者として、私はシンプルでストレートなアプローチをとることにしています。しかも、こうした概念についての私たちの報告可能な考えや感情と違和感のないアプローチを、です。辞書をひいてみると、「心」の定義には人間の知性だけではなく性向や衝動、つまり、情動プロセスも含まれるとありました。

かたや、「精神的」とは単に「心」の機能を示す形容詞だとされています。このように、「心」の意味には意識経験も含まれていますが、この定義に当てはまる無意識の機能もそこから外すことはできません。すると、「心」とは脳の全般的な特性であり、それには、主観的な意識経験と無意識の心理機能が含まれていると考えるのが妥当なのでしょう。

しかし、このような意見に強く反対する者もいます。哲学者であるジョン・サール(一九九三年、一五六頁)は、「精神」は主観的な意識経験にだけ当てはめるべきだ、と主張しています。無意識的な機能はほかの何か、つまり無意識の精神事象を誘発する必要性なしに、特定のニューロン(神経細胞)活動だけを伴うものであると彼は主張しています。その一方で彼は、このような活動が、それに続く意識的な考え、感情、そして行動に影響を与えられることは認めています。

それならばなぜ、私たちは無意識の心理的に重大なプロセスを、(無意識であってもなお)「メンタル(精神的)」なプロセスと考えなければならないのでしょうか？　そうした考えを受け入れるなら、アウェアネスがないこと以外はある意味、質的に意識プロセスによく似た属性を、無意識プロセスに付与することになります。(無意識が精神的か非精神的かという)どちらの意見も、まだ立証されていない仮説です。しかし、精神的な特性としての無意識を、よく知られている無意識機能の特性をよりよく説明するものとみるべき根拠がいくつかあるのです。また、こう考えれば、こうした機能を扱える、憶測かもしれないがより想像力に富んだ枠組みも描けるのです。

無意識の機能は心理的課題を処理しますが、そのやり方は、意識機能と基本的に似通ってみえます。ただし、アウェアネスだけがありません。無意識の機能は、経験を表象できます(キールストローム(一九九三年))。認知的プロセス、独創的なプロセス、意志決定的なプロセスはどれも、無意識に進むことができ、意識的機能で進む場合よりもクリエイティブなものになることが多いのです。サールの意見とは反対に、こうした種類の無意識の心理的に重要な機能は、意識機能と同じで、ニューロンプロセスに関する先験的な知識によって説明、または予言できません。むしろ、無意識のプロセスを「精神機能」と考え、意識ある精神機能と関連はあるがアウェアネスを伴わない現象であるとみなしたほうが、より単純、かつ生産的で、臨床上の経験ともよりつじつまが合っているようにみえます(いってみれば定義が役に立つのは、扱っている問題について生産的な考えを促してくれる場合だけなのです)。無意識機能にアウェアネスが加わるには、皮質活動の持続時間が〇・五秒も長引かなければならないのです(次の節を参照)。

タイム-オン(持続時間)理論
——脳はどのように意識と無意識の精神機能を区別しているのか?

意識ある精神機能と無意識の精神機能の最も大きな違い——それは、前者にはアウェアネスがあり、後者にはそれがないことです。感覚信号のアウェアネスを「生み出す」には脳にはある程度の時間(約〇・五秒)が必要である一方、無意識の機能があらわれるにはより少ない時間(一〇〇ミリ秒前後)でよいことを、私たちは発見しました。それでは、脳の活性化の継続時間がアウェアネスを生み出すには十分でなかった場合、その短い時間の間に、脳は何をしていたのでしょう? 脳は黙ってなんかいませんでした。記録できるほど強い神経反応を示したのです。それは、アウェアネスを生じさせられるほど続く神経反応に似ていました。こうした短時間しか続かない一連の神経細胞反応は、アウェアネスを生み出せません。しかし、こんな疑問が生じます。これが、感覚信号を無意識に検出するメカニズムとしてはたらいているのだろうか? この問いから、私たちはタイム-オン(持続時間)理論を提起するに至りました。この理論では、無意識の精神機能が生じるのに必要な脳活動から、意識を伴う精神機能が生じるのに必要な脳活動に切り替わる、移行を説明します。

タイム-オン理論は二つのシンプルな主張から成り立っています。

(1) 意識を伴う感覚経験(つまり、アウェアネス)を生み出すには、(その感覚事象が閾値に近い場合)一定の条件を満たす脳活動が最低でも約五〇〇ミリ秒続いていなければなりません。すなわち、そのタイム-オンまたは活動持続時間は約〇・五秒ということになります。この特性は、私たちがすでに実験で証明しています。

(2) こうした同じ脳活動の持続時間がアウェアネスに必要な持続時間よりも短くても、この脳活動にはアウェアネスなしに無意識の精神機能を生み出すはたらきがある、という考えを私たちは提起しました。だとすると、一定の条件を満たす脳活動の持続時間(タイム-オン)を単に長くしさえすれば、無意識機能は意識機能に変わるのかもしれません。タイム-オンはおそらく、無意識から意識に移行するための唯一の要因というわけではなく、むしろ一つの制御因子としてみなせることに私たちは気づきました。

そうなると、アウェアネスが生じるのに十分な長さのタイム-オンと、十分な長さがないそのほかのものの違いはどこで生じるのか、という疑問が生じるでしょう。私たちはその疑問には、完全には答えられません。しかし、特定の感覚信号へ注意を集中することが、感覚反応が意識的なものになるよう作用しているのかもしれないと考えられる十分な理由があります。脳機能がどのように、ほかの信号ではなく、ある信号に注意を払うことを「決める」のかは、まだわかっていません。しかし、注意を向けるメカニズムが大脳皮質のある領域を「点火」または活性化できたという証拠はあります。こうした領域での興奮性レベルが上がると神経細胞反応の持続時間の延長を促し、アウェアネスに必要なタイム-オンを起動させるのかもしれません。

意識のあるなしにかかわらず、精神（心で起きている）事象について「適切」な神経活動とはどのようなものかを、私たちは正確には知りません。しかし、適切な神経細胞活動がどんなものであれ、こうした活動の持続時間がこの、意識／無意識という二種類の精神事象を分ける重要な要因であろう、というのが私の主張です。

タイム-オン（持続時間）理論の実験的検証　科学的なものとして提案される仮説は必ず、検証可能でなければなりません。そこで、タイム-オン理論のための実験的検証を私たちは計画し、実行に移しました（リベットほか（一九九一年））。この検証で求められる条件は二つあります。(1)感覚野の活性化を適切に繰り返し、その持続時間を変化させることで、神経細胞活動のタイム-オン（持続時間）を制御できなければなりません。それにより、アウェアネスを生み出すために必要な**持続時間**の五〇〇ミリ秒前後の、より長い、あるいは短い持続時間で刺激を与えようとしました。(2)信号へのアウェアネスのあるなしにかかわらず、入力信号を「知覚したか」（検出したか）否かを示せるような、心理的課題を被験者に課す必要がありました。それとともに刺激の持続時間を変えることで、信号の検出の正確さ、および毎回の試行でこの刺激がもたらした、あるいはもたらさなかったアウェアネスのレベルがどう変化するかをみられると考えました。アウェアネスなしでも信号が正しく検出できてさえいれば、もちろん、信号を無意識に検出しているということになります。

最初の条件は次のようにして満たしました。感覚野の下にある、視床の感覚上行路へ連発刺激を与えたのです。前に述べたように、意識感覚を引き出すには、閾値の強さで、約五〇〇ミリ秒もの持続時間が最低限、ここでもやはり必要になります(私たちの実験では、最小限の閾値よりもいくぶんかパルスを強くしました。そのため、必要な持続時間は五〇〇ミリ秒ではなく約四〇〇ミリ秒でした)。一秒間につき七二パルスの連発刺激の**持続時間**はゼロ(刺激なし)から約七五〇ミリ秒に至るまで(すなわち、このパルス周波数では〇パルスから五五パルスの間)の範囲で、ランダムに試行ごとに変えました。たとえば、五〇〇ミリ秒の連発刺激持続時間では、三六パルスありました。

被験者は素早く点灯する二つのボタンのついたパネルに向かっていました(図3・2参照)。毎回、一番のライト(L_1)が一秒間点灯します。そしてその一秒後、L_2が一秒間点灯します。L_1、またはL_2が点灯しているどちらかの間に、感覚視床への刺激がランダムに与えられています。

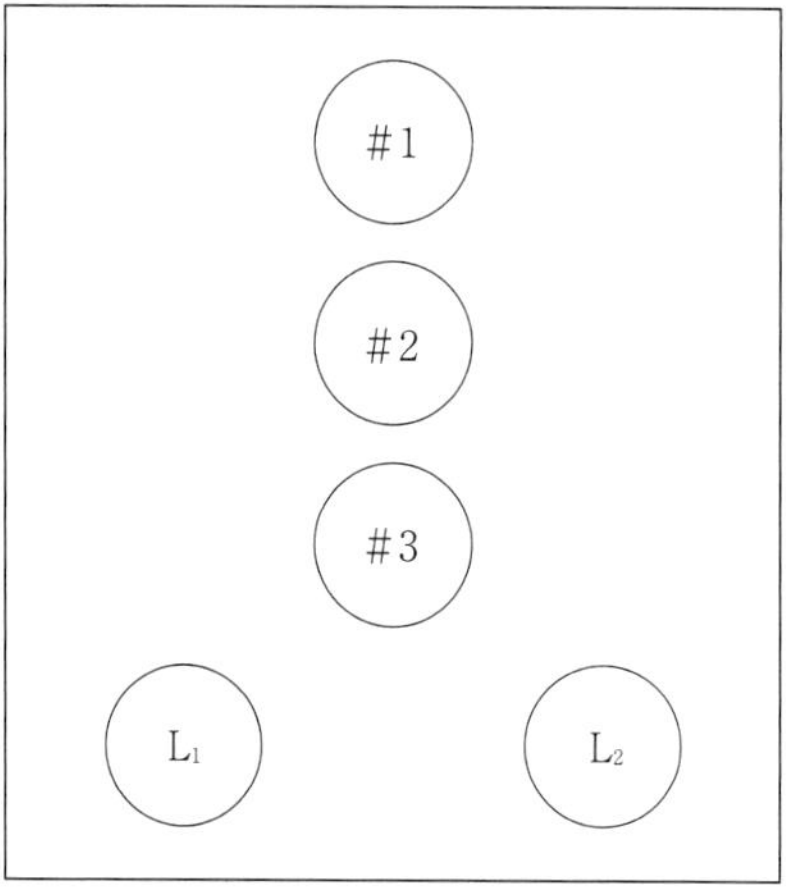

図 3. 2　タイム-オン理論のテスト

被験者はこのパネルが表面についた箱と向き合っている．試行ごとに，1 番のライト(L_1)が 1 秒間点灯し，その次に 2 番のライト(L_2)が 1 秒間点灯する．L_1 または L_2 の点灯中，被験者にランダムに刺激が与えられる試行が繰り返される．

L_2 のライトが点灯し終わった後，刺激が与えられていたのは L_1，L_2 のどちらが点灯している間だったのかを，被験者は L_1 または L_2 のボタンを押して示す．L_1，L_2 のどちらでも何も感じていなくても，いずれかのボタンを押すように被験者は指示を受ける．

その後被験者は，ボタン #1，#2，#3 のいずれかを押し，刺激への**アウェアネス**のレベルを示す．ボタン #1：微弱でも，被験者が刺激を感じた場合．ボタン #2：#1 で感じたものと同じ感覚ではないが，「刺激であるかはわからない，または別の何か感覚的に違うものである可能性がある」と感じた場合．ボタン #3：被験者は何も感じておらず，ただ当てずっぽうで L_1 か L_2 のいずれかを選んでいる場合．リベットほか，1991 年より．オックスフォード大学出版局の許諾を得て再録．

被験者への課題では、二つの点灯時間、L_1またはL_2のどちらの間に刺激が届いたかを示させました。このテストでは、感覚のアウェアネスがまったくなくても、被験者はどちらかを決めなければなりません。言い換えると、被験者はどちらかに決めるように強制されていました。被験者はL_1またはL_2いずれかのボタンを押して、どちらを選んだかを示します。また、**この二つ以外の**ボタンを押すことで、刺激に対するアウェアネスのレベルを報告します。ボタン#1はたとえ微弱でも、刺激が感じられた場合。#2は選択したライトが点灯している間刺激が感じられたか、あるいは点灯している間何か感覚的に違うものがあったか、不確かである場合。#3は何も感じていないが、単に推測をしてL_1またはL_2を選んでいる場合をそれぞれあらわします。

L_1もしくはL_2を選ぶということは、単なる当てずっぽうでも全体のうち正答率は五〇パーセントになります。一定の刺激時間の中で正答率が全試行の五〇パーセントを超えたらそれは、信号へのアウェアネスがあろうとなかろうと、その刺激時間内で実際に刺激が検出されたことを意味します。結果を統計的に分析できるよう、各被験者は数百回の試行を受けました。

とても示唆に富んだ結果が得られました。(1)L_1とL_2どちらの点灯中にも刺激を与えない(ゼロパルス)試行では反応は実際、当てずっぽうに頼った場合を想定した結果と同じように、正答率五〇パーセントに非常に近い数字でした。(2)刺激は与えられているが被験者には何も感覚がなく、推測によって決定をおこなった回ではすべて、正答率は五〇パーセントを著しく超えました。この結果は、一五～一五〇ミリ秒（一から一〇パルス）という短い持続時間においても当てはまりました。また、より長い連発刺激（一五〇～二六〇ミリ秒）を与え、被験者が推測で答えている場合、正答率は七五パーセントであるなどの結果がみられました。明らかに、被験者はしばしば刺激の効果を**アウェアネスなしで**検出し、正しい答えを出していたのです。

(3)統計的な分析によって条件A（**アウェアネスのない**、推測による正解）と条件B（**不確定なレベル**ではあるが、わずかに**アウェアネス**の徴候がみられる正解）との間の、刺激時間の違いを割り出しました。AとB、両方のグループで、反応はすべて、正解でした。違いは、Aにはアウェアネスがない（推測による）のに対し、Bにはアウェアネスがごくわずかにあることでした。条件A（正解ではあるけれど、アウェアネスがない）から条件B（正解であり、わずかなアウェアネスがある）になるには、約四〇〇ミリ秒の刺激持続時間を追加する必要があるとわかりました。つまり、アウェアネスを伴った正確な検出を得るには、反復した連発パルスにさらに約四〇〇ミリ秒間、刺激持続時間を延ばさなければならないのです。結果はまさに、タイム-オン理論が予測した通りになりました。

この結果は、アウェアネスとは、その**内容とは関係のない現象**であることを裏づけています。内容（刺激があるという正しい報告）が同じである場合、ごくわずかでも反応に対するアウェアネスを得るには、刺激の持続時間を四〇〇ミリ秒延ばす必要があります。アウェアネス**そのもの**についての、この独自の前提条件は、脳のほかの機能と一線を画します。

また、この結果は、「サブリミナル（閾下の）知覚」の一つの形をダイレクトに裏づけます。これよりも持続時間の短い皮質の活性化は、信号のアウェアネスを生み出さなかったのですから、閾下になります。ですが、こうした閾下のインプットを与えても、当てずっぽうでの正答率五〇パーセントというレベルを優に超えていました。サブリミナル知覚に関するこの発見から見出せる意義については、のちの節で（次節の⑽参照）大まかに考察します。いずれにせよこの結果は、ある信号に対する**無意識な検出**と、ある信号に対する**意識を伴うアウェアネス**の重要な違いをはっきりと示しています。

このように、（直接感覚上行路を経由した）同じ皮質の活性化の持続時間を適切に延ばすだけで、刺激の検出が無意識なものから、意識的なアウェアネスへと切り替わるのです。この結果から私たちは仮説への確信を深めました。そして、タイム-オン理論の示唆する重要な意義について深く考えるに至ったのです。

タイム‐オン理論はどのように人の精神機能に影響を与えるか？

ここであらためて思い出してください。タイム‐オン理論によれば、もともと無意識だった心理的機能にアウェアネスを加えるには、適切なニューロン(神経細胞)活動の持続時間(タイム‐オン)をある程度延ばせばよい、という特性があります。するとこの理論から、以下のような見解が示される、または導き出されます。

(1) おそらく、いかなる種類のアウェアネスもあらわれないうちに、意識を伴う精神事象はすべて、実際には**無意識に始まっている**のです。体性感覚のアウェアネスにおいても、また、内面で生じる自発的な行為を促す意図のアウェアネスにおいても、こうした状況が起きていることについては、すでに実験にもとづいた証拠を私たちは得ています(第四章参照)。すなわち、このようなアウェアネスをいくらかでも引き出すには、脳の活動の持続時間が十分に必要なのです。つまり、遅れて後から意識した事象の前には、無意識の、持続時間のより短い脳の活動が起きるということです。体性感覚のアウェアネス、それに内面で生じる自発的な行為を促す意図のアウェアネスという二種類の意識経験について私たちが発見したこのような根本的な前提条件はどうやら、ほかの種類のアウェアネス、言い換えるとほかの感覚モダリティ(視覚、聴覚、嗅覚、味覚)や、意識を伴う思考や感情、情動などにも当てはまるようです。

内面で生み出された思考と感情にこの原則を適用すると、非常に興味深い帰結を生みます。さまざまな思考、想像、態度、クリエイティブなアイデア、問題の解決などは、最初は無意識に展開するということです。このような無意識の思考は、しかるべき脳の活動が十分な長さの時間続いたときにだけ意識的なアウェアネスに到達するのです。

(2)　発声や発話、筆記なども、同じカテゴリに属します。つまりこういったことはどれも、無意識に始まることが多いのです。単純な自発的行為に先行し、無意識に始まる脳の電位変化(いわゆる準備電位(RP))は、話したり書いたりといったほかの自発的行為にも先行することを、実験で裏づけた証拠もすでにあります(R・ユング(一九八二年)参照)。意識経験の性質について考える上でこの発見がもたらすインパクトについて、私は第四章で述べるつもりです。話す能力を例にとるとこれはつまり、話し始めるプロセスばかりか、これから話される内容でさえ、話が始まる前にすでに無意識に起動され、準備されていることになります。アウェアネスについてのタイム-オンの前提条件がここで有効だと考えると、もし、ある人が話す単語の一つ一つについてまず自覚して気づいてからでなければ話せないなら、ごくふつうに一連の言葉を速やかに話すことは絶対に不可能です。話された言葉が、話し手が**意識的に**いおうとしていたこととどこか異なる場合、通常話し手は自分が話したことがきこえた**後に**訂正します。たしかに、話をする前に一つ一つの単語を意識しようとすると、話す言葉の流れは遅くなり、つかえがちになります。

流れがスムーズな話し言葉では、言葉は「ひとりでに」あらわれる、言い換えれば、無意識に発せられます。E・M・フォースターが述べたように、「自分が実際に何をいったかをきかずして、自分が何を考えているかを知ることなどできようか」ということです。また、バートランド・ラッセルがレディー・オットーライン〔訳註：ラッセルが恋いこがれ、数百通の恋文を書いたといわれる相手の女性〕との深夜の会話をのちに詳しく語った出来事もあります。ラッセルは次のように述べています。「自分があなたにそういうのをきくまで、あなたを愛しているということに私は気づきませんでした。とっさに、「しまった！　今自分はなんてことをいったんだろう？」と思いましたが、やがてそれが真実だと気づきました」(これら二つの例は、ショーン・スペンスによる論文(一九九六年)より引用)。また、作家のE・L・ドクトローはしゃれた言い方をしています。「私は自分の心を文章の流れるがままにゆだね、新たな発見を見出すのが好きです。そうやって、天与の文才を信じ、それが何をもたらしてくれるかをみてみるのです」。また、私の娘のゲイラによると、娘が詩を書くとき、最初の一、二行がただ心に浮かび上がり、やがて、詩の残りの部分は、無意識の源から、書いているほうの手に直接流れこんでくるといいます。

(3) ピアノやバイオリンなどの楽器の演奏または歌唱も同じような、**無意識の**パフォーマンスのはたらきによるものに違いありません。ピアニストがテンポの速い楽曲を演奏するときにはよく、目でもなかなか追えないほどの速さで両手の指がキーを連打しています。それでもなお、(メロディーやキーの)どのシークエンスでも、それぞれの指が正しくピアノのキーを叩いていなければならないのです。すべての指の動きのアウェアネスの前にいちいち一定の遅延があったら、ピアニストが一つ一つの指の動きに**意識的に気づく**ことは不可能でしょう。その証拠に演奏者たちは、指一本一本を動かす意図なんて自覚していない、と報告しています。そんなことより、音楽の情感を表現することに集中しようとします。そして、アウェアネスが生じるための私たちのタイム-オンの原則にもとづくならば、こうした感情ですら、アウェアネスが少しでもあらわれる前に**無意識に**生じているのです。音楽を演奏していることを「考える」と、自分の表現力が不自然でぎこちないものになるのを、楽器演奏者や歌い手は知っています。演奏者が、意識的な思惑なしに表現が湧き上がるのに任せたとき、つまり、表現が無意識に湧き起こったときに、心のこもった、崇高な感情をこめてなめらかに表現された音楽が生まれるのです。彼らは、よく目を閉じて演奏します。おそらくそうすることで、外界からの信号を減らし、みずからの無意識の感情に触れやすくなるのでしょう。私はこうした要素を含む実際の体験談をすべて、優れた弦楽器奏者である四人の子供たちからきいていますし、自分自身が歌ったときの体験からも身をもって実感します。

(4) 感覚信号に対するとっさの行動、すなわち運動反応は、すべて無意識におこなわれています。これらは、信号の一〇〇〜二〇〇ミリ秒後という、信号へのアウェアネスが生じると期待されるよりもかなり前の段階で起こる反応です。スポーツにおける動作の多くがこのカテゴリに当てはまります。プロのテニス選手は、時速一〇〇マイル(約一六〇キロ)でカーブしながら飛んでくるサーブに反応しなければなりません。こうしたプロ選手たちは、対戦相手がサーブするときのフォームのパターンに気づいていると報告しています。しかし、自分がサービスリターンを打つとき、ボールの位置にとっさに気づくわけではありません。野球のバッターは、カーブや、最後の瞬間にボールが沈む時速九〇マイル(約一四五キロ)、すなわち秒速一三二フィート(約四〇メートル)の投球に向きあいます。バッターはボールを打つべきか、そしてボールにミートできる軌道を描いてスイングすべきかを決めなければなりません(図3・3を参照)。ピッチャーはバッターから六〇フィート(約一八メートル)のところにいるので、ボールはバッターのところに届くまで四五〇ミリ秒かかります。バッターがボールのスピードと軌跡を認識し、スイングするか否か決断を下すには、ボールが近づく最後のわずか二〇〇ミリ秒前後しかありません。認識するのも、決断するのも、どちらもおそらく最初は無意識です。偉大なバッターというのはたぶん、こうしたプロセスを生理学上可能な限り、巧みに遅

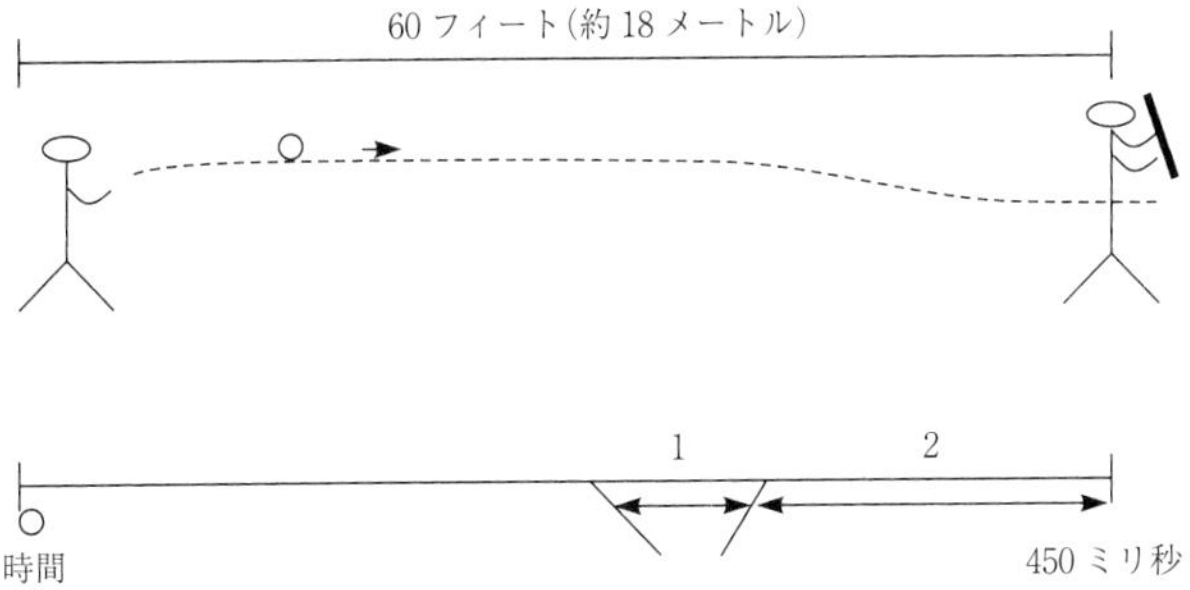

図 3. 3　野球のピッチャーの投球に対する，バッターの反応のタイミング
ピッチャーがカーブを投げ，ボールが時速 90 マイル(約 145 キロ)で飛んだとする．ボールは 450 ミリ秒でバッターのところまで飛ぶ．バッターはおそらく，自分のところに届くまでのボールの軌道を検知するために，スイングする 200 ミリ秒前ぐらいまで(図中の 1 のあたり)待つことができる．

最後の 150 ミリ秒前くらいには，バッターはスイングすべきかを(図中の 2 の間に)決定しなければならない．この 150 ミリ秒とは，運動野を活性化させるために最小限必要な時間である．というのは脳から神経メッセージを脊髄の運動神経細胞へと伝えて，しかるべき筋肉を活性化するまでには，およそ 50 ミリ秒かかる．そしてスイングするための実際の筋肉の伸び縮みは約 100 ミリ秒の間に起きるため．現代のチャンピオン，バリー・ボンズのような偉大なホームラン打者は，突出した速さでバットをスイングできる．その能力のおかげで，名選手はボールを打つまでに必要なぎりぎりの時間まで，決断を遅らせることができる．

延できる者を指すのでしょう。バッターが決断を下し、スイングをしかかったときにその判断が間違っていたと気づいても、ふつうはスイングを止められないというのは注目すべきことです。

また、こうもいえるでしょう――偉大なアスリートは概して、意識を伴う心に妨げられることなく、無意識の心に身をゆだねられるのだと。迅速な反応について「考える」（自覚する）ようにすると、あまりうまくいかなくなるとアスリートたちはいいます。もっといえばこのことは、芸術や科学、数学などのありとあらゆる創造的なプロセスにも当てはまるのだと一般化してもかまわないのではないでしょうか。

信号へのいち早い反応は、反応時間（ＲＴ）の研究で定量的に計測できます。ＲＴ研究では、実際の反応はおそらく無意識におこなわれ、信号へのアウェアネスはその後に続くと推測されています。それどころか、信号へのアウェアネスが完全に消されていても、与えられた信号への反応時間は同じである可能性があると示されています。このアウェアネスの消失は、反応時間を測定している最初の信号の後に、遅れてマスキング刺激を与えると引き起こされます（テイラーとマックロスキー（一九九〇年））。

(5) 持続時間がより短いニューロン活動から生じる無意識の精神機能は、かなり速いスピードで進行する場合があります。信号へのアウェアネスなしで、信号の検出と強制選択法により質問に答えさせる私たちの実験から判断するに、無意識機能での神経活動の有効なタイム-オン(持続時間)は約一〇〇ミリ秒以下のようにじつにきわめて短いのかもしれません。このことから察すると、問題解決をする一連の無意識のプロセスでは、単発のプロセスを次々に、スピーディーに進ませるのかもしれません。このような敏捷性は当然、無意識の思考をとてもスムーズにはたらかせます。つまり、持続時間の短い無意識の思考の要素が、複雑な問題の中にある一連の難しいステップを次々とこなしていく、という仕組みです。逆に、一連の思考の中の各ステップで、アウェアネスがあらわれるまで人は先に進まないとしたら、プロセス全体の動きが優に五倍は鈍くなり、自覚ある考えやその結果生じる行為への決断がもたつくでしょう。

(6) 意識経験があらわれる場合、中途半端を許さない(オール・オア・ナッシングの)性質があります(図2・2参照)。つまり、適切な神経活動が、実際の閾値のアウェアネスに必要な五〇〇ミリ秒のほぼ九〇パーセントの長さの時間続いても、そこにはその事象について報告できる意識を伴うアウェアネスはあらわれません。タイム-オンについての実験が示してきたのは、こういうことです。前提条件である五〇〇ミリ秒間フルに活動が続いた場合にだけ、閾値のアウェアネスはいわば、こつぜんと浮かび上がるのです！

(7) 継続した意識の流れについて一般的に認められている概念は、意識的なアウェアネスのタイム-オン(持続時間)の前提条件と食い違います。意識の流れについての概念を提唱したのは、偉大なる心理学者のウィリアム・ジェームズでした。その考えは、意識を伴う思考についてのジェームズ本人の直観的な理解にもとづいたものです。数多くの心理学者や小説家がこの意識の流れについての考えを、被験者の、あるいは作品の登場人物の心の動きの本質的な特性として取り入れてきました。しかし私たちの実験結果が裏づけたのは、**意識を伴う思考プロセスには、非連続的な事象がバラバラに含まれている**べきだということでした。もし、前提条件である五〇〇ミリ秒の神経活動が引き起こす大幅な遅延の後に初めてそれぞれの意識事象が始まるとしたら、一連の意識事象はよどみない流れとしてはあらわれません。それぞれの意識事象のアウェアネスは、最初の五〇〇ミリ秒前後の間には存在しないのです。

一連の意識事象の流れが非連続的だという特性は、人の直観に反しています。つまり、通常私たちが経験しているものとは違います。もっというと、意識を伴う日常生活の中で、断続性は感じません。感覚経験だったら、私たち人間が感じる連続性はこんなふうに説明できます。すなわち、どの経験も、感覚刺激から一〇から二〇ミリ秒以内にいち早く誘発された感覚野の反応へと時間的には逆向きに、そして自動的かつ主観的に遡及される、ということです。主観的には、感覚事象に対するアウェアネスの中で、感知できるほどの遅れなど人は気づきません。私たちの実験では、刺激に気づき始めることが可能になる時点よりも五〇〇ミリ秒も前に、人は感覚刺激に気づいたと思っていることが示されています。この食い違いについて、私たちは事実にもとづいて客観的に理解できるようになりました。したがってこれはもはや、理論上の推測などではありません。この現象を私たちは「意識を伴う感覚的なアウェアネスについての、時間的に逆行する主観的な遡及」と名づけました（第二章参照）。

しかし、この特性は、動こうとする意識を伴う意図や、思考事象を含めたありとあらゆる種類の意識経験にもあまねく適用できるわけではありません。私たち（リベットほか（一九七九年））は、主観的な遡及（時間的な前戻し）を提案しましたが、それは感覚経験だけに限ってです。その場合でさえ、前戻しが起きるのは、感覚入力によって早いタイミングの信号である初期誘発電位反応が感覚野から引き出されたときだけです（第二章参照）。自発的な行為への意識を伴う意図が、内発的に立ちあらわれる場合、その体験の主観的なタイミングは、自発的な行為を導き出す脳活動の起動後四〇〇ミリ秒間かそれ以上、事実上遅延することを私たちは実験によって示しました（第四章）。外部からの起動手がかりや後押しする合図のない、行為への意識的な意図は、脳内で生じる（つまり、内発的である）意識経験の一例です。この場合、初期誘発電位反応は起きません。元来内発的ではない、感覚系が刺激に反応する場合とは違うのです。

一連の思考がスムーズに流れているという、私たち人間が抱いている主観的な感情は、いくつもの精神事象が**オーバーラップしている**と考えればおそらく、説明がつくでしょ

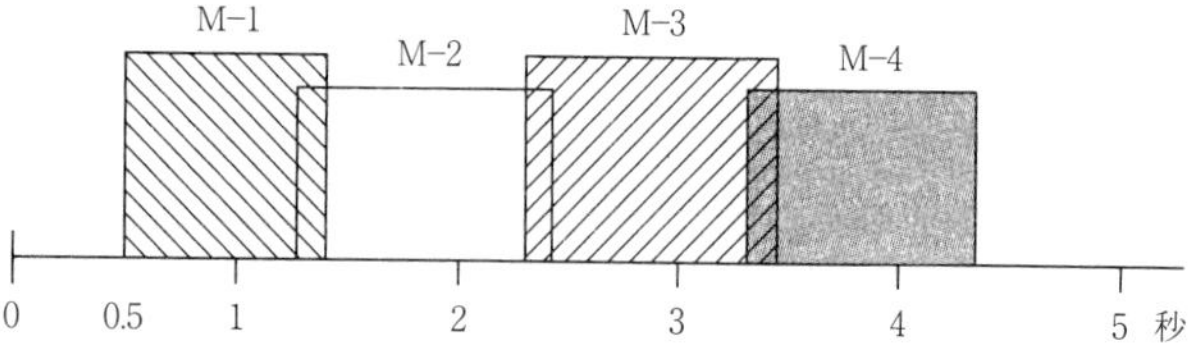

図 3. 4　非連続的な精神事象のオーバーラップと，スムーズに流れる意識という感じ方

M-1 の意識を伴う精神事象は，無意識にプロセスを起動する 500 ミリ秒の間隔の後に突然始まる．M-2 の意識を伴う精神事象はその無意識の起動プロセス後ではあるが，M-1 が終わる前に**始まる**のかもしれない．M-3 と M-4 についても，同様である．

連続した，意識を伴う精神事象がオーバーラップするおかげで，意識はスムーズに流れる．

う(図3・4参照)。脳はどうやら、いくつかの意識事象をほとんど同時に、時間的にオーバーラップさせて起こせるようです。裏で起きていることは非連続的なのに、全体としてなめらかで連続性のあるアウトプットがどうして生み出せるのかを理解するために、筋肉の動きの生理機能を考えてみましょう。上腕二頭筋のような骨格筋はそれぞれ、たくさんの筋肉細胞や線維を含む多くの運動ユニットから成り立っています。肘を曲げる動作のように、二頭筋をなめらかに伸び縮みさせると、運動ユニット一つ一つの動きのどれをとっても一秒間におよそ一〇回という比較的低い割合で「収縮活動している」ことが電気的記録で示されます。個々の運動反応について直接調べた研究によると、一秒間につき一〇回の筋収縮は、なめらかに続くのではなく、小刻みに変化し、波状に動きます。このように、二頭筋全体をなめらかに維持する収縮全般は、上腕二頭筋のさまざまな運動ユニットを活性化する神経細胞の発火活動に**ずれ**が生じた結果だと説明できます。さまざまな運動ユニット一つ一つの波状の収縮はこうして、タイミングがオーバーラップします。そのため、あるユニットで弛緩フェーズが起きると続けて別のユニットでは収縮フェーズが起き、その後も同じことが繰り返されます。もし私たちが上腕二頭筋への運動神経全体を一秒間に一〇回の速さで電気的に刺激すると、すべての運動ユニットがこの割合で同期(シンクロ)して反応するように仕向けられます。その場合にはこの一秒間に一〇回の割合の収縮の同期がまさに、小刻みに変化し震えを伴うタイプの収縮を二頭筋全体に生じさせます。

(8) 意識経験のタイム-オン(持続時間)の前提条件は、どの時点でも意識経験を制限する「フィルター」の機能を果たせるのかもしれません。はっきりしているのは、一秒間につき何千回も脳に到達する感覚入力のうち、意識的なアウェアネスを生み出せるものはほとんどないことです。しかし、これらの感覚入力が、無意識下で、意義深い脳と心の反応へとつながる可能性はあります。フランスの哲学者であるアンリ・ベルグソンは、脳は感覚入力の意識化をほとんどブロックして、私たち人間がその感覚入力への意識を伴う反応であたふたすることのないようにしてくれているのかもしれない、と唱えました。私たちのこの実験から得た発見ならば、このブロッキングをする生理学的なメカニズムを明らかにできそうです。

つまり、私たちは次のように提案したいのです。適切な脳神経細胞が十分な長さのタイム-オン(持続時間)にわたって活動し続けないなら、感覚入力の大部分は無意識のままなのではないでしょうか。特定の選ばれた反応からアウェアネスを引き出せるほど十分に長い時間持続させるのはおそらく、注意を向けるメカニズムなのかもしれません。しかし、注意を向けることそのものはいうまでもなく、アウェアネスがあらわれるのに十分なメカニズムではありません。このように、アウェアネスのためのタイム-オンという前提条件は、多くの感覚入力をスクリーニングして排除し、アウェアネスに至らせないようにするためのメカニズムの一部としてはたらいているのかもしれません。

感覚入力のスクリーニングやフィルタリングがあるおかげで意識的なアウェアネスの混乱を避けられ、一度に二、三の事象や問題にだけ集中できるようになるのです。もし、感覚入力すべてに気づけるようになったら、意識事象の意味のないノイズが一気に押し寄せてくるでしょう。もしかしたらある種の精神障害は、アウェアネスが生じるのに必要な脳活動の持続時間が異常に短くなり、こうしたフィルターメカニズムが適切にはたらかないせいで起きるのかもしれません。

(9) 信号の無意識の検出は、信号に意識的に気づく(信号へのアウェアネスがある)こと、はっきりと区別しなければなりません。この違いは、タイム-オン理論の検証として先に説明した実験結果にダイレクトにあらわれています。ところがその違いは見過ごされることが多いため、意識経験の性質について、紛らわしい、誤った結論が導き出されることがあります。信号検出理論にもとづく研究によると、限りなくゼロに近い低刺激信号に対して、被験者は正確に、つまり、偶然のレベルよりも高い確率で反応します。このことから、(意識を伴う)感覚知覚を引き出すための、閾値レベルのようなものは事実上存在しないという結論が導かれました。反応の正確さは、正確さと、ゼロを基点とする刺激の強さとの関係を示す曲線に沿ってゆるやかに増していきます。その結論は、アウェアネスなしに生じる、感覚入力の**無意識の検出**という、私たちの結論と正確に一致します［訳註：「閾値レベルのようなものは事実上存在しない」という言い方は、「〇・五秒間の神経活動の持続がアウェアネスに必要」「アウェアネスはオール・オア・ナッシング」という著者の主張と矛盾するようにきこえるかもしれない。それに対する答えは、数行後に出てくる(すなわち、被験者への質問の仕方で異なる結果が得られる)］。被験者は強制選択法で答えるように指示されています。信号検出の研究(グリーンとスウェッツ(一九六六年))や、そのほか多くの心理物理学的問題では、被験者は強制選択で回答するように求められます。強制選択法では、被験者は刺激に関する質問について、「はい」または「いいえ」のどちらかで答えるように指示されます。つまり、刺激に気づいているかどうかは、問われてはいません。このきき方の違いが、驚くほど異なる結果を引き出すのです。

厳密にいうと強制選択の質問は、無意識であろうとアウェアネスを伴っていようと、どちらにしても信号の**検出**について調べます。このことを示す二組の興味深い例があります。まず、ヴァルボら(一九八四年)の発見では、皮膚からの感覚入力については、最小限に限りなく近いメッセージもおそらく、知覚できることがわかりました。その最小限とは、一本の感覚神経線維への単発の神経パルスです。しかし、強制選択による回答は、感覚メッセージがいくらかでも届いたかを被験者が「はい」または「いいえ」で選ぶものです。ヴァルボ自身は、これは感覚アウェアネスを反映したものではないと、認めています。そしておそらくこれは無意識の**感覚検出**だとしています(私信)。しかし、多くの神経科学者たちは誤って彼の発見を、**意識を伴う**感覚知覚の絶対的な可能性を示すものとみなしていました。

人間の被験者は、皮膚に与えられた周波数の異なる二種類の振動刺激を弁別できます。反復する振動性パルス一つ一つの間にある時間間隔が、私たちが発見した感覚事象の閾値のアウェアネスの前提条件である五〇〇ミリ秒という時間間隔よりもずっと短かったとしても、そうなるでしょう。このように、パルスとパルスの間の時間間隔がとても短い場合でも人間は振動の違いが判別できることから、アウェアネスが生じるにはまとまった時間が必要であることを示した私たちの証拠が正しいはずはない、と一部の人々は反論してきました。しかし、さまざまな周波数で振動パルス間のわずかな時間のへだたりを弁別する能力は、こうした違いの検出が[訳註：意識抜きで]できることを示しているにすぎません。私たちの意見では、こうした弁別のアウェアネスは遅れて生じます。つまり、私が問うているのは、被験者がパルスとパルスのインターバルがどんなに短くても検出できるかではなく、いつ被験者が弁別に気づくかなのです。

ローレンス・ワイスクランツ（一九八六年）による盲視の報告に、無意識の検出と意識的なアウェアネスの違いについてみごとな例が示されています。視覚野に損傷があるため、視野のある部分の、意識を伴う視力を失った患者を観察しました。みえない視野領域にある対象を想像でもよいので指し示すように指示された場合、被験者はずば抜けた正確さで指示に応えているのに、対象が（主観的には）みえていなかったと報告したのです。

⑽　サブリミナル知覚、つまりサブリミナル（閾下の）刺激とは、意識的な自覚が本人にない場合だというなら、そのサブリミナル刺激は無意識に検出される可能性がたしかにあります。このことをはっきりと示す証拠が、私たちのタイム-オン理論の実験的検証（この章の冒頭での考察を参照）にあらわれていました。サブリミナル知覚は、通常の自然な感覚刺激が使われる場合、立証がより難しくなります。これは、サブリミナルと（アウェアネスを生み出す）閾値上の感覚刺激の（強さ、持続時間などの）違いがふつうは小さいからです。しかし、かなり多くの間接的な証拠が、サブリミナル知覚の存在を裏づけています。こうした証拠が得られたのは主に、意識を伴うアウェアネスにまで到達

しないような刺激が提示された後におこなわれたテストで、さまざまな操作をおこなったときでした。こうした刺激提示後のテストでの被験者の反応には、単独ではアウェアネスを生み出さない、その前のサブリミナル刺激の影響があらわれているのです。ハワード・シェヴリン(一九七三年)がおこなった初期の研究では、図や言葉を視覚的に提示した時間が非常に短かった(一〜二ミリ秒間)ため、被験者はその内容にまったく気づきませんでした。これらの閾下の内容は、その後に実施された言語連想法のテストで被験者が答えを選ぶときに影響を及ぼしていましたが、被験者はこれらの影響に気づかぬままでした。このほかにも数多くある、似たようなテストの報告をみると、テストを受けた被験者の反応を閾下の言葉の刺激が「プライム」(すなわち促進)していました〔訳註：すでに指摘した通り、閾値より下であっても上であっても、すなわちみえたという自覚がなくてもあっても、図や言葉が先に提示されていると、その刺激または関連刺激への活性化が高まり、処理されやすくなる、あるいは選ばれやすくなる「プライミング」効果のこと。これは視覚に限らず、聴覚などでも生じることが知られている〕。

(11) それでは、無意識と意識の機能は脳のどの部分に生じるのでしょうか？　この二種類の精神機能それぞれについて、脳内に特定の場所があるのでしょうか？　タイム－オン(持続時間)理論では、無意識および意識機能はいずれも**同じ脳の領域**の同じニューロン(神経細胞)群によって、橋渡しされていると示唆します。もし、二つの機能の切り替わりが単に、アウェアネスを生み出す、似たような神経細胞活動の持続時間の長さで決まるのなら、それぞれについて別の神経細胞があると仮定する必要はありません。当然、脳活動のうち複数のステージ、あるいは領域が、意識的なメンタルプロセスの調節に介在していて、そうした領域のうちのいくつかは無意識機能では（意識機能とは）異なるという可能性は、もちろんあります。このような場合には、単一の領域でタイム-オンの操作がおこなわれるかどうかということだけで、ある事象についての知覚の意識の有無が決まるわけではないのかもしれません。それでも、作動しているのが脳のどの領域であれ、タイム-オンの特性は依然として知覚についての意識の有無の決定に欠かせない制御因子であることなのでしょう。

盲視現象（ワイスクランツ（一九八六年）参照）は、意識と無意識機能にはそれぞれ別の経路と脳組織がある可能性を示しました。大脳皮質の一次視覚野に損傷のある人間の患者は盲目です。つまり破壊された領域には、通常なら存在する、外界の視野に対する意識を伴う視覚がないのです。それでもなお、このような患者は、強制選択するようにたいわれた場合には、視野にある物体を正しく指し示せます。そのとき、被験者はその物体をみた自覚がないと報告します。

無意識の盲視行為は、意識を伴う視覚の脳内のネットワーク領域（一次視覚野はその必要不可欠な一部ですが）とは違う場所で起こるのでしょう。しかし別の説では、一次視覚野の外部にある組織のどこか、たとえば二次視覚野のどこかに、意識・無意識両方の視覚機能が「宿っている」とします。すると、一次視覚野の機能とは、この二次視覚野への入力を反復的に発火して与えることになり、その結果その領域(二次視覚野)での発火の持続時間が増加し、視覚反応にアウェアネスが加わるということになります。その場合、一次視覚野が機能していなければ、その効果は発揮されません。

では、一次視覚野(V1)がなくても人は自覚のある知覚を持てるのでしょうか? バーバーら(一九九三年)は彼らの非常に興味深い研究の中で、これが可能だと主張しました。彼らは、交通事故による損傷によって、V1領域を完全に失った患者を研究しました。この患者は、破壊されたV1領域に対応する半視野が、典型的な失明の症状を示していました。にもかかわらず、視覚刺激の動きの方向を弁別できました。さらには、「視覚刺激の性質と動きの方向両方について自覚があったと、口頭での報告で示した」というのです。

いずれにせよ、「V1がなくても意識を伴う視覚の知覚は可能である」というバーバーらによる結論は、私たちのタイム-オン理論の入る余地をしりぞけはしません。視覚刺激に反応すると活動が増加するV5の領域は、活動の十分に長い持続時間のおかげで視覚の**アウェアネス**を生み出せるのかもしれません。実際、バーバーら(一九九三年)は、かなり長い時間、視覚刺激を反復的に加えていました。

⑿　意識経験内容の変容は重要なプロセスだと、心理学と精神医学ではみています。これがはっきりと示されるのは、実際に提示された視覚イメージと異なる経験を被験者が報告した場合です。女性のヌードで精神的に動揺する人は、実際に提示されたヌード写真とは違うものをみたと報告するかもしれません(ある有名なスウェーデンの神経学者が、まさにこの例を被験者に試したことがあるか問われたところ、彼は「スウェーデンでは、ヌード写真くらいでは動揺しない」と答えましたが)。経験内容が変わるのはどうやら、意識的な歪曲といったものではないようです。被験者は、自分がイメージをゆがめていることに気づいていないし、そのプロセスも無意識のもののようです。

いうまでもなくフロイトもこの変容現象を、人の意識経験と言語表現との間にある感情的な葛藤に無意識が与える効果に関する自説に取り入れています(シェヴリン〔一九七三年〕参照)。タイム-オン理論に沿って考えると、ある経験内容について無意識の変容が起きる生理学的な機会が生じます。提示されたイメージの主観的な内容の変更に影響を与えるには、刺激の後に一定の時間が必要です。感覚イメージをただちに意識できるなら、意識的なイメージを無意識に変容できる機会はなくなります。意識を伴う感覚アウェアネスがあらわれるまでの時間的インターバルの間に、脳の活動様式はイメージを検出し、反応します。その反応というのはつまり、意識経験があらわれる前にその内容を修正する活動です。

感覚事象のアウェアネスを引き出すには、相当な長さの時間のニューロン活動(五〇〇ミリ秒のタイム-オン＝持続時間)が事実上必要であることが、私たちの証拠で示されています。その遅延によって、シンプルかつ十分な生理学的な余地が生じるおかげで、無意識の脳の活動様式は経験内容のアウェアネスがあらわれる前に経験を変更できるのです！　もっというと、感覚的なアウェアネスの時間的に逆行する主観的遡及、という実験現象で、主観的な経験のある種の変容、歪曲について比較的ダイレクトな証拠が示されました。遅延した経験は、あたかも遅れなどまったくなかったかのように主観的に時間づけられます。また、私たちの実験からさらにわかったことがあります。ある皮膚刺激の主観的経験は、実際よりも際立って強く感じられるときがあるのです。それはそのとき、皮膚への刺激の後に約五〇〇ミリ秒ほど遅らせて**遅延皮質刺激**を与えたからでした(第二章参照)。これらのことが直接裏づけたのは、感覚経験が最終的にアウェアネスにあらわれるまでの時間の長さ(五〇〇ミリ秒)は、アウェアネスに到達する前の経験内容の変更にも使われていることです。

展開している経験に対する変容や修正がどのようなものであれ、それはそのことにかかわっている人固有のものです。それは、その人物のこれまでの経験の積み重ねや、感情や品性といった気質を反映したものでしょう。ですが、変容は無意識におこなわれるのです！　ですから、その人独特の個性は、その無意識プロセスにおのずとあらわれる、ともいえます。このことは、ジークムント・フロイトや、多くの臨床精神医学や心理学による問題提起とも噛み合います。

かくして、比較的シンプルな、アウェアネスを生み出すためのニューロンの時間的前提条件（タイム-オン要因）の発見が、さまざまな無意識的、意識的精神機能が作用する仕組みについての人々の考えに、どれだけ奥深い影響をおよぼし得るかがわかりました。何よりも覚えておいていただきたい大事なことは、次のことです。こうしたニューロンレベルの時間的要因は、脳がどのようにして意識経験を処理するかをみる、ダイレクトな実験でしか発見できなかったはずです。脳のプロセスに関する既存の知識にもとづいた、推論的理論に私たちは頼らなかったのです。

第四章　行為を促す意図

——私たちに、自由意志はあるのか？

自発的な行為を脳はどのように処理しているのか、というのは根本的に重要な問題ですが、その先には意識を伴う意志の役割と、自由意志の問題もかかわってきます。自発的な行為では、行為を促す意志は行為を引き起こす脳活動の前か、それが始まったときにあらわれると今まで一般的に考えられていました。もしそれが本当なら、自発的な行為は意識的な心が起動し、定めていることになります。ですが、もしこれが当てはまらないとしたら、どうでしょう？　自発的な活動に結びつく特定の脳の活動が、行為を促す意志の**前に**始まっている、つまり、行動しようとしている自分自身の意図にその人が**気づく**前に始まっている、ということがあり得るでしょうか？　それがあり得る理由の一つに、感覚へのアウェアネス(気づき)はある程度の長さの脳活動のぶんだけ遅れるという、私たちが見出した証拠があります。もし内面から生じる意志のアウェアネス、あるいは行為を促す意図もまた、前提条件である脳の活動時間が約五〇〇ミリ秒も続いたぶんだけ遅れるのなら、意志ある行動を起動する脳活動は、行為を促す意図が十分に発達するよりもずっと前に始まっていることがあり得るように思えます。

私たちはこの問題を、実験で調べることができました。その発見について簡単に説明しましょう。自由で自発的な行為の五五〇ミリ秒前に、脳は起動プロセスを示しました。しかし、行為を実行しようとする意識を伴う意志のアウェアネスは、その行為の一五〇から二〇〇ミリ秒前にならなければあらわれないのです。したがって、その被験者が行為を実行しようとする自分の意志や意図に気づく四〇〇ミリ秒ほど前に、自発的なプロセスは無意識に起動します。この章では、この驚くべき経緯について実験で得た証拠を述べていきます。

実験デザイン

この疑問について実験を通して研究する可能性を切り拓いたのは、コーンフーバーとディーケ（一九六五年）の発見でした。この二人は、脳活動の電位変化が規則的かつ明確に、自発的行為に先立って記録できることを発見しました。自発的な行為の前に、陰性の電位がゆるやかに上昇するのですが、これは主に頭頂部の頭皮で記録できます。電位変化は、みたところ自発的と思われる行為を被験者が実行する約八〇〇ミリ秒かそれ以上前に始まります。そのため、これは**準備電位**（RP、またはドイツ語で Bereitschafts-potential（ベライトシャフツポテンシャル））と呼ばれます。

ここで調べられたのは、指、または手首を急に曲げる動作でした。個々のRPはとても微弱なので、休息中の脳の電気活動の中に実質的には埋もれていました。そのため微弱なRPを足し合わせてコンピューターで平均化された波形を作るには、この動作を何度も実行しなければなりませんでした。被験者はこうした無数の動作を「好きなペースで」実行してよいことになっていました。ただしコーンフーバーとディーケは、各試行六秒の間の好きなタイミングで動作を実行させました。これは、許容できる実験時間内にRPが二〇〇回から三〇〇回繰り返せるようにするためです。

コーンフーバーもディーケも、行為を促す意識を伴う意志がいつあらわれるかという問題を、脳の準備（RP）と関連づけて考えていませんでした。しかし、RPがあらわれる時間が自発的な行為よりもずいぶんと前であることに気づいた私は、**脳活動の起動**時点と、自発的な行為を促す**意識的な**意図があらわれる時点との間には、ずれがあるに違いないと直観していました。意志ある行為についての公開討論の中で、神経科学者であり、ノーベル［訳註：医学生理学］賞受賞者のジョン・エックルス卿は、自発的な行為の八〇〇ミリ秒以上前に始まるRPがあるということは、そのRPがいち早く立ち上がるよりもさらに前に、それに対応した意識を伴う意図があらわれることを意味するに違いない、という意見を述べました。エックルス卿のこの考えには、裏づけとなる証拠がないことに私は気づいていました。その考えにはおそらく、脳と心の相互作用についてのエックルス卿自身の哲学が反映されているのでしょう(ポパーとエックルス(一九七七年)参照)[訳註:エックルスは、脳が心に因果的影響を与えると同時に、心も脳神経過程に影響し得るという、いわゆる二元論の立場をとった]。

脳活動(RP)が起動する時点と比べて、意識を伴う意志のあらわれる時点を確定することが、どこからみても重要でした。もし、意識を伴う意志がRPの起動の後に続くなら、自由意志についての一般的な考え方が根底から揺らぐはずです。しかし当時、この問題を実験的に検証する方法を私は見出していませんでした。意図が意識にあらわれる時点について、正確な測定をやり遂げることはできなさそうに思えました。なぜなら、意識を伴う意志とは主観的な現象であり、外部からの観察によって直接アクセスできないからです。その主観的な事象を経験している被験者による、報告が必要です。被験者にボタンを押させたり、「今です」といわせ、意図が意識にあらわれたことを示す報告をさせたりしたら、そのとき実験している手首を曲げる動作にさらに(ボタンを押す、発言する、といった)自発的な行為が加わってしまいます。そうなると、検証している行為について、脳活動との関係から正確に割りだすという意味では、意識を伴う意志のタイミングが曖昧になります。また、できるだけ早くボタンを押したり、「今です」と発言したりするのを、被験者が意識的におこなっている保証はありません。つまり、被験者はこの素早い反応を、経験に気づく前に無意識におこなっている可能性もあるのです。もしそうなら、意識を伴う意志があらわれた正確な時点を、実験の結果として得られません。

イタリアのベラッジオにあるロックフェラー先端研究センターの常勤研究員だった一九七七年当時、私は再び、このどう考えても解決困難な測定の問題が気になっていました。するとそのとき、こんな考えが浮かんだのです――被験者は行為を促す意図が意識にあらわれた経験について「時計が示した時点」なら報告できるのではないか。この時計が示す時点は、黙って覚えていてもらい、毎回試行が終わるたびに報告してもらう――サンフランシスコに戻ってすぐに私たちが考案したのは、このような実験手法でした(リベットほか(一九八三年))。

まず、陰極線オシロスコープの光の点が、文字盤の外側の縁を回転するように設定しました。オシロスコープの外側の縁は、通常の時計の目盛りと同じように円の一周が六〇等分されています。光の点は、通常の時計の秒針の動きと同様に移動するように設計されています。しかし、この光の点は、通常の六〇秒よりも約二五倍速い、二・五六秒で円を一周します(図4・1参照)。すると、光の点は文字盤のひと刻みを約四三ミリ秒で移動していることになります。この速い「時計」はこうして、時間の違いを数百ミリ

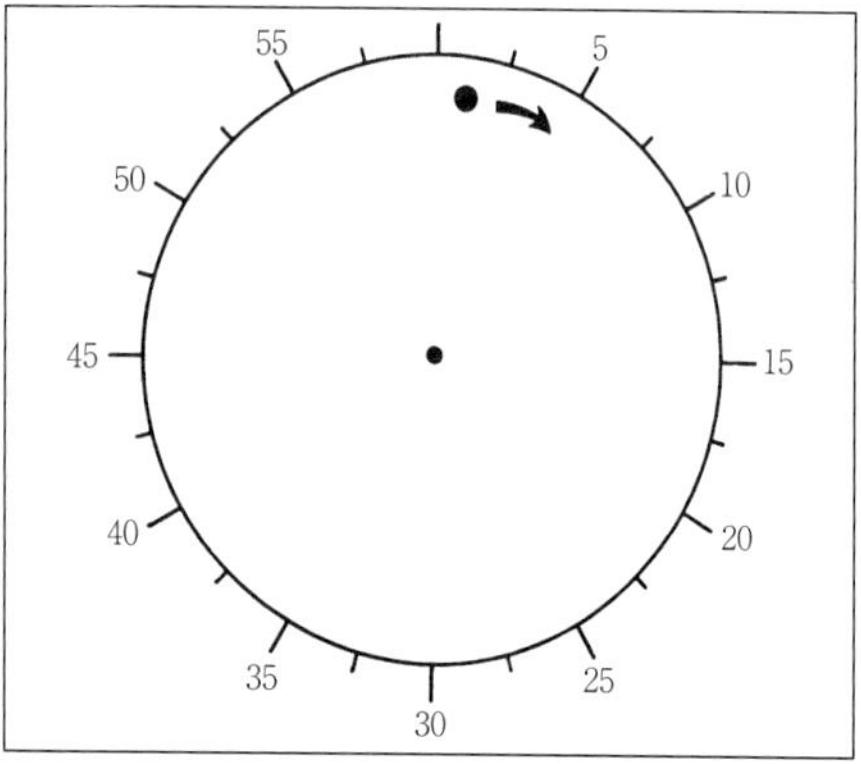

図 4. 1　精神事象のタイミングを測る「時計」

陰極線オシロスコープが生み出す光の点は，オシロスコープの文字盤の縁の周りを 2.56 秒で 1 周して移動する．この動きは通常の時計の秒針と同様だが，約 25 倍の速さである．

時計表示の数字は，通常は 60 秒の刻みをあらわしているが，この実験では 1 秒の刻みが実際には約 43 ミリ秒にあたる．リベットほか，1983 年で記述．

秒単位まで示せるのです。

被験者は、オシロスコープから約二・三メートル離れたところに座っています。どの試行でも、オシロスコープの文字盤の中心をじっとみます。この人は、自由で自発的な行為として、やりたくなったらいつでもいいので、いきなり手首を曲げ伸ばしするように指示されています。また、いつ行動するかをあらかじめ考えずに、むしろ動作が「ひとりでに」あらわれるがまにするようにいわれています。こうすれば、行動しようとあらかじめ考えるプロセスと、「今、動こう」とする自由で自然発生的な意志のプロセスを分けられます。また被験者は、自分の動きを促す意図や願望への**最初のアウェアネス**を、(その時点での)回転する光の点の「文字盤上の位置」と結びつけて覚えるように指示されました。この、結びつけて覚えた時計が示す時点を、被験者は試行**後**に報告します。報告されたこの時点を、行動への意識的な要求(wanting)、願望(wishing)、意志(willing)をあらわす「W」と名づけました。このような自発的な行為のたびに毎回発生するRPもまた、しかるべき電極を頭に装着して記録します。四〇回ほどの試行を平均すれば、適切なRPの値を得るのに十分だとわかりました。次に、この平均したRPの起動時点を、同じく四〇回の試行で報告されたW時点の平均と比較したのです。

私たちは当初、意図が意識にあらわれるタイミングについて被験者が時計の時点をみておこなう報告が、十分に正確で信憑性があるのかを大いに疑っていました。しかし蓋を開けてみると、こうした二つの指標のいずれも、私たちの実験の目的にかなう範囲の誤差に収まっていることを裏づける証拠が得られました。それぞれのグループの四〇回の試行についてのW時点の報告をみると、標準誤差は約二〇ミリ秒でした。平均したWの値は被験者によって違いましたが、これは被験者全員に当てはまりました。被験者全員の平均W値は(運動活動の)およそ二〇〇ミリ秒前だったので、それとの比較でプラスマイナス二〇ミリ秒の標準誤差ならば信憑性としては許容範囲内です。

Wの精密度の検証については、装置を考え出すのに少々苦労しました。報告されたWがそのアウェアネスの実際の主観的な時点とどれほど近いのかを知る、絶対的な方法がわからなかったのです。しかし、被験者が私たちの時計の時間表示のしかけをどれほど正確に使っているかの検証はできました。そのために、微弱な皮膚刺激を手に与える、四〇回試行する実験をおこないました。被験者は、自発的な行為を**まったくせず**に、試行が一回終わるたびに(Wのときと同様)皮膚感覚があったときに時計が示していた時点が後で報告できるよう、覚えておくように指示を受けます。実験では、ランダムな時刻に皮膚刺激が与えられる試行が四〇回重ねられました。これらの時点(「S」)はもちろん、被験者には知らされていませんでしたが、観察している私たちはコンピューターのプリントアウトから、実際いつだったのかを知ることができました。このようにして、客観的に記録されている、主観的アウェアネスが期待される時点(つまり実際に皮膚に微弱な刺激が与えられた客観時点)を、被験者が報告し、時計が示す時刻と比較できたのです。報告されたS時点は、実際の刺激が与えられた時点に近いものでした。しかし、実際に刺激が与えられた時点とは約マイナス五〇ミリ秒の差がある(つまり、早い)ことがはっきりと示されました。この差はかなり一貫性のある値だったので、Wの平均値である二〇〇ミリ秒からバイアス成分として差し引くことができます。すると、Wの平均値は一五〇ミリ秒に「修正され」ます。毎回の実験セッションごとに、皮膚刺激のタイミングを報告する試行を重ねました。

私たちが考える自発的な行為の定義は「行動を促す意志は内発的に生じる」です。つまり、行為を実行する合図は外部にない、もっといえば、いつ行為を実行するかを外からコントロールするものはないのです。そして何よりも重要なのは、被験者が自分の行為に対して責任がある、と感じており、行動すべきか否かということだけではなく、いつ行動すべきかを自分でコントロールできると感じていることです。人間の被験者は、最後に述べた「行動すべきか否か、また、いつするかを自分でコントロールできる」基準と、このような条件なしで運動行動が単に発生する状況とを区別できます。神経外科医であるワイルダー・ペンフィールド(ペンフィールドとラスミュッセン(一九五〇年)参照)は、てんかん患者のてんかん焦点を治療する外科手術の際に、むきだしの運動野に電気刺激を与えました。運動野を刺激すると、ある種の筋肉が収縮したり、体の特定の部分に何らかの動きが生じたりします。患者は、このような動きを意図していなかったと報告しました。つまり、これらの動きは刺激が与えられて生じたもので、自発的なものではない、と彼らは報告します。

意識を伴う意志がなくても行為が生じる臨床的疾患は、いくつもあります。たとえば、脳性麻痺、パーキンソン病、ハンチントン舞踏病、トゥレット症候群、さらにはどうしても行動したいという強迫観念でみられる不随意運動です。特筆すべき例に、「他人の手徴候」（ゴールドバーグとブルーム（一九九〇年））があります。大脳皮質の運動前野にある前方内側部の位置に損傷のある患者は、たとえばシャツのボタンを留めようとするのと同時に、損傷のある側の手や腕が留めたボタンをはずそうとするなどの奇妙な、目的を持った動きを示します。こうした現象はすべて、被験者の意図や意志なしに、もしくはときにそれに反して起こるのです。

二つのグループのRP起動時点

私たちの実験では、いつ行為すべきかについて外部からの制約なしに実行される、自由で自発的な行為について調べようとしていました。これらの四〇回の試行の多くではほとんどの場合、被験者からは事前に行為を予定していたという報告はありませんでした。こうした自発的な行為は、いつ行動するかという事前の予定がまったくなく、完全に自由で自然発生的に実行されるものです。もちろん、手首をいきなり曲げ伸ばしする、という動作の内容は、被験者に指示しました。そこで、実際に活性化される筋肉にあらかじめ記録電極を装着しておきました。この筋電図の記録によって実際に行動した時点がわかり、またこれは、筋肉が活性化する二、三秒前にあらわれる頭皮の電位をコンピューターが記録する上での基準点として役立てられたのです。しかし、いつ行動するかは、被験者自身の意志にすべて任されていました。実験に際して私たちが知りたかったのは「行為を促す意識を伴う意志は、脳活動に先行するのか、それとも後から追随するものなのか」ということでした。このことを検証したければ、行動するタイミングを被験者の自由に任せさえすればいい。被験者に何をさせるかに特別こだわらなくても、この疑問は解決できるのです。

一連の試行のうち何回かで、光の点が文字盤のだいたいこのあたりにきたら動こうと、範囲を予定していたと被験者は報告しています。私たちが事前にそれをやらないようにと指示していたにもかかわらずです。こうした一連の試行では、平均して(運動行動よりも)約八〇〇～一〇〇〇ミリ秒ほど早く起動するRPIが生じました(図4・2)。これらの値は、コーンフーバーとディーケを始めとする研究者らによって報告された「好きなペースでの」動きでの値と近い値を示しました。このことと、またほかにも理由があって、実験者がある制限を設けている「好きなペースでの」行為はおそらく、いつ行動を起こすかについて被験者が何か予定することの影響を受けていたのでしょう。コーンフーバーとディーケらの実験での被験者は六秒以内に行動しなければいけないと知らされていたので、そのせいでいつ行動すべきか予定してしまったようです。私たちの実験の被験者には、そのような制限を設けませんでした。

いつ行動すべきか予定していなかったと被験者が報告した四〇回の試行では、RPII

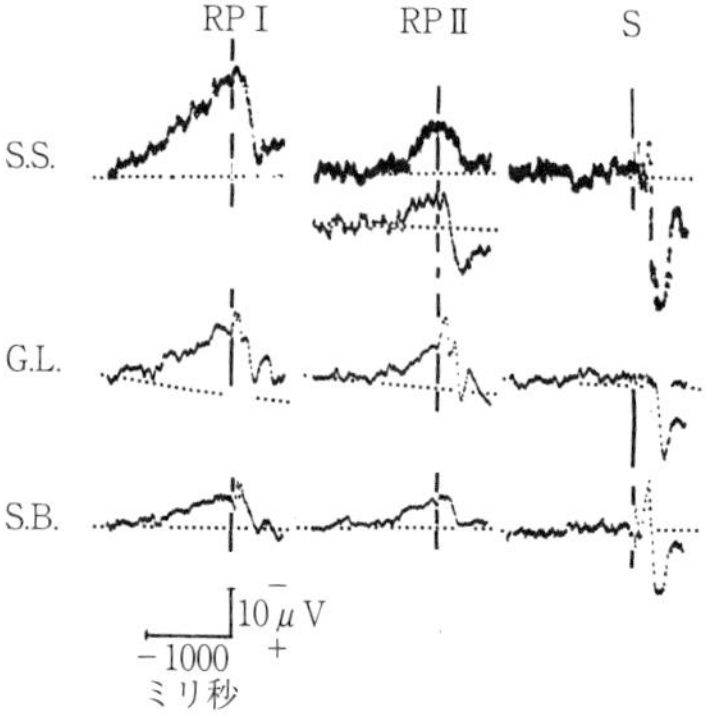

図 4. 2　みずから起動する自発的な行為に先行する準備電位(RP)

図の各段はそれぞれコンピューターで平均化された準備電位．これは，被験者 G. L. と S. B. についてはいずれも頭頂の中心線の頭皮に活動電極を装着して記録し，また被験者 S. S. については手を制御する運動／運動前野の(利き手の右手の行為とは反対の)左側に装着して，記録したもの．

RPII は，一連の 40 回の試行の中の行為(手首の素早い曲げ伸ばし)が毎回，いつ行動するかあらかじめ決めておらず，ひとりでに生じたと主観的に報告された場合にみられる記録であり，RPI は，次の数秒間のうちに被験者が行動をしようと予定した場合の記録である．

S は，40 回の試行の中で毎回，被験者にタイミングを知らせずに不規則的に閾値に近い皮膚刺激を与えた場合を示している．試行を終えるたびに被験者は，皮膚刺激に気づいたときの時計が示す時点を想起し，報告するように指示を受ける．これは，動きたいと思った時点のアウェアネスを報告するときと，(アウェアネスの対象は違うが，課題としては)よく似ている．刺激の約 300 ミリ秒後に，ピークに達する非常に大きな正の(図では下向きの)ERP(事象関連電位)が，刺激(この場合はタイミング)について定かではない場合に，しばしばよくみられる．

各グラフにある垂直の実線は，筋肉の活性化が一連の RP 試行で始まった「ゼロ」時点をあらわす(筋電図(EMG)によって示される)か，または，S では皮膚刺激が与えられた時点をあらわしている．リベットほか，1982 年より．エルゼビアの許諾を得て，*Electroencephalography and Clinical Neurophysiology* 誌，vol. 54，322-335 頁より再録．

の起動の平均は、(筋肉の活性化よりも)五五〇ミリ秒前でした。注目すべきは、脳内での実際のプロセスの起動はおそらく、私たちが記録した準備電位、RPよりも先に始まっていたことです。その未知の領域にあるプロセスの起動が、大脳皮質の補足運動野を活性化すると考えられるのです。補足運動野は、頭頂近くの中心線に位置し、私たちが記録したRPはここから生じていると考えられています。

行動を起こそうとする願望に最初に気づく時点を示すW値は、どの一連の試行でも平均マイナス二〇〇ミリ秒でした(この時間は、一連のS(皮膚刺激)実験で見出されたマイナス五〇ミリ秒の報告エラーを引いて、マイナス一五〇ミリ秒に修正できるでしょう)。W時点は、RPIやRPⅡにおいても同じ値でした。つまり、いつ行動するか予定していてもいなくても、W時点は同じだったのです! これは(「今、動こう」とする)最後の意志プロセスは、約五五〇ミリ秒前に始まることを示しています。すなわち、いつ動くかを決めるのに、それがまったく自然発生的であっても、思考が先行していたり、予定をしていたりしても、その値は同じなのです。この最後のプロセスは、自発的なプロセスの「今、動こう」とするときの特性であり、その「今、動こう」とする特性で起きることは、予定しているいないにかかわらず、似通っているのでしょう。

この「今、動こう」とするプロセスは、行動の実行に関する慎重な検討や事前の選択決定のプロセスとは分けて考えねばなりません。いってしまえば人は、一日中考えに考えたあげく、結局行動せずに済ませることもできます。私たちが調べたのは、意志の思考フェーズではありません。ただし例外として、(上述の通り)私たちの被験者もときおり、いつ行動すべきかを事前に決めていたわけですが。

発見したW時点の意味については、わからないことがいくつもありました。意識を伴う感覚経験が発達するために必要な(五〇〇ミリ秒もの)遅延の証拠を導き出していたものの、(同じことをここに当てはめると)文字盤上の時点についてのアウェアネスも、意識を伴うW時点の報告のずっと前に始まっている可能性があり、だとすれば私たちの結論までおかしくなってしまいます。しかし、被験者たちは、行動しようとする願望に最初に気づいたときに時計が指し示す時点を関連づけて記憶するように指示されていたのであり、その関連性に気づいた時点を報告するようにいわれていたのではありません。問題の時点が意識にのぼる前に、おそらく五〇〇ミリ秒もの遅れがありました。しかし、ひとりでに時間軸に逆行する遡及、つまり、関連づけられた時計が示す時点への最初の感覚信号まで前に戻ることによって、(W時点の意識と同時に)関連づけられた時計の時点に正しく気づいていた、と被験者には感じられるはずです。いずれにせよ、時計が示す時点をおおよそ正確に読むことは難しくない、そのことは、皮膚刺激の報告時点に関する私たちの検証をみればおわかりいただけるでしょう。

ロバート・ドーティ(との私信)は私たちのW値の解釈について、誤りのもとになりそうなものをいくつも挙げています。ほかの課題へと注意を切り替えるときに必要な、追加時間の「コスト」もその一つです。課題を切り替えるのに必要な追加時間は、○○ミリ秒にも及ぶ、場合によってはそれよりも長くなる可能性があります。これは私たちの事例に当てはめれば、「人は、(行為のための)決定をする内観世界とＣＲＯ(陰極線オシロスコープ)上の点の位置(文字盤上の時点)に、同時に注意を向けることはできない」のです。そしてドーティは、(実際には)被験者の自由意志がＲＰを起動すると示唆しました。オシロスコープ時計に注意が向いたとき、課題を切り替えたことによるコストが生じるというのです。その結果、実際はＲＰの始まりにみられたある事象の、Ｗ時点の報告の遅れにつながるというのです。

課題の切り替えをめぐる議論に対する私からの答えはこうです。(1)ＲＰⅡの起動からの遅れは、修正されたように、四〇〇ミリ秒です。これは、課題切り替えに通常かかるコストよりも長いのです――このようなコストがここに発生していれば、という話ですが[訳註：したがって課題の切り替えによる遅れだけで、この長さの遅延は説明しきれない、という趣旨]。(2)私たちの実験での諸条件は、課題切り替えに生じるコストが報告された実験条件とはまったく違います。課題切り替えのコストについての報告では、課題切り替えはまったく別の試行でおこなわれました。(これに対して)私たちの事例では、被験者は実験の前にすでに十分な指示を受けていました。事前に与えた課題は、「時計」をずっと観察している間、行動しようとする衝動や願望が初めて浮かんだ経験に気づき、W時点となったタイミングでの時刻を覚えるというものでした。これらはすべて一つの実験(それぞれの試行)の中で同時におこなわれるので、先の切り替えのコストが生じているとされる実験とは違う課題条件でした。(3)RPⅠ(いつ行動するか、いくらかでも予定していた場合)の起動は、約マイナス八〇〇〜マイナス一〇〇〇ミリ秒の時点でした。RPⅡ(自然発生的な、予定していない行為)の起動はマイナス五五〇ミリ秒の時点でした。それでも、どちらの場合でもWの値は同じ、修正なしでおよそマイナス二〇〇ミリ秒、すなわち、WはRPⅠの起動後六〇〇〜八〇〇ミリ秒のところで発生するということです。ところが、RPⅡでは起動後三五〇ミリ秒のところで発生します。そこで、課題の切り替えコストをここに適用するなら、どちらの実験でも同じような課題をおこなっているわけなので、課題の切り替えにかかるコストも同じような値になるはずです。しかしそれならば、ドーティが示した考え方にある、RPとWの間隔の差が信頼できないものになります。つまり、どちらの場合においても切り替えに必要なコストが同じならば、WがRPを実際に起動しているとか、また、RPⅡの場合よりもRPⅠの場合のほうが起動からより遅れてWが得られるということは起こり得ないはずです。(4)そして最後に、(自発的な動きをしてもらう代わりに)皮膚刺激を与える実験をみると、切り替えにかかるコストという提案が当てはまりそうにありません。一連の刺激における課題は原則的に、一連の自発的な行為の実験と同じものにしました。つまり毎回、さまざまな回数でランダムに刺激を与えられ、微弱な皮膚感覚を感じたときに、時計が示していた時点を覚えておくように被験者に指示したのです。被験者はたしかに、刺激が与えられた実際の時点に非常に近い時点を報告しており、報告の時点の平均は、実際の刺激時間と比較してマイナス五〇ミリ秒でした。この精度では、何百ミリ秒間もかかる切り替えのコストがおさまる余裕がありません。

「今、動こう」という状況での、事象の継起順序

それではもともとの疑問である、脳活動(RP)の起動と、行為を促す意識を伴う意志とのタイミング、関連性について、どのような答えが得られたでしょうか？　疑う余地のない答えは、こうなります。脳は**最初に**、自発的なプロセスを起動します。被験者は次に、脳から生じて記録されたRPの起動から三五〇〜四〇〇ミリ秒程度**後に**行為を促す衝動または願望に意識的に**気づき**(W時点)ます。九人の被験者にそれぞれ、四〇回の試行の実験をおこないましたが、このことはそのすべての被験者に当てはまりました。

この一連の事象は、ケラーとヘッカウセン(一九九〇年)、ハガードとエイマー(一九

九九年)、そのほかにも二つのグループが、私たちの実験を正確に再現してはいないものの、裏づけています。ハガードとエイマーはさらに、興味深い視点から実験をおこなっています。この二人は(私たちがおこなったような)頭頂でのRPだけではなく、皮質外側前運動野《がいそく》にあらわれるRPも記録したのです。これらの外側前運動野のRP(LRP)は、私たちのRPⅡの記録でみられたマイナス五五〇ミリ秒に近いところで起動しました。ハガードとエイマーはまた、LRPの実験を、早い起動と遅い起動の試行群に分けました。報告されたWの値(行為を促す衝動に気づいた時点)も、早いLRP試行群では早いタイミングの値が得られ、そして遅いLRP試行群では遅いタイミングの値が得られたのです。しかし、**どちらの**試行群においても、LRPの起動はそれぞれのグループのW時点よりも先でした。このことから、LRPの起動がW時点よりもかなり前のタイミングで起きるという発見は、LRPとW双方の広い数値範囲で常に有効だとわかります。

ハガードとエイマーは、さらに以下のように述べています。この二人は、彼らの得たRPは、Wの早い遅いと共変しなかったのだから、頭頂のRPプロセスはWの出現と因果関係があるはずはない、と強く主張しています。しかし、私たちのRPⅡは、「今、動こう」とする自発的なプロセスの最終的な起動につながる重要な値です(RPⅠはいつ動くかをじっくり考えるところから始まります。これはまた、別のプロセスです)。

ですから、私たちのRPⅡを早いグループと遅いグループに分けていさえすれば、早いWと遅いWの共変性が検証できたはずでした。この測定は、私たちも、ハガードとエイマーも、まだおこなっていません。したがって、こうした根拠だけにもとづいて因果関係について結論を出すことは、今のところ、まだできないのです(ハガードとリベット(二〇〇一年)参照)。

哲学者ジョン・R・サール(二〇〇〇年aとb)は、「意識を伴う「自己」が合理的に行動し、行為を**起動する**能力があるときに、自発的な行為はあらわれる」、と主張しています。しかし、「今、動こう」とする自発的なプロセスは無意識に起動することを、私たちは発見しました。つまり、意識ある自己はプロセスを起動できなかったのです。意識ある自己から生じた行動の動機ならすべて過不足なく、予定や選択決定というカテゴリに収まるものになるでしょう。私たちが実験で示したのは、この種のプロセスは最終的な「今、動こう」とするプロセスとは明らかに違うということでした。いうなれば、人は、まったく行動せずに、ある行為について計画し、ずっと考えていられるのです！サールの哲学的な考えから生まれたモデルが危うい立場に置かれたのは、実験からわかったすべての証拠を考慮に入れなかったせいでした。彼のモデルではほとんどのことが検証されていないし、検証不能ですらあるのです。

私たちの実験に戻りましょう。もう一つ、重要な発見として、Wは、筋肉の神経活動

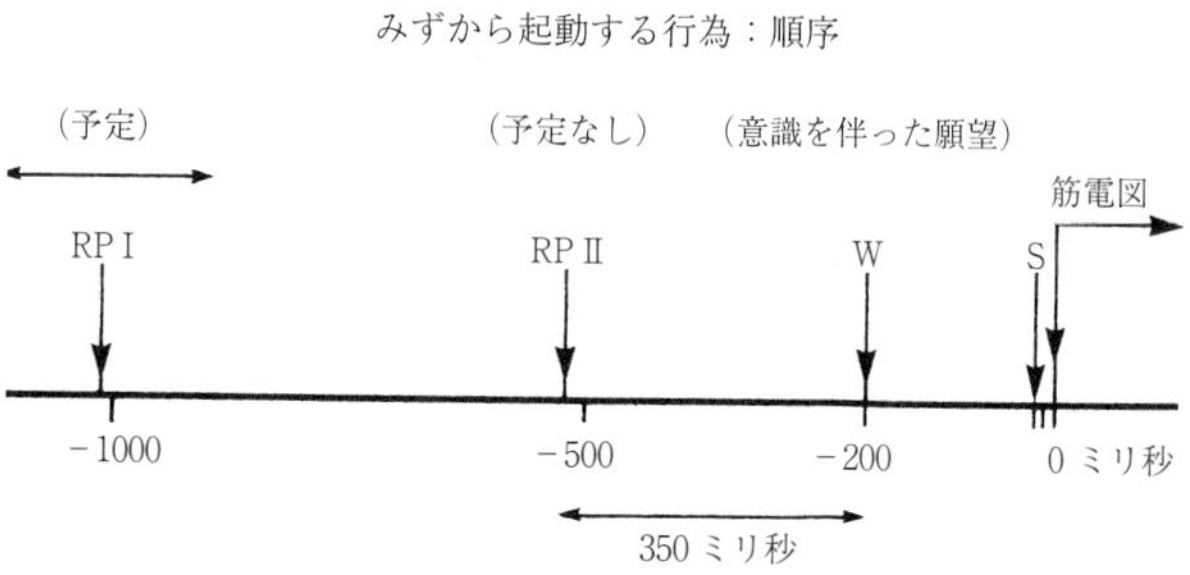

図 4.3　みずから起動する自発的な行為に先立つ脳(RP)と主観(W)の事象の継起順序を示す図

「ゼロ」時点(筋肉の活動の始まり)に比べてそれよりも早く，予定した行為(RPI)または予定していない行為(RPII)のどちらかの脳の RP がまず発生する．動作をおこなおうとする願望(W)のアウェアネスの主観的な経験は，最も早いときでおよそマイナス 200 ミリ秒のところであらわれる．これは行為(「ゼロ」時点)よりもずっと前だが，RPII と比べてもおよそ 350 ミリ秒ほど**後**になる．皮膚刺激の主観的なタイミング(S)は，平均しておよそマイナス 50 ミリ秒であり，これは実際の刺激の到達時間よりも前になる．リベット，1989 年より．ケンブリッジ大学出版局の許諾を得て再録．

の実際の動きから約一五〇〜二〇〇ミリ秒先行していました（図4・3参照）。また、実際の脳の起動と意識を伴う意志（W）の事実上の時間差は、おそらくここで（RPを使って）観察された四〇〇ミリ秒よりも大きいのです。というのは、すでに述べたように、脳内のどこかにある別の領域が、おそらく私たちがRPIIとして記録した活動（に先立ち、それ）を起動していると考えられるからです。

これはどういう意味でしょう？　まず、自発的な行為につながるプロセスは、行為を促す意識を伴う意志があらわれるずっと前に脳で**無意識に起動**します。これは、もし自由意志というものがあるとしても、自由意志は自発的な行為を起動していないことを示します。

また、多くのスポーツでみられるような、スピーディな起動が必要となる自発的な行為のタイミングについても、（私たちのこの知見は）広い範囲に影響を及ぼします。時速約一六〇キロでサーブしたボールを打ち返すテニス選手などは、行動しようとする自分の決断に気づくまで待っているわけにはいきません。スポーツでは、感覚信号に反応するのに、毎回違った出来事に応じるこみいった心のはたらきが求められます。これらはいわゆる反応時間とは異なります。仮にそうだとしても、自分の動きを意識して考えている人がいたら、プロのスポーツ選手はその人を「使えないやつ」だというでしょう。

意識的な拒否

意志にもとづくプロセスは、無意識に始まる——この発見からは、こんな疑問が生じます。「自発的な行為を実行するとき、意識を伴う意志には何か役割があるのか？」（リベット（一九八五年））。意識的な意志（W）は、脳活動（RP）の起動より最低でも四〇〇ミリ秒は遅れますが、運動活動の一五〇ミリ秒**前**にはあらわれます。意識的な意志にもし役割があるなら、自発的な行為が生じるプロセスの最終成果に影響を与えたり、制御したりすることかもしれません。一五〇ミリ秒もあれば、意識機能が意志プロセスの最終成果に影響を与える時間は十分にあります(といっても、実際にこのような効果があらわれるために活用できるのは一〇〇ミリ秒だけです。筋肉が活性化する前の最後の五〇ミリ秒は一次運動野が脊髄運動神経細胞を活性化し、その細胞を通して筋肉も活性化するために使われます。この最後の五〇ミリ秒間に、大脳皮質のほかの部分にさえぎられる余地なく、行為は最後まで成し遂げられます)。

意識を伴う意志は、自発的なプロセスを最後まで終わらせる判断ができるので、最終的な運動行動が生じます。もしくは、この意識を伴う意志は、運動行動が生じないようにプロセスをブロック、または「拒否」できます。

行動への衝動を拒む、という経験は、誰にでもよくあります。実行しようとしている行為が社会的に受け入れがたいものである場合や、その人の性格全般や価値観と合わない場合はとりわけ、よく起こります。その証拠に、行為が期待されている直前の時点、一〇〇～二〇〇ミリ秒前であっても、予定した行為を拒否できることを、私たちは実験で示しました。しかしこれは限界のある検証でした。この検証は、自然発生的な拒否についてはおこなえません。なぜならそのときは、電気による筋肉の活性化がないので、そこを起点に時間を遡って何秒、という時点の頭皮の電気活動をコンピューターに記録させることができないわけですから。したがって技術的におこなえるのは、あらかじめ予定した時刻に実行するように計画された行為の拒否に関する研究だけです。被験者は、「時計」のある時点、たとえば一〇秒と刻まれたところで、行動することを念頭におくように指示されます。しかし、被験者は予定していた時刻での行為をその一〇〇～二〇〇ミリ秒前に拒否することになっていました。行動の予定が念頭にあったという被験者の報告と合致するように、拒否をおこなうよりも一、二秒前の間にかなりの大きさまでRPが高まります。ところがこのRPは、あらかじめ予定した時刻のおよそ一〇〇～二〇〇ミリ秒前のところで横ばいになります。被験者が行為を拒否し、筋肉反応があらわれなくなるからです。観察者は、行動の予定時刻に、コンピューターにトリガー信号を送っていました。これによって、人は行動を予定していた時点の直前一〇〇～二〇〇ミリ秒以内に、その行為を拒否できることが少なからず示されました。

こうした結果をみると、行為へと至る自発的プロセスにおける、意識を伴う意志と自由意志の役割について、従来とは異なる考え方ができます。私たちが得た結果をほかの自発的な行為に当てはめてよいなら、こういうことになります。意識を伴う自由意志は、人間の自由で自発的な行為を起動してはいません。ですが、意識を伴う自由意志は行為の成果や行為の実際のパフォーマンスを制御できます。行為を(実行に至るまで)推し進めることもできるし、行為が起こらないよう拒否もできます。運動行動が実際に生じるように、意志プロセスを進ませることもまた、意識を伴う意志の能動的な役割かもしれません。意識を伴う意志は、自発的なプロセスの進行を活性化し、行為を促す可能性がありあります。こういう場合、この意志は受動的な傍観者というわけにはいかなくなります。自発的な行為を、無意識の活動が脳から「湧き立って」始まるものだとみなしてもよいのかもしれません。意識を伴う意志はやがて、これらの先行活動のうち、どれが行為へとつながるものなのか、または、どれが拒否や中止をして運動行動があらわれなくするべきものなのかを選ぶのでしょう。自由意志についての全般的な考察については、次節で議論します。

ロバート・ドーティはかつて、このように考えました。脳による無意識の先行活動があまりにも頻繁に起きているので、そのどれを拒否すべきか監視するべく、自覚ある意識は絶えず忙しくはたらかされているのではないかと。とはいえ、自発的な行為に至る先行活動がどのくらい頻繁に「湧き立って」始まるものかは、私たちにはわかりません。それらは、比較的まれにしか起こらないのかもしれません。しかし、どちらにせよ、無意識のプロセスは、任意の先行活動を受け入れるか否かについての情報を提供するのでしょう。こうした無意識のプロセスは、RPⅡの起動後四〇〇ミリ秒ほどの間に展開します(後の項「意識ある拒否には、先行する無意識のおおもとがあるのだろうか?」を参照)。意識を伴う拒否プロセスが喚起される必要が生じるのは、こうした無意識のプロセスがこの先行活動をどう考えても受け入れがたいと分類するときだけです。

人間には自由意志があるのか？

自由意志についての問い——それは人間の本質について、また、私たち人間がどのように宇宙や自然界の法則とかかわっているかについての考え方の、根本にかかわります。私たち人間は、物理法則の決定論的な性質に完全に支配されているのでしょうか？　人間はそもそも、自覚ある感情や意図をなんの脈絡もない随伴現象としてつけ足した、高度に発達したオートマトン（ロボット）でしかないのでしょうか？　それとも、既知の物理法則に完全には支配されず、何かを選択したり行動したりできる自立した存在なのでしょうか？

最も一般的で広く知られている考えは、人間はしたいことを選び、決める能力を神から与えられており、この能力は自然界の物理法則にもとづく決定論的な制約をまったく受けない、というものです。こうした考え方を、世界中の数多くの宗教が広めてきました。こう考えなければ、人間の自発的な行為の責任を個人に帰するという倫理観を展開するのが難しくなります。また、自由意志について昔からある一般的な考え方もまた、人の意志は意識的に実行に移されることを前提としています。自分の選択や行為についてまったく気づいておらず、また、こうした行為を無意識に実行している人がいたら、社会ではたいがいその人物を、自分の行動にあまり責任を負えない人、とみなします。

また、多くの人々が、神は全知全能の立場から人間と自然界を支配していると考えています。この考え方から、人の「運命」は定められたものであるため、人のおこないはすべて、その人の采配よりも大きな力が動かしている、とする信念も生まれました。もし神が、あなたがおこなおうとしていることをあらかじめ知っているのなら間違いなく、あなた自身がその行為について事前におこなっていたはずである主体的で自由な決定、または選択よりもさらに前に、行動が選ばれていたことになります(皮肉なことに、運命と神の力に関するこの意見の説得力のなさは、無神論者であることが多い決定論的唯物主義者の意見の説得力のなさと大差ありません[訳註：リベットが繰り返し述べている通り「いずれも、科学的に実証(反証)できない」から])。

何世紀もの間、神学者たちは、普遍的で全知全能である神という考え方と両立できる、自由意志の存在を認めるさまざまな哲学を考案してきました。たとえば、ユダヤ教神秘主義思想の一派であるカバラの信奉者は、人間が何をするかについて前もって知ろうとする力を、神自身は進んで放棄した、と主張しています。そう考えれば、神が人間にそなえて欲しいと願った特性として、人間の自由意志のはたらきを認めることになります(クーパー(一九九七年)参照)。

脳プロセスと意識を伴う意志のタイミング

私たちの実験では、行動の自由に対するありとあらゆる制約を排除しました。被験者たちは、自分がそうしたいという衝動や願望を感じたらいつでも、単純に手首を振る、あるいは曲げ伸ばしをしました。こうした自発的な行為は、外部からの制限や制約を受けずに、気まぐれに実行されました。自由意志が、このような自由で自発的なプロセスの起動要因とは考えられないことは、すでにみてきました。自由で自発的な運動に至る準備の起動は脳内で無意識に始まっており、「今、動こう」という願望や意図の意識的なアウェアネスよりもおよそ四〇〇ミリ秒かそれ以上先行していることを私たちは発見し、明らかにしたのです。

意識を伴う意志の制御機能

人は自身の行為を拒否できる可能性があるのは、たしかです。行動しようとする意識を伴う願望や衝動があらわれていても抑圧したり拒否したりしていたと、私たちの実験で被験者たちは折々に報告しています。活性化したときの筋肉の電気信号がないと、本来拒否に先立つはずのRPのコンピューター記録を起動するためのトリガー(行動する時点)もありません。したがって、行為を促す意図が自発的に拒否された場合、RPはまったく記録されません。それでも、あらかじめ設定した時刻に計画された行為を被験者が拒否できることを、私たちは示せました(前の節「意識的な拒否」を参照)。

実験の被験者に限らず人は誰でも、ある行為を自発的に実行しようとする衝動を拒否した経験があります。そういうことがよく起きるのは、行為しようという衝動が、たとえば指導教授に対して何か卑猥な言葉を叫ぼうとするような、社会的に受け入れがたい結果をもたらす場合です。ちなみにトゥレット症候群という病気では、被験者はまさしく卑猥な言葉をいつの間にか叫びます。こうした行動はそもそも、不随意です。トゥレット症候群の患者によって為された自発的な行為の前にもRPはあらわれるのですが、このような行為の前にはRPはあらわれません。またどんな人でも、事前に警告されていない刺激への素早い反応では先行RPがあらわれません。これは意識的で自由な自発的行為ではないのです。とはいえ、前もって準備された無意識なプロセスに頼っているのかもしれませんが。

これまでに述べた拒否のほかに、意識を伴う意志にはまた別の機能がありそうです。それは意識プロセスが最終的な行為へと進行し、行為を実行するために必要なきっかけとしてのはたらきです。それが意識を伴う意志に、運動行動を能動的に生み出す役割を与えるのでしょう。この仮説上での意識を伴う意志の役割は、実験では裏づけられていません。ある程度「自動的に」、なじんだ行為ならば、そうしたい、という報告可能な、自覚を伴う願望がなくても実行に移せます。しかし、このようなひとりでに行為が起こる前のRPの振幅とその継続時間は比較的わずかなものになります。

強迫性障害(OCD)は、行為を促す自発的な衝動と拒否機能の役割の間のアブノーマルな関係について、興味をそそる、示唆に富む例をみせてくれます。たとえばOCDの患者は、何度も繰り返し手を洗うといった、特定の行為を繰り返し実行しようとする意識を伴う衝動を経験します。この患者には、衝動が湧くたびにそれを拒否し、その行為をし続けないようにする能力がどこからみても欠けているのです。カリフォルニア大学ロサンゼルス校の神経学者であるJ・M・シュウォーツとS・ベグレイ(二〇〇二年)がおこなった非常に興味深い臨床調査では、OCD患者を訓練したところ、行為せずにはいられない衝動を積極的に拒否する能力を伸ばせました。患者は衝動的なプロセスを意識的に拒否するように努力することを覚え、やがてOCDの症状を克服しました。積極的な「精神力」が、行動せずにはいられない衝動を拒否する要因として作用すると解釈しなければならず、となると、この意識的な精神力は決定論的唯物主義者の観点からは説明がつかず、解決できない、とシュウォーツとベグレイは述べました。最近ではサンフランシスコのある精神科医が、行動が暴力的な患者がこうした暴力の衝動を拒否できるように訓練を始めた、と私に教えてくれました。

こういったことすべてが、意識的な拒否機能についての私の意見と合致しており、自由意志がどのように作用するかという私の問題提起をしっかりと支持しています。つまり、自由意志は意志プロセスを起動しないのです。ただし、意志プロセスを積極的に拒否し、行為そのものを中断したり、行為を実行したりさせる(またはそのトリガーとなる)ことで、その結果を制御できます[訳註：この部分は、一見すると脳一元の決定論にみえる自身の研究結果と、自由意志を擁護する健全な常識的立場をなんとか矛盾なく両立させようとする、著者リベットの努力の跡、とみることができる。その骨子は、メンタルプロセスを二つに分け、行動への最初の衝動は無意識裡に生理学的に起動されるが、それを止める「権利」は自由意志が有する、というものである。S・コスリンの「序文」にみるように、この考え方は主観的現象と合致するばかりか、カオス、複雑系などの影響を受けたモダンな脳観とも相性がよい。しかし半面で、この「最初の衝動」と「抑制の意志決定」をそんなにきれいに切り分けられるのか、という疑問も提起する。たとえば、ある行為をし続けていて「そろそろ止めようか」という「抑制の意志決定」はどちらに属するのか、議論の余地が残る]。

全米で約二〇万人の患者がいるトゥレット症候群の症状、多くの場合卑猥な言葉で大声を上げようとする衝動やほかの異常行動は、意識的に制御するのはほとんどの場合不可能です。脳の撮像研究(ウルフほか(一九九六年))によって、この疾患には尾状核が関係していることがわかりました。尾状核とは、大脳皮質の下にある「大脳基底核」の一つで、意図的な行為全般をまとめるはたらきがあるとみられています。この尾状核が、トゥレット症候群の患者の場合、ドーパミンに対して過敏な反応を示します。これとは反対に、パーキンソン病では、神経伝達物質であるドーパミンの欠乏が症状の原因となります。パーキンソン病の患者は、(ほかの運動変化の中でも特に)動きを起動する能力の低下を示します。興味深いことに、行動せずにはいられない衝動を抑制(拒否)することが難しい強迫性障害の患者にも、尾状核に活動の変化がみられました。こうした発見から判断すると、行為を促す自発的な衝動の拒否は、おそらく大脳半球の前頭葉前部で起動するように思われますが、尾状核内の神経活動も関係していそうです。すでにどこかで述べたように、前頭葉にダメージを受けると、かなり抑制の効かない、たいがい反社会的な行為を引き起こします。

社会心理学者であるダニエル・ウェグナー(二〇〇二年)は最近の著書で、意識を伴う(自由)意志は一つの実体のないイリュージョンである、とする非常に長い論述を発表しています。自発的な行為が脳内で無意識に起動することを示す私たちの実験について、彼は正確に記述しています。意識を伴う意志とは、精神(心で起きている)事象や「行為などほかの多くの活動と同様に、それに先立つ脳活動の結果にすぎない」(五五頁)ことを私たちの実験上の発見が示していると、ウェグナーもまた多くの人々同様に述べています。しかしその一方、拒否という現象と、意識を伴う意志がそのおおもととなる役割を果たすかどうかについては、ウェグナーはその本の中でまったくふれていません。自発的プロセスが、意識を伴う意志があらわれる前に無意識に起動しているのなら、この意識的意志の役割は、自発的行為が最終的にあらわれるのを制御することなのかもしれません。

「自分自身が自発的な行為を起動している」という実感を、どう考えるか?

先の項「脳プロセスと意識を伴う意志のタイミング」で述べた、自由意志がどのように作用するかという問題に関する私たちの立場に立つと、じつはある疑問が生じます——行動を起こすときの実際の自分の感情や経験を、どのように説明すればよいのでしょうか? 自由で自発的な行為を起動する脳プロセスが無意識のものであるなら、意識的にプロセスを起動できるという私たちの実感とは、噛み合いません。私たち人間は、実際の運動活動の前に運動を促す衝動(または願望)に事実上気づくことを実感として知っています。それが、自分自身が意識的にプロセスを起動しているという感情を引き起こします。しかし、自発的に起動したという感情は必ずしも妥当ではありません。その運動に至るプロセスが実際には無意識に起動していたことに本人は気づいていないからです。

かたや、意識を伴う意志があらわれたときに、それが無意識に準備された先行活動を実現するトリガーとしてはたらき、やがて行為を生み出すところまで導くことがあります。この場合には、「自発的な行為を起動または生み出している」という私たちが意識する実感は現実を反映しています。だったらこれは、イリュージョンなどではありません。

いずれにしてもはっきりしているのは、意識を伴う意志には、自発的なプロセスをブロックまたは拒否し、運動行動をまったく起こさせない能力があることです。言い換えると、意識を伴う自由意志は、無意識に起動したプロセスの成果を制御できます。拒否されていない行為を達成まで導くという役割もあるのかどうかは、現在までのところ実験的に立証されていません。

意識ある拒否には、先行する無意識のおおもとがあるのだろうか？

ここで私たちは、こういう可能性についても考えるべきでしょう。意識を伴う意志が生じ、あらわれる場合と同じように、意識的な拒否自体にもそのおおもとには先行する無意識プロセスがあるのか、という問題です。もし拒否そのものが無意識に起動し、生じるものであるなら、拒否という選択は、意識的な因果事象というよりも、**後から自覚化する**無意識の選択ということになります。適切なニューロン(神経細胞)活動のわずか約〇・五秒後に、脳はある対象へのアウェアネスを「生み出す」ことを、私たちのこれまでの証拠は示しています(第二章、およびリベット(一九九三年、一九九六年)参照)。

拒否を選んだ無意識の起動でさえも、無意識とはいえ本人による正真正銘の選択であり、依然として自由意志のプロセスであるとみなせる、と提起した人もいます(たとえばヴェルマンス(一九九一年))。私には、自由意志についてこのような意見は受け入れられませんでした。このような意見では、人は意識的に自分の行為をコントロールできないことになります。この人は、無意識に起動した選択に、気づくだけになります。先行するどのような無意識プロセスの本質にも、直接的な意識を伴うコントロールがまったくできないということになります。しかし、自由意志プロセスというときには、行動すべきか否かの選択について、人は意識的に責任を負えるという含意があります。意識的なコントロールができる可能性がないなら、人が無意識に実行する行為は、責任を問われなくなります。

たとえば、精神運動性のてんかんの発作やトゥレット症候群の患者の(社会的に眉をひそめられるような言葉で罵り叫ぶ)行為は、自由意志にもとづくものとはみなされません。それならば、健常な人物に無意識にある事象が起き、それがその人自身の意識的なコントロールも及ばないプロセスであるなら、それがなぜ自由意志にもとづく行為だとみなされて、その人自身が責任を負わなければならないのでしょうか？

この問いにお答えする代わりに、私はこんな考えを提案します。意識を伴う拒否には、先行する無意識プロセスは必要ないし、あるいはその直接的な結果でもないのではないのかと。意識を伴う拒否は制御機能であり、行為への願望にただ単に**気づく**こととは別です。どのような心脳理論でも――心脳同一説においてさえ――意識を伴う制御機能の性質に先立って、これを決定する特定の神経活動が必要であることが、理屈上欠かせないわけではありません。また、先行する無意識プロセスによる特定の展開がなければ、制御プロセスがあらわれる可能性はないと言い切れる、実験にもとづく証拠もありません。

たしかに、拒否という決定を意識するということはまさに、その人はその事象に気づいているということです。このことと私の提案とは、相容れるのでしょうか？　おそらく、私たちはアウェアネスの概念を再検討すべきでしょう。とりわけ、アウェアネスとその内容とをともに発生させる皮質プロセスの中で、アウェアネスがその内容とどのように関連しているかを。アウェアネスはそれ自体が独自の現象であり、その内容、すなわちその人が気づくようになることの中身とは異なることを、私たちの研究でこれまでに示しました。

たとえば、感覚刺激のアウェアネスには、体性感覚野を刺激する場合でも、皮質下の経路(視床または内側毛帯)を刺激する場合でも、ともに連発刺激の同じような持続時間が必要でしょう。しかし、この二つのケースでは、気づく**中身**は違います。皮質への刺激では、感覚のアウェアネスは主観的に遅れますが、かたや皮質下の経路への刺激には、主観的な遅れはありません。(ですが)無意識のメンタルプロセスにおける中身(たとえば、信号へのアウェアネスなしで正確に信号を検出すること)は、その信号へのアウェアネスがある場合の意識的な中身(正確な検出)と一致することもあるでしょう。しかし、その同じ中身に気づくようになるには、皮質下経路への刺激の持続時間をおよそ四〇〇ミリ秒増やさなければならないのです!(リベットほか(一九九一年)参照)

内発的な、自由で自発的な行為では、行為を促す意図のアウェアネスは、脳がプロセスを無意識に起動した後、約四〇〇ミリ秒遅延します(前の節で扱った、「「今、動こう」という状況での、事象の継起順序」参照)。ここで発生するアウェアネスは、意志を伴うプロセス全体に適用できそうです。これには、行為を促す意識的な衝動や、それに対する意識的な拒否に影響を与える要因の内容も含まれます。ある事象のアウェアネスは必ずしも、事象全体の中にある一つの細かい事項だけに限定されるわけではないのです。

拒否するという決定を下すもととなる要因は、拒否に先立つ無意識プロセスによって事実上発生するという可能性は、ゼロではありません。しかし、拒否を促す意識的な決定は、先行する無意識プロセスがダイレクトに定めなくても実行される可能性もありま す。つまり、人は、提起された(行為の)プログラムを、先行する一連の無意識な脳プロセス全体によって、意識的に受容または却下できるのでしょう。拒否しようとする決定のアウェアネスは、先行する無意識のプロセスを必要とするかもしれないが、そのアウェアネスの中身(拒否しようとする実際の決定そのもの)については、先行する無意識プロセスを必ずしも必要としない独自の特性を持つのです［訳註：ここでは著者は「拒否する決定も意志決定である以上、ほかの意志決定と同様四〇〇ミリ秒先立つ無意識プロセスを必要とするのではないか。そうなると、論理的に無限後退して、自由意志は消滅してしまう」という批判に、応えようとしている］。

私たちの発見は自発的な行為についてどれくらい重要な意義を持つのか?

私たちが研究したのは単純な行為でしたが、それ以外の自発的な行為にも、無意識の脳プロセスと、意識を伴う願望や行動の意志のあらわれとの間にみられるような時間的条件で決まる関係があると考えられるでしょうか？　技術的な制限がある科学研究ではよく、まずは単純な系であるプロセスを研究することがあります。その単純な系でファンダメンタルなことを発見できれば、のちに技術的な制限を克服してから、それが関連するほかの複雑な系においても共通するものであることを確認できるからです。たとえば、孤立系で、単一電子の電荷をミリカン［訳註：Robert Andrews Millikan（一八六八～一九五三）、アメリカの物理学者。ここに記された業績により、一九二三年ノーベル物理学賞受賞］が測定しましたが、これはどんな系における電子にも当てはまります。実際、RPにおいてもその後、話し始めたり書き始めたりといったほかのもっと複雑で自発的な高次行為でRPが先行することを、ほかの研究者が発見しました。しかしこの研究者たちは、このような行為を始めようという意識を伴う願望のあらわれるタイミングを調べませんでした。ですから、私たちの実験的発見を自発的な行為全体の特性とみるならば、そこからどんな一般的な含意を引き出せるかを考えてもよいでしょう。

また、どの行動を選び、適応させるかの検討(選択した行為をいつおこなうかを予定することも含めて)と、実際に「今、動こう」とする最終的な意図とを、区別すべきです。人は一日中検討したあげく、結局行動には至らないこともあります。この場合、自発的な行為はありません。私たちの実験研究の中のいくつかの試行で、被験者は意識的に、だいたいいつ行動すべきか(たとえば、次の一秒に、といった)の前もっての計画などに気をとられていることがわかりました。しかし、こういった場合でも、被験者が報告した「今、動こう」とする意識ある願望が生じた時点は、約マイナス二〇〇ミリ秒でした。この値は、予定されていない完全に自然発生的な自発的な行為の場合に、被験者が報告した値に非常に近いものです。予定の有無にかかわらず、行為を準備する無意識の脳プロセスの起動(RP)は、最終的な、意識を伴う今行動しようとする意図よりもずっと前に起こります。

こうした発見はこういうことを示しています。今行動しようとする一連の脳の意志プロセスは、ありとあらゆる意志行動にも当てはまるのかもしれない――それがまったく自然発生的であろうと、意識的な検討をさんざん重ねたものであろうと。つまり、事前の検討またはは計画があろうとなかろうと、今行動しようとするプロセスは、今行動しようとする意識を伴う願望があらわれる約四〇〇ミリ秒前に無意識に湧き起こるのです。こうした「今、動こう」とするプロセスは、思考や計画プロセスの影響を受けない、別個のプロセスであるようです。

自由意志のはたらきについて倫理面で考えられること

すると意識を伴う自由意志の役割は、(プロセスを最終的に行為へと導くことができるにしても)そもそも、自発的なプロセスを起動することではないでしょう。しかしまた、意識を伴う意志は行為を実行するかどうかを、(途中でも)間違いなく制御できます。自発的な行為への無意識の先行活動は、脳内で無意識に「湧き立つ」ものだと、考えてもよいでしょう。つまり意識を伴う意志は、こうした先行活動のうちのどれを行為へと進めるのか、またはどれを拒否して行為を起こさないよう中止するのかを選ぶのです。

自由意志のこうした役割のようなものは実際に、一般的に受け入れられている宗教や、倫理的価値観と重なります。多くの宗教哲学者たちは、人間は自分の行為に責任があると考え、「みずからの行為をコントロール」するようにと唱えます。モーゼの十戒の多くは「してはいけない」ことの規定です。哲学者で信心深い聖者であるマイモニデスは次のように述べています。「高潔さとはすなわち、人間の最も本能的な肉体的な欲望をも否定できるような、しっかりしたセルフコントロールである」(ユダヤ教指導者ショロモ・リスキン(一九九九年)より引用)。これに関連して、ユダヤ教とキリスト教とでは、黄金律に興味深い違いがあります。イエス・キリストの時代の少し前に生きたユダヤ教指導者ヒレルは、このように述べています。「自分が**されたくない**ことを、人に**してはならない**」。これは言い換えると、寛容な心を持って、他人のことには構わないようにしようということです。一方、キリスト教信者は、積極的な、実践主義者の考え方をします。「人に**してもらいたい**と思うことは何でも、あなたがたも人に**おこないなさい**」(出典『マタイ伝』七:一二)。今は亡き哲学者であるウォルター・カウフマンは、その著書である『異端者の信念』(一九六一年)で、この違いはきわめて重大だと強調しています。キリスト教信者の黄金律は、他人の願望と衝突する、つまり結局は何かを押しつけることになりかねない、とカウフマンは述べています。

人はどのようなときに、罪の意識を持つ、あるいは罪深くなるのか?

さまざまな宗教や哲学体系の中で、人はどのようなときに罪の意識がある、あるいは罪深いとみられるのか――この問いに、私たちの発見はどうかかわってくるのでしょうか? もし、社会的には許されない行為をせずにはいられないという意識を伴う願望、または衝動を味わった場合、この衝動を拒否し、実際何も行為に移さなかったとしても、これは罪深い出来事だとみなされるのでしょうか？　宗教体系によってはこの答えは「イエス」です。カーター元大統領はかつて、複数の女性に「欲望を感じた」と認めています。実際に行動に移さなかったにもかかわらず、このような欲望の衝動を持ったことについて、カーター氏は明らかに、依然として罪深さを感じていたようです（元大統領の考えは、『山上の垂訓』の以下の二節に由来するキリスト教の伝統にもとづくものです。「『汝、姦淫するべからず』といわれていたことは、あなたがたのきいているところである。しかし、私はあなたがたにいう。情欲を抱いて女をみる者は誰しも、心の中ですでに姦淫をおこなったのである（とキリストはいった）」（『マタイ伝』五：二七―二八、アンソニー・フリーマン牧師の指摘による）。

しかし、私たちの発見によると、こうした衝動はいくらでも脳内で無意識に起動し、発達するのです。行為を促す意図が無意識にあらわれるのは、意識的にコントロールできません。意識的にコントロールできるのは、その運動行動の最終的な結果だけです。したがって、何か許され難いことについて、ある人がただ単に精神的な意図や衝動を持っただけで、たとえそれが実行に移されなかったとしても罰しようとする宗教体系では、生理学上克服できない道徳的そして心理的な困難が生じます。

それどころか、容認し難い行為が実際におこなわれなくても、行動したいという衝動を持つだけで罪深い、ということにこだわるなら事実上、すべての人間は罪深いことになります。このような衝動が無意識に起動するメカニズムは、おそらく全人類に備わっているのです。そして人は生きていれば誰しも、社会的に容認され難い行動への衝動と実行に移したいという意図を抱くことが必ずあるでしょう。そういった意味では、このような見方は人間が背負う原罪の生理学的な根拠になるともいえます！　もちろん、原罪の概念もまた、何を罪深いとするかという見方によって変わるわけですが。

倫理体系では、他人に対してどのようにふるまい、かかわっていくかという道徳規範やしきたりを取り上げています。おそらくこれは行為についての言及で、単なる衝動や意図にはふれていません。人の実際の行為だけが、他人の幸福を侵害し得るのです。意識的に制御できるのは行為の**実行**ですから、行為について個人に罪や責任を帰するのは妥当なことなのです。

決定論と自由意志

また、自由意志についてこれまでに考察してきた中でふれられていなかった、さらに深い疑問が残っています。私たちが実験的に立証してきたことは、自由意志がどのように作用するかについてのある程度の知識でした。しかし、以下の疑問についてはまだ解決されていません。(1)人間の意識を伴う意志にもとづく行為は、脳内の神経細胞の活動を支配する自然界の法則によって全面的に決められているのか。そして、(2)自由で自発的な行為と、それを実行する意識を伴う決定は、自然決定論とはある程度別個に進められるのか。このうち最初の考えを受け入れると、自由意志が実体のないものになります。すると、「自分の意志をはたらかせる」という意識レベルでの実感は、それ自身には因果的決定力のない単なる脳活動の副産物、随伴現象とみなされます。

自由意志は実体のないものであるとする意見は、ウェグナー(二〇〇二年)がかなり詳しく記述しています。こうした意見への貢献者には、ほかにももちろん、チャーチランド ら(一九九八年)やデネット(一九八四年)といった人たちもいました。ウェグナーは「みかけ上の精神的因果関係の理論」として、「自分自身の思考を行為の原因であると解釈したときに、人は意識を伴う意志を経験する」と提唱しました(彼の前掲書六四頁より)。つまりこれは、意志の意識を伴う**経験**は「彼らの考えと行為の間にある実際のどんな因果関係ともまったく関係がない」ということです。もちろん、この考え方を決定論的な見方における自由意志の理論であると主張するのはかまいません。しかし、この有効性を立証する決定的な証拠がないのです。この理論を反証する実験的な検証は、これまで提案されていません。反証の可能性がなければ、(カール・ポパーが説明したように)否定されることを恐れずどんな理論でも勝手に主張できてしまいます。

第一に、自由選択または行為は予測可能ではありません。それが完全に決められていたものと考えたとしても、です。ハイゼンベルクが唱えた「不確定性原理」は、万物の根底にある分子活動について私たちが何もかも知っている、という可能性を受け入れません。量子力学では、私たちは事象の確実性よりも、確率について考えざるを得ないのです。また、カオス理論では、ランダムな事象は、予測不可能なやり方で系全体のふるまいを変化させます。ところが、現実において事象が予測不可能であっても、それが自然の法則に従っており、すなわち決定されているという可能性を排除するわけではありません。

ここでもう一度、根本的な疑問に立ち戻りましょう。決定論を受け入れるべきでしょうか？　非決定論は有力な選択肢でしょうか？　まず理解せねばならないのは、こうした選ぶべき意見(「自然法則決定論」対「非決定論」)のいずれもが、立証されていない理論であること、つまり、自由意志の存在については立証されていないことです。(自然界の法則に従った)決定論は大枠でみると、物質的に観察可能な世界ではうまくつじつまが合います。このことから、多くの科学者や哲学者たちはこのような決定論から逸脱するものを不合理かつ、浅はかで考慮するに値しないものとみなしてきました。しかし自然界の法則は、物質的な対象の観察から得られたのであり、主観的な心の現象の観察から得られたのではありません。この主観的で精神的な現象は、直接観察できません。それは、その本人が内面で経験していることだからです。自由選択または自由意志について判断を下す仲裁者、あるいは手段として、自然法則に沿った決定論が有効だと絶対的に、もしくは説得力をもって示す証拠はこれまでにみつかっていません。また、その証拠を検証する実験デザインも提案されていません。

物質的な現象のカテゴリにあるものと**主観的な**現象のカテゴリにあるものとの間には、まだ説明されていないへだたりがあります。物質的な構造と神経細胞活動について知識をしっかり備えて脳の中を覗きこんでも、主観的な経験を説明するものは何もみつからないことを、古くはライプニッツにまで遡る研究者たちが指摘していました。そこでみられるのは、細胞組織と、その相互接続、そして神経インパルスの発生と代謝の化学変化、そのほか電気生理学的な事象だけです。（一九五〇年代後半に始まった）意識経験の生理学についての私たち自身の実験研究の基盤には、以下の考えがありました。外部から観察可能な脳のプロセスと、それに関連した報告可能で主観的な内観経験について、この二つの関係を理解するにはそれぞれ別個のカテゴリとして、同時進行で観察・記録されなければなりません。物質的に観察可能な世界の決定論的性質が、主観的で意識を伴う機能と事象を説明できるというのは、あくまでも思弁的な**信念**であり、科学的に立証された命題ではないからです(もちろん、現代物理学では物質的な事象ですら、決定しているものでもなければ予測可能なものでもないかもしれない、としています。にもかかわらず、こうした物質的な事象はマクロレベルでは自然界の法則にのっとっているのです。しかしこれは、物質的な事象であってもミクロレベルでは、観察や検出が不可能な仕方で外部からの「メンタルな力」の影響を受けやすいという可能性がゼロだとするものではありません)[訳註：著者はここでも、量子力学の不確定性原理やコペンハーゲン解釈、観測者効果などや、それらにからめた意識への物理学的アプローチ(たとえば、R・ペンローズなど)を念頭においているものと思われる]。

(その反面で)ときには意識を伴う意志が、一般的によく知られている物理的法則に従わずに効果を発揮する、とする非決定論主義の考え方ももちろんまた、立証されていない思弁的な信念です。すでに知られている物理的法則に反して、意識を伴う意志が脳機能に影響を与えることができるとする見方には、二つの考え方があります。一番目の考え方は、物理的法則に反していても検出が不可能であるというものです。なぜなら、心の動きは、量子力学が許容する不確実性下のレベルにあるかもしれないからです(これが実際に論証できるかどうかについては、まだ明らかになっていません)。この考えに従うと、**知覚可能な**、既知の物理的法則を侵害せずに、非決定論的な自由意志が生じ得ることになります。二番目の考え方は、少なくとも原則的には、既知の物理的法則への侵害は検出できるほど十分に大きなレベルのものである、というものです。しかし、実践において検出可能かというと、これはほとんど不可能だと反論できます。ましてや、意識を伴う意志が比較的わずかな神経要素にほんのわずかにはたらきかけるだけでその影響力を及ぼせ、そしてこうしたはたらきかけが脳内の神経細胞パターンを増幅するトリガーとして作用し得るなら、この検出は特に難しくなるでしょう。いずれにせよ、どちらの理論(決定論または非決定論)が自由意志の性質を正確に説明するかというこの疑問への、科学的な答えはまだ出ていません。

しかし、人間ならほぼ誰しも覚えのある経験を理解することは大事です。すなわち、ある状況においては、われわれは自由で独立した選択ができ、また行動すべきか否かをコントロールしながら行動できています。このことの最もシンプルな例を、私たちは実験研究に取り入れました。気が向いたときに自由に手首を曲げ伸ばしする、意識を伴う意志についての実験です。この実験によって、意識を伴うメンタルプロセスは、ある脳プロセスを制御する要因となり得るというそれなりの証拠が提示されました(リベット(一九九三年、一九九四年))。もちろん、そうした経験の本質は、立証されねばなりません。私たちがおこなった実験での発見から、意識を伴う自由意志は最終的な「今、動こう」とするプロセスを起動するのではないことがわかりました。このプロセスは無意識に生じるのです。しかし、以前述べたように、意識を伴う意志には間違いなく、自発的なプロセスを進ませ、結果を制御できる力があります。このように、個々の選択と制御(行動すべきか否か、いつすべきか)の経験には、たしかに、イリュージョンではないという、しっかりとした妥当性があるのです。(ですが)「今、動こう」とするプロセスがまだ少しもあらわれていないうちに、意識を持って検討し、計画して行動を起こすかどうかの選択についてじっくり考える、という脳の性質については、まだ解明されていません。

この経験は、実験科学者の意見とどのように符合するのでしょうか？　この経験は非決定論者よりも決定論者の考えに、より矛盾を生じさせるようです。というのも、現象としてみられる事実はこうです――自由意志のようなものが実際にある、とたいがいの人は感じています――少なくとも私たち人間の行為のあるものについては。それも、脳の状態ととりまく環境によってある程度限られた範囲ではありますが。自由意志という現象についての人間の直観的な感情は、人間の本質についての私たちの意見の基盤となるのでしょう。ならば、見落としがちなその場しのぎの思いこみに頼り、人間の本質についてあたかも科学的な結論であるとされているものを信じてしまわないように、十分に気をつけなければなりません。自由意志についての現象を実体のないイリュージョンとして単純に解釈し、この現象として起きている事実の妥当性を認めない理論は、現象として起きている事実を認め、受け入れようとする理論に比べると説得力がありません。

私たちが何者であるのかという観点からも根源的に非常に重要な問題である以上、私たち人間の自由意志は実体のないものであるとする主張は、どこからみてもダイレクトな証拠にもとづいたものでなければなりません。理論は観察を説明づけるものであるべきで、理論を正当化する強力な証拠がない限り、観察したことを捨て去ったり、ゆがめたりするものであってはならないはずです。このような証拠は今のところなく、決定論者たちもこれまでに、自分たちの理論を検証できそうな実験デザインを提案してきませんでした。自由意志は実体のないイリュージョンであるとする前述のウェグナー（二〇〇二年）による凝った問題提起は、そういったたぐいのものです。人間は活動において多少の自由を持ち、あらかじめ設定が定められているロボットではない、という人間のあり方についての私たちの意見を、立証されていない決定論の理論にもとづいて捨ててしまうなんてばかげています。

非決定論的な意味合いからいって純粋に自由、という意味での自由意志について、私の結論は、こうなります。つまり、自由意志の存在を認める立場は、自然界の法則にもとづく決定論的理論によってそれを否認する立場に比べ、より秀でているわけではない。それでも、少なくとも同等な可能性を持つ、科学的な選択肢です。決定論と非決定論の理論、どちらも思弁的であることを考えると（せめて、何かほかに本当に物議を醸すような証拠がいずれあらわれるまでは、というより、そんな証拠はあらわれるのかどうかさえわかりませんが）、私たちには現に自由意志があるという意見を受け入れるべきではないでしょうか？　このような考え方ならば、人間にはたしかに自由意志があるのだという心の奥底にある感情を少なくともある程度認め、受け入れられるようになるでしょう。人間は、既知の物理的な法則によって完全にコントロールされ、行動している機械だと考えなくてもよいのです。このような懐の深い考え方を、神経生物学者であるロジャー・スペリー(ドーティ(一九九八年)参照)も近年になって提唱しています。

そしてここで私はこの章を、偉大な小説家、アイザック・バシェビス・シンガーからの引用で締めくくりたいと思います。シンガーは、人間には自由意志があるという強い信念を述べたことがあります。インタビューの中で彼はこう答えています(シンガー(一九六八年))。「人類が受け取った最も偉大な贈り物とは、選択の自由です。選択の自由を行使するのに、制限があるのは事実です。しかし、ほんのわずかでも私たちが選択の自由を持っているというのは素晴らしい贈り物であり、無限の可能性が秘められています。ですから、これがあるだけでも人生を生きる価値があるのです」。

第五章　意識を伴う精神場理論

——物質からどのようにして心が生じるのか？

現在の物理学は、限られた事例しか示していない——すなわち、無生物しか対象としていない。もし、意識を備えた生命体について説明しなければならないなら、新しい概念にもとづいた新しい原理が取って代わるべきである。

——ノーベル物理学賞受賞者　ユージーン・ウィグナー
（バーンズ（一九九一年）による引用）

何が問題か？

おそらく、私たちが問い得る中で最も深遠な疑問は「脳内の神経細胞活動から、どのように主観的な意識経験が生じるのか」でしょう。すなわちそれは、どうすれば物質から心(精神)が生じ得るのか、ということです。心(主観的な経験)があらわれるには、人間の脳内での適切な神経活動が欠かせないことは間違いありません。しかし、もし人間の脳内の神経活動と、作用しているニューロン(神経細胞)の構造を覗きこんだとしても、主観的な経験のようにみえるものは何もみつけられないでしょう。この奥深い疑問を果たして、実験で解決できるでしょうか？　それを試すにはまず、主観的な経験(心)というのは、外部にある客観的な機器や外部からの観察などからはダイレクトに評価できないことを理解せねばなりません。主観的な意識経験は、それを経験した人にしかアクセスできません。ただしその経験は、脳内の特定の条件を満たす神経活動にだけ反応して生じるのです。これを研究するには、その人が自身の経験や何らかの対象へのアウェアネスについて述べる内観的な報告が必要です。

意識を伴う経験と脳内のニューロン活動との関係をみたいなら、これら二つの特性を、おのおの独立していながら相関する変数として同時に観察すればうまく研究できることを、これまで私たちはみてきました。つまり、どの脳活動が意識経験のあらわれであるのかをみつけるには、同じ事象でニューロンの活動と、意識経験の両方を同時に観察しなければなりません。そうした脳活動が意識経験を生み出すのにどれほど重要な役割を持つにせよ、意識経験の研究と並行して脳機能も調べなければ、それは立証されないのです。

しかし、意識経験とニューロン活動の相関関係についてしっかり調べた研究であり、それはそれとして意義深くても、より奥深い疑問には答えられないでしょう。非物質的現象である主観的な経験と物質的活動である神経活動とではカテゴリが別です。それなのに、神経活動からどうやって主観的な経験（心）が生まれるのでしょう？　哲学者であるデーヴィッド・チャーマーズ（一九九六年）はこの問題を、「ハード・プロブレム（解決困難な問題）」と名づけました。

チャーマーズ（一九九五年）は、この問題について情報の二相理論を提起し、解決しようとしました。情報は、物質的な様相と現象的な様相の両方を備えていると仮定したのです。経験というのは現象的な様相からあらわれる、もしくはそれと同じだというのです。一見、心脳同一説の一種と思われるこの考えは、さまざまな理由から説得力に欠けます（リベット（一九九六年））。心脳同一説ではどんな現実世界にも共通の基盤となる系（過程）があり、この基盤には観察可能な「外的な質」と「内的な質」がある、と位置づけています。外的な質とは、物質的な脳として私たちがみて、評価しているものです。そして内的な質である主観的な経験は、外部の観察者からはアクセス不可能です。ところが、チャーマーズの説も含めた心脳同一説は、検証ができません。したがってこれは、科学的な理論ではないのです。これらとは異なる、検証可能な解決案である「統一された意識を伴う精神場」について、この章では説明していきます。

哲学者であるコリン・マッギン（一九九九年）はこの問題を「解明できない疑問」とみています。彼は、自然界の物質的な秩序という観点から意識と主観的な経験を説明できる方法を、みつけられませんでした。スピノザは「思考と経験は、脳と身体における客観的な変化と常に同一である」と主張し、問題を解決できたと確信していました。この意見は大まかにいえば、心脳同一説と同じ問題を抱えていました。一つには、このことは検証不可能であり、精神と身体がどのように因果的に相互作用しているかという問題について説明ができていないように思えます。魅力的な説ではありますが、形而上学的な信念の上に成り立っています。私はこれから、心と物質をめぐる疑問への答えとして、検証可能な理論を提案できることを示していこうと思います。

コリン・マッギンとデーヴィッド・チャーマーズだけではなく、ほかにも何人かの有名な哲学者が、脳活動を主観的な意識経験とどのように関連づけるかという問題について著作を発表しています。その中にはジョン・サール(一九九二年)やダニエル・デネット(一九九一年)、またポールとパトリシア・チャーチランド夫妻(一九九八年)がいます。とりわけチャーチランド夫妻は、精神的で主観的な現象は神経細胞内の物質事象へと還元可能であるという、一つの極端な意見を示しました。「彼らは消去的唯物論の原理を提唱した。この意見では、身も蓋もない言い方をするなら、精神状態(心の状態)というのは存在しないとしている。私たちが精神状態というものをあたかも存在するかのように**語る**のは、「民間心理学」と呼ばれるようになった考えを持ち出すときだけなのだ」(マッギン(一九九九年)、四六頁参照)[訳註：心理学者や神経生理学者などの専門家以外の一般人が、心について語る語り方や考え方を指して、揶揄的に「民間心理学」という]。つまり、神経回路の活動という観点から意識経験を説明することに、甘んじなければならないのです。「心は虚構である」というのが、彼らの考えです。

その一方、サール(一九九二年)は意識経験(心)を、物質的な活動である脳内のニューロン群の活動にまでは還元できない、実質的な現象として考えています。もちろんこの考え方を唱えるのは、サールだけではありません。一九五〇年代後半以降の私自身の実験活動の大前提には、二つの現象のカテゴリ、すなわち精神(心)と物質は、互いに還元不可能であるという考えがあります。マッギンもまたこの見解に同意しています。しかし、私と同じように、サールのこの見方のさらに細かい部分については同意していません。

もしチャーチランドらが、自分たち自身(の心ですら)が、神経細胞で生じるまったく物理的・物質的な事象によって完全に支配されているとみなしたいのであれば、彼らは彼らの主張(神経細胞の物理的事象への還元論)を維持する資格があるといえるでしょう。たとえほかの人々は、自分たちには真の意識を伴う精神(心)があるのだから、オートマトンなどではない、と考えたとしても、です[訳註：チャーチランドらの主張は三人称の精神については維持できても、自分自身の(つまり一人称の)精神については維持しづらいだろう、とここで著者は嫌味をいっている。つまりチャーチランドらの偏った主張にもかかわらず、彼らは彼ら自身の自分の「心」の存在については否認しにくいだろう、と]。そもそも、「本当に現実であると確信できるものは何か」という疑問を一七世紀に投げかけたのはデカルトでした。彼の答えは「現実であると確信を持てるのは、自分自身の主観的な意識ある心、または経験だけである」というものでした。

意識経験と相関関係のある神経事象について根こそぎわかれば、心と脳の関係について知り得ることのすべてが得られる、とサールは主張します。サールは意識ある状態とは単純にいって、生物学的な、脳内ニューロン群の上位プロセスだと考えています。しかし、マッギン(一九九九年)はこう指摘します。意識経験(心)を生み出す生物学的なプロセスが、それよりも下位にあるニューロン群の物質的特性からどのようにして生じるのかという、核心的な疑問にサールは答えていないというのです。いわく、「問題の解決案としてサールが提案したことは、実際はその問題の説明でしかない」。

サール(二〇〇〇年a)はさらに、意識経験と自由行為は脳機能にどうつながるのかについて詳しく意見を述べています。このモデルは、実験から得た証拠と一致していません(リベット(一九八五年))し、このことはむしろその実験から得た証拠で反証されています。たとえば、意識を伴う「自我」は自発的な行為を**起動**できるとサールは述べています。しかし、私たちの実験による発見が示すのは、「今、動こう」とするプロセスの無意識な起動です。「意志の自由」は、行為の意志決定と行為の実行プロセスの起動の「ギャップ」の間に生じると、サールのモデルでは主張しています。しかしこのギャップというのは、決定の起動とその意識を伴う決定の間にある約四〇〇ミリ秒の**無意識な**ものです（詳しくは、サールの提案への私の論評を参照のこと。リベット（二〇〇一年））。心脳問題についての多くの哲学者による思弁的な意見と同じように、サールのモデルはこれまでに検証されておらず、実験的に検証可能ですらないのです。

意識経験の単一性もまた、「ハード・プロブレム（解決困難な問題）」の一端をなす現象です。そのわかりやすい例に、視覚イメージの経験があります。このイメージは数千の神経細胞の活動に支えられています。こうした活動の空間的な位置関係は、大脳皮質で入力を受け取る一次視覚野でみられるのですが、実際にみえているイメージとは違い、ゆがんでいます。それ以外の、視覚イメージの特性はほかの視覚野で示されたり、生じたりします。こうした視覚野は、色覚やイメージの動き、顔の認知などにそれぞれ特化してはたらきます。このこみいった数々の神経機能が分離可能なものであるにもかかわらず、こうした視覚的要素がなめらかに統合されるため、私たち人間がみるのは主観的に統一されたイメージです。これは、統一され、統合された経験は、神経細胞活動の複雑なパターンから生じているという、ほんのささやかな一例です。

このハード・プロブレムにはもう一つ、自由意志がどのようにはたらくのかという問題があります。もし自由意志が根拠ある現象として認められるなら、（おそらく非物質的な）意識を伴う精神機能（心のはたらき）は、物質的な神経細胞の活動に影響を与えていなければなりません。この問題は、物質的な神経細胞がどのように主観的な意識経験(心)を引き起こすのか、という問いの「逆」です。

ドーティ(一九九八年)はまさしく、「心についての五つの神秘」をさらりと提案しています。

創発された現象は、この問題にどうつながるのか?

物質的な世界では、こんなことが知られています。ある系が示した現象は、その系を構成するサブユニットの特性にははっきりとはあらわれない場合があるのです。たとえば、化合物であるベンゼンは、六つの炭素原子と六つの水素原子から構成されています。六つの炭素原子は環状につながっており、水素は六つの炭素原子にそれぞれくっつくことで、環に結合している、とケクレは提唱しました。これは有機化学(そして生物学)で重要な、有名なベンゼン環です。(有機溶媒などとして)ベンゼンが示す特性を、炭素原子や水素原子そのものの特性から**先験的**に予測しておくことはこれまでのところ、できていません。いうなれば、新しい特性がC_6H_6の環状の系から創発されたのです。同様に、車輪の特性は、車輪を作るために使った素材の特性からは明らかにはなりません(スペリー(一九八〇年)による記述)。車輪の特性である回転運動は、その車輪を作るために使った素材が特定の配置をとった結果、あらわれたものです。電流が流れている導線の周りに磁場が生じるのも、その系で創発された現象です。天体物理学者であるアーサー・エディントン卿は次のように述べました。「私たちは、一つのことを知って、また別のことを知ると、一足す一は二であることから、二つのことを知っているとこれまで信じていました。今や、私たちはこの「足す」ということ(の正確な意味)についても学ばなければならないことを発見しつつあります」(B・D・ジョセフソン(一九九三年)による引用)。言い換えると、系の特性の中には、そのコンポーネントであるパーツにその特性がはっきりとあらわれないものもあるのです。

となると同じように、主観的な意識経験について、私たちはこう考えざるを得ないのです。これは、脳内の物質的な神経細胞の活動からなる、一定の条件を満たす系から、どういうわけか創発される現象だと。しかしあらわれた主観的な経験は、物質的にあらわれた現象と違い、どのような物質的な手段をとっても直接的な観察も評価もできません。そのことを経験している個人だけが、主観的な経験にアクセス可能なのです。当然ながら、この系から創発された主観的な経験は、これを生み出した神経細胞の特性とは似ていません。したがって、こうした神経活動から予測した結果であるはずがないのです。あらわれた主観的な経験が、独特の予期せぬ特性を示していても、驚くべきことではありません。

主観的な経験がなぜ、一定の条件を満たしたニューロンの活動から創発されるのか？

——この問いは、ほかのごく当たり前にみられる現象についての似たような問いと同じで、答えは簡単にみつかりません。そういう問いにはたとえば、質量にはなぜ慣性があるのか？　質量にはなぜ重力が作用するのか？　また、物質はなぜ波動的にも粒子的にもふるまうのか？　といったものがあります。ごく当たり前にみられる物質現象は、還元も説明もできません。こういったことを物事が「備えている」性質として、ただ受け入れるしかないのです。私たちが研究できるのは、こうした物質現象のあらわれが物質世界で起きていることにどのように影響を与え、相互作用し、制御しているかということだけなのです。

そうなると、意識を伴う主観的経験もまた自然界におけるもう一つの、事実上ごく当たり前にみられる、ユニークな特性だと考えられます。その特性には主観的経験やアウエアネスそのもののほかに、どのようなユニークなものがあるでしょうか？　たとえば、主観的な経験の単一性、それに、神経細胞活動に影響を及ぼす潜在的能力があります。ですがこうした特性もまた、主観的な経験を創発する神経細胞の基盤にそれとわかるようにあらわれているわけではありません。

主観的な意識経験の単一性をどう扱ったらよいのか？

最もミステリアスで、解決困難にみえる心脳問題の一つは、意識経験の単一性と統合性についての問題です。私たちの脳はおよそ一〇〇〇億のニューロン(神経細胞)群から成っており、それぞれのニューロンがほかの何千ものニューロンと相互接続していると考えられています。少しずつ明らかになってきたのは、大脳皮質に多くの機能が局在していることでした。これは、それぞれの感覚に対応する一次感覚野だけではなく、古くから知られていた運動を制御する運動野、音声言語野などすべてに当てはまります。色や形、それにイメージの速度といった視覚の解釈や、人の顔の認識、運動行動の準備といったそのほか多くの機能についても今では、大脳皮質の特定の場所に見出せることがわかりました。この機能局在という特徴は、脳のあらゆる領域内のきわめて微細なレベルにまで、当てはまるようです。大脳皮質は、機能的にも解剖学的にも、細胞でできた幅一ミリ程度の垂直な柱状の構造体で構成されているようにみえます。この柱(状組織)の中ばかりでなく、選択性のある皮質下の組織に対してや、また遠くや近くの別の柱との間でも、それぞれ相互接続があります。大脳皮質の細胞が柱状構造を成すという考え方は、マウントキャッスル(一九五七年)の発見から始まっており、マウントキャッスル自身やそのほかの研究者によって大きく発展しました。たとえば、視覚的な形や動きの認識、それに両眼(立体)視の機能は、柱状に局在していることを、ヒューベルとウィーゼル(一九六二年)は発見しました[訳註：David H. Hubel(一九二六〜二〇一三)、アメリカの神経生理学者。Torsten N. Wiesel(一九二四〜)、スウェーデン国籍の神経生理学者。ここで言及されている共同研究の業績により、一九八一年に二人でノーベル医学生理学賞受賞]。

局在する多くの機能や表象はとてつもなく複雑な配列をしていますが、こうしたニューロンの特性に関連する、またはニューロンの特性によって引き出される意識経験には、統合性と単一性があります。たとえば、どのような物体や環境パターンをみても、私たちの主観としてみえるのはなめらかに統一されたイメージです。そのイメージが大脳に表象されたものが、同じように統一されたもの**でなくても**、です。アウェアネスに到達できたイメージはそれが何であれ、種々雑多な事象について気が遠くなるほど細かいことを羅列したものとして経験されることはありません。(色や、形、運動などというように)特化された脳内表象と単一に統合された意識経験がここまで食い違っていることについては、心と神経事象との間では全般的に同型性がないことのあらわれでしかない、とする考え方もあるでしょう[訳註:たとえば三角形が知覚されているときには、脳内にも字義通り「三角形」の形状を持つ神経活動が観察されるはず、という立場を同型説と呼ぶ。ここで「同型性」といっているのはこのような意味を踏まえている]。しかし、この考えは単に問題となる現象に呼び名をつけているだけで、説明になっていません。このミスマッチからどのようにして統一された経験が導かれるのか、という奥深い問いには答えられてはいません。そういう人たちは、統一するはたらきを持つ何らかのプロセスまたは現象が、問題になっているこの不可解な変容を媒介している可能性を、除外したがらないでしょう。

物質的に不統一なものが、主観的に統一性を持つのはなぜか？——このわかりやすい疑問は、現代神経生理学の創始者であるシェリントン（一九四〇年）、あるいはもっと昔から数多くの科学者が認識していました。エックルス卿（ポパーとエックルス（一九七七年）、三六二頁より）は以下のように提起しました。「私たちが経験する単一性は神経生理学的なはたらきによる統合から生まれるのではなく、自覚ある精神が備えているとおぼしき統合する性質から生まれるのです」。エックルス卿は非物質的な心は個々にニューロンの活動を検出し、統合できる、とする二元論—相互作用論者の観点とからめ、提起しました。より一元論に近い神経科学者たちもまた、似通った意見にたどり着いていました（たとえば、スペリー（一九五二年、一九八〇年）、ドーティ（一九八四年））。つまり、統合はニューロンの活動によって創発される心の領域で起こると考えると、最も説明がつくというのです。

これまで定着しつつあったコンセンサスは、こういうものでした——単独の細胞あるいは細胞群が、意識経験が宿る場所ではあり得ない。むしろ意識経験というのはもっと規模が大きい、あるいは脳内に分散した機能から生じるものである（たとえば、エデルマンとマウントキャッスル（一九七八年）、バース（一九八八年）参照）。しかし、脳内のすべての細胞群に、アウェアネスを生み出すはたらきがあるわけではありません。神経細胞活動がどれも必ず意識経験を引き起こすわけではないことを、私たちは実験的に示してきました(リベット(一九七三年、一九八五年)、リベットほか(一九九一年))。たとえば、感覚野にごく短く(たとえば、持続時間一〇〇ミリ秒の)連発した刺激パルスを与えると、多くの神経細胞の反応を引き出しますが、そのとき主観的経験はまったく生じないのです。

もっと最近では、特定の視覚形状刺激に対する振動性の神経反応は、広範に同期(シンクロ)することがわかりました(グレイとシンガー(一九八九年)、シンガー(一九九一年、一九九三年))。シンガーは自分たちの結論についてこう締めくくっています――「エデルマンらのグループ選択理論[訳註:免疫関係の業績で一九七二年ノーベル医学生理学賞を受賞したG・エデルマンは、脳が特定の課題をこなす際に、必要な神経細胞が再帰的な回路で結ばれることを通して、グループ選択が為されると考えた]の中心軸となる前提条件を、私たちは実験にもとづいて支持する」。こうした結論から、「「相関」モデルは混沌としたバックグラウンドから統一したイメージを認識するための神経のコーディング(暗号)をあらわしているのかもしれない」といった推論につながります。つまり、電気的な振動が同期しながら相関することで、統一された主観的イメージが生まれるというのです。この推論は今後、直接検証をする必要があります。しかし、ニューロン群の同期と統一された主観的な経験との間にしかるべき相関性が見出せたとしても、主観的な経験はなぜ完全に統一されているのかは説明できていません。しかもここ(経験されるイメージ)

には、別個のニューロン群が同期する活動と異なり、空間的にも色彩的にもギャップがないのです。

自由意志はどのようにあらわれるのか?

またもう一つの、心と脳の関係について解決不能にみえる問題として、心と脳の相互作用はインタラクティブ、つまり双方向性があるのかという疑問があります。脳の事象、あるいはプロセスが、自覚あるものも含めた精神事象に影響を与え、制御し、そしておそらくこの精神事象を「生み出している」ことに疑いはありません。この原則の「逆」は何かというと、メンタルプロセスがニューロン(神経細胞)のプロセスに影響を与えたり、制御したりできるということですが、これは(言葉にされていないことの多い)哲学的な前提に立つ、多くの科学者にとってはたいがい、受け入れ難いものでした。それでも、少なくとも自分の行為と心の動きの一部は意識的に制御ができるという私たち人間の実感は、こうした「逆」の相互作用に**一応の**証拠を提供しているように思えます。

この「逆」の特性はまさに、自由意志の問題では避けて通れません(第四章参照)。歴史的にみても、心が脳に影響を与えている、という多くの意見が主に神学者と哲学者たちから提案されてきました。こうした意見は、世間一般の人々にまで重要な、論争を引き起こすほどの影響を与えてきました。しかしそれらは実際にはどれも、客観的または科学的な基準からは検証不可能なものなのです。

神経科学者らによる真面目で綿密な論文でさえ、示唆に富んではいるものの、実験的に検証できない思弁的な解決案でした。神経生物学でノーベル賞を受賞したジョン・エックルス卿(一九九〇年)は、二元論的な解決案を提案しました。(サイコンという名の)精神ユニットは神経細胞から独立してはいるものの、シナプス接合部で化学伝達物質が放出される確率に影響を与えられる、と彼は述べたのです。このような力はやがて、特定の神経細胞がネットワーク内の隣の細胞にメッセージを伝達する能力に影響を与えられるとエックルス卿はいいます。ロジャー・スペリー(一九八〇年)は脳の右半球と左半球は異なる機能を果たすことができ、しかもそれぞれ独立して機能することさえできるのを証明しノーベル賞を受賞しました。スペリーは、脳機能の精神的な属性と物質的な属性を切り離さない、一元論的な解決案を主張しました。精神活動は物質的な系である脳から創発される、と唱えたのです。ただし、創発された精神活動は、今度は脳内のニューロンの活動に影響を与えるともいっています。彼はこの影響を「干渉している」のではなく、ニューロンの活動の中に「付随している」のだと限定しました。こう限定することで、スペリーは決定論者の立場を守りました。しかし、人間のヒューマニスティックな自由意志の側面と、決定論者的な観点をどのように両立させるかという問題に何十年も懸命に取り組んだ挙句、とうとうスペリーは厳格な決定論主義を捨てました。彼は、物質世界にある自然界の法則に完全には支配されていないやり方で、精神機能(心のはたらき)が実質的にニューロンの活動を制御している可能性を選んだのでした(ドーティ(一九九八年)参照)。残念なことに、これら二人(エックルス卿とスペリー)の意見はどちらも説得力のある哲学的な理論であるものの、実験で検証可能な体裁をとっていませんでした。

「統一された意識を伴う精神場」は解決案となるのか?

心と脳について、その双方向性の関係の両方に当てはまる、実験で検証できる解決案の一つとして、主観的な意識経験を、**場**のように考える可能性を私は以前に提起しました(リベット(一九九三年、一九九四年))。これは、多種多様ではあるが一定の条件を満たした脳のニューロンの活動から生じる場です。このような場ならば、皮質内で神経接続や連絡がなくても、大脳皮質内でコミュニケーションが可能でしょう。

意識を伴う精神場(CMF : Conscious Mental Field)を考えれば、神経細胞の物質的活動と主観的経験の創発とを橋渡しするはたらきを持たせることができます。するとここから、非物質的な精神(心)は果たして物質から生じるのだろうかという深遠な疑問への答えが引き出せます。

ＣＭＦの一番の特色もしくは特性を挙げるなら、ＣＭＦの統一された、または単一の主観的な経験になるでしょう。つまり、ＣＭＦは統一された主観的経験が存続する実体だといえます。ＣＭＦの二番目の特性は、ニューロンのある機能に影響を与えたり、変化させたりするきっかけを作る能力です。ＣＭＦで主観的な経験を説明することの新たな意味、または説得力――これが、私が提案したこの理論の実験検証によってよりはっきり示されます。つまり、ＣＭＦは「統一された主観的な経験」についてただ新しい専門用語をつけるのではなく、一歩踏みこんだことを提示しています。

私が想定するＣＭＦは、電磁場や重力場のような既知のどのカテゴリの物理的な場にも**入らない**ものだといえそうです。ＣＭＦ、つまり意識を伴う精神場そのものが現象学的にみて一つのカテゴリだと考えられるでしょう。ですから、外部から観察可能な物質的事象でもないし、すでに形になった既知の物理理論でもありません。あらゆる主観的事象と同じで、ＣＭＦは主観的経験としてのみ、検出可能なものでしょう。それを経験した本人しか、アクセスできないのですから。外部の観察者が意識を伴う精神場について有効で直接的な証拠を得られるのは唯一、被験者の主観による内観的な報告からしかありません。この観点からすると、意識を伴う精神場は、これまでに知られているどの物理的な場とも異なるものになるでしょう――物理的な場の存在や特徴は、物質的観察にのっとっているわけですから。このＣＭＦ理論は、「精神（心）」は「物質」である脳の創発特性である、とするロジャー・スペリーの理論の延長線上にあるとみられるでしょう。

ここで提起するCMFは操作可能な(具体的な実験手続きで定義できる)現象、つまり、有効で検証可能な脳機能の特性として考えるべきです。CMFは物理的な力の場となんとなく似ていると思われるかもしれません(ポパーほか(一九九三年)、およびそれを受けてリベット(一九九七年))。たとえば、磁界は導線の中を流れる電流によって生じますが、いったん生じれば今度は電流の流れに影響を与えることがあります。しかし、すでに述べた通りCMFは外部からの物理的な手段を使った目視観察はできません。

CMFの特性である統一された主観的な経験。これは、CMFが局所的な神経領域の作用から生じることと、どうつながるのでしょう? CMFの局所的な変化は、変化のあった場全体に影響を与えるでしょう。ですが、このような局所的な作用を伝達、および統合するために別のメカニズムが必要になるとは限りません。伝達と統合プロセスにこだわって考えると、外部から観察可能な神経事象にこだわり続けて考えることになるでしょう。となると、私が提起するCMFの性質を誤って理解することになります。CMFは物質的である神経プロセスに(緊密に関係してはいるが)還元不可能である、現象的なカテゴリに分類されるわけですから。CMFと、物質的で(外部から)観察可能な神経プロセスとの関係性(すべてではないにせよ、その大部分)には法則があります。このことに疑いの余地はありません。ですが、その法則を先験的に知ることはできません。つまり、二つの現象を同時に調べた上でなければ、知ることはできないのです(リベット(一九八七年、一九八九年)参照)。

スペリーほか(一九六九年、スペリー(一九八五年))による分離脳の実験では、二つの大脳半球を結ぶ神経細胞の大きな束である、主要な伝達をつかさどる大きな交連(脳梁)が横に切られている、または切断されています。神経外科医は、二つの大脳半球の間を往き来するてんかんの発作を抑えるためにこのような処置をします。研究者らはそこで、これら二つの大脳半球にそれぞれ別個の内容の経験が同時に存在し得るのではないかということに気づきました。通常は、この二つの大脳半球は大きな交連を経て互いに交信し、同じ情報を共有します。この交連が分離すると、右大脳半球にある精神事象の新しい内容はいっさい左大脳半球には伝えられなくなり、左大脳半球にある新しい内容についても同じことが起きます。そうなるとおそらく、右大脳半球の活動から生じるCMFへの作用はいっさい、左大脳半球のCMFを直接変化させられないでしょう。こうした状況では、CMFの単一性は左右いずれかの大脳半球に限られることになるからです。さらに、局所的な神経領域から及ぼされる、どちらかの大脳半球にあるCMF全体への作用が影響を与えられるのは、ほかの局所的な神経領域と隣接している場合だけに限られます。つまりこの作用は、二つの大脳半球の間にかなり大きな空間のへだたりや組織壁がある場合には、影響を及ぼせないということです。このようにCMFが隣り合った二つの大脳半球の間にある壁を越えて作用できないと考えてよいのなら、ほかの人の脳からメッセージを受ける、あるいはほかの人の脳へメッセージを伝達する基盤を提供するのは、どう考えても不可能です。したがってCMF理論では、テレパシーを取り入れた考え方をしません。(実際に見出されたように)相互連結している大きな神経の束がなければ、大脳半球が隣接したもう片方の大脳半球とコミュニケーションを図れないということなら、分離脳の現象は人間同士の間に介在するいかなるテレパシーの存在も認めない、とスペリー(一九八四年)は以前に指摘していました(ブーザー(一九九八年)も参照)。

ちなみに、こうした特性からまた別の根源的な疑問がいくつか生まれます。右大脳半球には意識があるのでしょうか？　大脳半球ごとに一つの自我があり、一人の個人の中に二つの自我が存在するのでしょうか？〔訳註：一般に、右大脳半球も認知能力を持つが「話せない」と考えられている〕

右大脳半球はたしかに、意識を保つことができそうです。ただし、その話す能力は非常に限られたものですが。あるとき私は、病気の治療のために手術で左大脳半球を除去した患者のビデオをみる機会がありました。切除は患者が成人になってからおこなわれました。そのため、幼児期に左大脳半球を取り除いた場合、あるいは初めから左大脳半球がない場合に、右大脳半球で起こり得る変化という可能性がこの患者からは排除されていました。この成人患者は、意識があるかのようにふるまっていました。彼は目覚めているようにみえ、質問にもきちんとした態度で答えました［訳註：こうした患者や、分離脳患者の右脳は、選択肢を手で選ぶような形で、質問に答えることができる］。たまに、言葉で答えられず、いらいらとした態度を示したり、それができないことに腹を立てたりしていました。

二つの自我という問題は、非常に複雑です（ボーゲン（一九八六年）、ドーティ（一九九九年））。分離脳の患者は自分を自我が統一された人間とみなし、感情の混乱を報告しません。つまりこういう人は自分を、大脳半球の分離手術を受ける前と同じような、一人の人間であるように感じているのです。インプットが片方の大脳半球のみに限定されたテストでない限り、どちらの大脳半球も同じ感覚情報を受け取ることができます。こうした患者たちの両眼はまったく同じ視野の中を見回せます。そうだとしても驚くべきなのは、もう片方（の大脳半球）に（もう一人の）意識あるエージェント（主体）がいるとは、患者は報告しないことです。患者たちは依然として、自分が単独の自我だと感じているのです。

私が提案するCMFのある側面ではむしろ、両方の大脳半球の間を橋渡しができるのだと仮定できそうです。または、大脳半球の下にある脳の下位レベルに、統一された人格をつかさどるとみられる神経経路の交差があるのかもしれません［訳註：実際、脳梁完全離断の患者であっても、離断されているのはあくまでも皮質間の連絡であり、皮質下では連絡を保っていることが、解剖学的にも示されている］。

CMF理論を検証する実験デザインはあるのか？

どんな科学的理論も、とりわけCMFのような理論を真剣に取り上げる場合には、検証可能でなければなりません。CMF理論ではいくつか重要な予測をするのですが、その予測は少なくとも原理的には実験的検証ができるものです。もし、大脳皮質の局所的な領域が、より大きな、単一のCMFに個別に作用、または変化を与えられるのなら、以下のような場合でも、こうしたはたらきを示せるはずです。(1)(問題とする)皮質領域が完全に分離しているか、または脳のほかの部分との間の神経伝達すべてから切り離されている場合。しかし、(2)この領域が**定位置**で活動しており、その通常のふるまいにかなり近い、しかるべき動きを示しながら活動し、機能し続けている場合。これらの場合、検証する実験予測はこのようなものです。分離した細胞組織を一定の条件に沿って電気的または化学的に活性化させると、意識経験を生じさせたり、影響を与えたりできる。たとえその分離した細胞組織が脳のほかの部分と神経連絡していなくても、です。だとすると、コミュニケーションは神経経路に頼らない何らかの「場」の形でおこなわれているはずです。

この分離した(細胞組織の)区画から物質的な非神経経路を介して影響が波及する可能性もあるため、研究者はそれも制御しなければならないかもしれません(たとえば、電流の流れ)。ただもし、およそ一秒以内に主観的な経験が誘発され報告されたなら、それは血流の循環やその循環する血液の中身、化学物質の拡散などが原因だとは考えにくいでしょう(イングヴァー(一九五五年)参照)[訳註:それらの循環、拡散が神経過程を経て効果を持つのには、一秒より長い時間がかかるから]。

神経の分離を適切におこなうには、(1)脳のほかの部分への連絡を外科手術によってすべて切断するが、血管の連絡と血液循環を無傷のまま十分に残しておく、または、(2)ある領域への、またはその領域からのすべての神経伝導を一時的にブロックするという、いずれかの方法があります。外科手術による分離は、この章の次の節でより詳しく説明します。

機能的な分離をするなら、ブロッキング作用のある媒介物質をごく少量注射し、大脳皮質の特定の区画の周りや下を環状に遮断すれば、果たせます。これには、リンガー溶液でpH七・四まで適度に緩衝したプロカインのような、局所的な麻酔の媒介物質が使われます。またはテトロドトキシン[訳註:フグの毒として知られる]、これは活動電位のナトリウム伝導に対する選択的ブロッカーですが、(カルシウムに媒介される活動電位が遮断部から漏れないよう徹底するために)ベラパミルのようなカルシウムチャネルのブロッカーと混ぜてもかまいません。この薬品を使った分離手法のメリットは、その可逆性にあります。つまり、外科的切除を予定していない皮質領域にも、適用できるのです。したがって、(もしリスク要因が(安全性の)条件を満たしていれば)実験に参加可能な被験者の範囲を大幅に広げます。一方、この手法の欠点は、(1)薬品には拡散性があるため、スラブ(板状構造)の周りの狭い範囲に位置を限定するのが難しいこと。(2)完璧に遮断できたことを証明する必要があること。そして、(3)板状構造内の下の境目近くに位置する、脳に向かう神経線維を興奮させ、分離した板状構造に神経入力を与える必要があるが、(ブロッカーのせいで)その能力が低下すること、などが挙げられます。化学物質による遮断では、局所的に拡散する性質があるため、こうした神経線維の一部が非活性化します。

どうすれば大脳皮質の板状構造を定位置のまま、手術で分離できるのか?

外科的な処置をすれば、大脳皮質の板状構造を神経から切り離せます。切断を必ず軟膜下でおこなえば、皮質への血液供給は妨げられません——血液供給だけが、分離された板状構造と脳のほかの部分とをつなげたままにしています。皮質の板状構造は元来の位置で生き続けるのです。くも膜は、大脳皮質も含めた脳の表面と直接触れている薄い皮膜です。皮質への血管は軟膜の中を水平に走っています。いくつかの位置で、血管が束になり、皮質に対して垂直におりています。軟膜のちょうど下の部分を切れば、血管に傷をつけずに皮質から切り離せます。

　このような、**元来の位置のまま**分離した皮質の電気生理学的活動について、数々の研究がこれまで報告されてきました(クリスチャンセンとクールトワ(一九四九年)、バーンズ(一九五一年、一九五四年)、エクリンほか(一九五二年)、イングヴァー(一九五五年)、ゴールドリングほか(一九六一年))。その基本的手法では、くも膜皮膜のうち血管のない領域のすきまに細いカーブした刃を挿入します。手術者はまず、皮質の層または板状構造の下を切り取り、カーブした刃の先をある程度進めます。皮膜に当たったらその刃先を回転させると、隣接した皮質への連絡も断たれます。

　(隣接した皮質領域の間の連絡を垂直に断つと、サルの感覚運動野の統合された、秩序だった機能がどのような影響を受けるかという)初期の研究では、スペリー(一九四七年)はいくぶん異なるテクニックを使いました(図5・1)。切るときには、ごく細いワイヤーか縫い針でできた非常に薄い両刃の器具を使います。このワイヤーの尖った先端

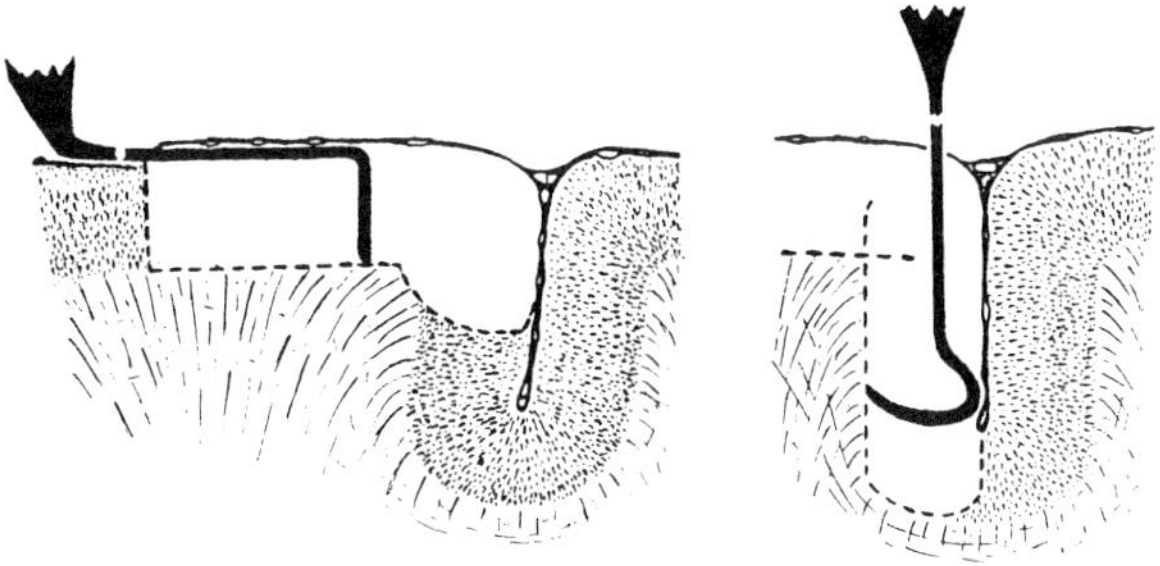

図 5.1　大脳皮質から生きたまま分離した板状構造を作るには

A　図に示されるように細いワイヤーを曲げる．皮質に挿入する前に，垂直アームの先端を尖らせる．水平のアームがちょうど表面(軟膜くも膜)の下にくる深さまで，先端の垂直部分を皮質に挿入する．垂直のアームを前(図では右方向)に押し出すと，その面の皮質が隣り合ったつながりから切り取られる．すべての面を切り取ったら，今度はこのメスを板状構造の下を切るように位置を変えると，この皮質の一片は脳のほかの部分の神経のつながりから完全に切り離されるが，表面の皮膜の血管からは引き続き血液が供給されているため，生存能力を保てる．
B　隣り合う脳回との境目となる溝(スペース)に接する脳回の皮質へ切りこむのに使われる，似た形のメスを示している．
　スペリー，1947 年．全米生理学会の許諾により転載．

の部分は、適切な角度に曲げられています。この刃の先端部は皮質に垂直に入るので、その平行なアームは軟膜のちょうど下に位置します。この垂直に入ったメスを前に押し進めると、そのメスの平行な操作アームがちょうど軟膜の下をスライドしながら皮質を切り離します。同様に、このテクニックは、皮質の下を切り取るときにも簡単に応用できます。スペリーの手法のメリットは、このメスは非常に薄い幅の組織に傷をつけるだけなので、厚さ一〇〇ミクロン以下の慢性瘢痕《はんこん》(組織)しか生じない点にあります。これは、外科医が治療上の理由から、分離した板状構造を元来の位置に留めておきたい場合、特に望ましい方法です。治療困難なてんかんの病巣を取り除くために一片の皮質を除去しなければならない場合は、原因となる病巣の細胞組織を、ここで述べた方法でただ分離することが有力な方法に思えます。このアプローチならば、病巣の皮質を除去するとできる空洞に生じやすい、危険な傷組織が広がるのを避けられます。近年では、多くの神経外科医たちが、モレル(という医師)が導入した分離テクニックを取り入れています。

エクリンら(一九五二年)は、(覚醒した患者に)全身麻酔と局所麻酔の両方を使って人間の被験者の皮質板状構造を分離しました。分離した領域のリズミカルな電気活動(EEG)はすぐに減少するものの、完全にはなくならないと彼らは報告しました。二〇分後、高電圧活動の発作性のバースト(発火頻度の爆発的な増大)が生じました。健常な脳で起きるこうしたタイプの発作パターンは通常、正常な機能を乱し、ひずませます。また、運動野においては痙攣性の運動作用が起きます。分離された板状構造から周辺の領域への活動の拡散はみられませんでした。

皮質板状構造の生理学的な特性は、分離されるとすぐにわかりやすく変化します。すべての神経入力が突然失われるからです。たとえば、脳幹網様体賦活系は、(その出力が)大脳皮質まで上昇して広がっていますが、この系が破壊されると、昏睡状態になることはよく知られています。分離された皮質の板状構造を「覚醒」させるように、この末梢から中枢へと向かう入力がきちんと置き換えられなくてはなりません。それには(この板状構造が)十分正常な活動をある程度できるところまで回復させる手順が必要です。下からの神経線維入力と、その神経線維入力をシナプス接触によって受ける板状構造内の細胞は、切断されて入力側の細胞から分離した数時間後には変性します。したがって、(CMFを検証するための)私の実験デザインで提案する研究は、急性期に、つまり、分離後すぐに実行されねばならないのです。この末梢から中枢へ向かう経路が切断されても、(板状構造内の)軸索が依然として活動を続けており、機能を保てそうなら、板状構造内の神経細胞への神経入力をある程度回復させるはたらきをするかもしれません。外科医が極細の刺激電極を挿入し分離した板状構造の低い位置に届かせれば、これらの上昇する神経線維(軸索)を電気的に興奮させられるでしょう。板状構造表面における活動の電気的記録は、分離した板状構造が何らかの「覚醒した」正常な状態に戻った指標となるでしょう。

適切な患者と組織をどうやってみつけるのか？　皮質組織の板状構造を外科手術で分離すると当然、正常なニューロン機能が永遠に失われます。したがって、研究対象にできる患者は限定されます。その患者の皮質組織の板状構造はもともと、治療上の理由から外科手術によって除去される予定であることが条件として求められるのです。この処置は、組織を切除する前に手術室でおこなわれますが、その前に満たすべき条件がさらにいくつかあります。たとえば、患者は覚醒し、刺激に反応できなければなりません。外科医は、全身麻酔ではなく局所麻酔を使い、皮質を露出させねばなりません。また、患者にはインフォームド・コンセントの手続きをおこなわねばならず、協力と理解が得られていなければなりません。また、関係者全員が、特に病院、または大学の人間被験者保護委員会でも、リスクアセスメントを認めていなければなりません。かくして、これまでにたくさんの患者が局所麻酔による脳外科手術に耐え、過去の研究に実りある成果をもたらしてくれました(たとえば、ペンフィールド(一九五八年)、リベットほか(一九六四年)、リベット(一九七三年))。こうした処置ではできれば、切除する予定の板状構造内に比較的正常に反応する組織を神経外科医が少しでも残してくれることが望まれています。それが幸いなことに神経外科医たちはほとんど毎回このような正常な組織を少々残しながら、疾患のある組織を治療のためにうまく取り除きます。

また、この実験にはさらに前提条件があります。大脳皮質への電気的な刺激は、非常に限られた部位にだけ報告可能な意識経験を引き出します。最も効果的な位置は、一次感覚野です。ここでは特に、局所的に感覚情報を受け取ります。一次感覚野には、それぞれ体性感覚(皮質の中心後回)、視覚(後頭葉のいわゆる線条皮質)、そして聴覚(側頭葉の上唇部)をつかさどる場所があります。これらの部位ではないどこかほかの場所に刺激を与えても、神経細胞は興奮するものの、こうした反応は報告可能な意識経験を生み出す系の活性化には結びつきません。ここでの検証手段は皮質の電気刺激ですから、このような刺激が通常、経験の内観的な報告を引き出す領域で、研究者は実験をおこなうべきなのです。

世界中で、この前提条件を満たす患者はほとんどいません。いたとしても、毎年五人から一〇人程度です。この患者の一次感覚野にてんかん病巣があったとしても、執刀医は病巣を切ることをなるべくなら避けようとします。病巣を切ると患者の感覚は深刻なダメージを受ける可能性があるからです。このような患者を担当している協力的な神経外科医を探すのはやはり、気が遠くなるほど困難だとわかりました。

CMFは神経細胞活動に影響を与えられるのか?

推定上のCMFがニューロン機能に影響を与える能力の検証方法――それは、ここまでに説明したCMFの存在についての検証方法の中で、すでに示唆されています。もし、CMFが皮質板状構造への刺激によって被験者の内観的な報告が引き出せるのなら、CMFは口述による報告が生じるために必要な、適切な脳の領域を活性化できるはずです。

私が提案する実験、つまり分離されているが生きている大脳皮質の板状構造を使ったこの実験から、ＣＭＦは果たして、神経細胞機能に影響を与えられるのか、という疑問へのダイレクトな答えが得られるでしょう。しかも、意識を伴う意志の役割を示すやり方で。

意識を伴う意志がとり得る活動についての、（私のこの提案以外の）ほかの提案では、どうしても解釈の曖昧さが残ります。たとえば、実際に指を動かさず、自分の指を動かす想像だけをするように被験者に指示した場合、補足運動野（ＳＭＡ）における神経活動が選択的に増える（局所的な血流または新陳代謝率の測定値で示される）ことがすでに示されています（イングヴァーとフィリップソン（一九七七年）、ローランドとフライバーグ（一九八五年））。エックルスはこれを、心の動き（動作を想像すること）が神経活動に影響を与え得ることを示していると解釈しています。しかし、その実験からこのような結論を引き出すことにはいくつか問題があります。動作を想像してニューロン活動が増加したかをみるには、それがＰＥＴスキャンであれＭＲＩであれ、局所的な血流または代謝の増加が指標となります。ところが、このような血流や代謝の増加はどんな場合でも、局所的な神経細胞活動に実際の変化があったかなり後、おそらく数秒ほど経たないとあらわれないのです。この遅延があるため、心の中で何かをイメージしたときと、局所的な神経細胞活動が実際に増加したときの相対的なタイミングをみきわめにくくなります。さらには、こういう可能性が常にあります。プロセス全体は脳のどこかほかの場所にある神経事象によって実際には起動していても、それがあまりにも微小であったり位置の偏りがあったりすると、画像検査法では記録されないかもしれないのです。精神事象(心の中での想像や運動指令)があらゆる神経事象、とりわけ観察しているプロセスに関連した神経事象に必ず先行することが示せないなら、因果関係のある相互作用という性質は何にせよ、疑わしくなります。神経から切り離された皮質板状構造を使えば、解釈上このような問題は生じません。

CMF理論の総括的な結論

実験の結果が肯定的だと証明されたとしましょう。つまり、神経から切り離された皮質への適度な刺激は報告可能な何らかの主観的な反応を生じさせるが、それは隣接した分離していない皮質、またはほかの大脳組織への刺激に起因するものではない、ということです。これはつまり、皮質領域を活性化させると、神経伝導で伝わる神経メッセージではない何らかの方法で、統一された意識を伴う経験全般を生じさせることができるということです。この結果は、私が提起する精神場理論の、(局所的な)皮質領域からより大きな意識場が生じる、または影響を与えられるという考えを決定的にサポートします。そうなると、主観的な経験の統一場、そしてニューロン機能への心の関与が実験にもとづいて裏づけられます。

こうした発見からは、次にこんな疑問が生じるでしょう。皮質間、皮質—皮質下、そして二つの大脳半球の間にあるありとあらゆる神経の膨大で複雑な相互接続の役割は、いったいどのようなものなのか？　これについては、次のような答えが考えられます。すなわち、(そうした相互接続は)あらゆる脳機能を補助するが、意識を伴う主観的な経験の発生と、その主観的経験が意識を伴う意志に果たす役割に直接関係する脳機能はここに含まれない、という答えです。ここで注目すべきことがあります。どんな認知機能(受容、分析、信号の認識、情報保存、学習や記憶、覚醒と注意や情動と気分のプロセスなど)も、推定上のCMF(意識を伴う精神場)は体系化も**しない**し媒介も**しない**のです。要するに、あらゆる複雑な脳機能と結びついた**主観的な意識経験の現象**だけがCMF理論でモデル化されるのであり、しかもそれはまだ実証されていない方法でおこなわれるのです。

なかには、ここで提案している実験的検証で肯定的な結果が得られる可能性をあっさり諦めてしまう人もいるでしょう。なぜなら、このような結論は一般的に受け入れられている、物質を介するつながりと相互作用の上に成り立つ脳機能、という考え方からすればまったく予想外だからです。ですが、肯定的な結果が得られなさそうに思えるのは、厳密にいうと、この従来の考え方のせいなのです。この考え方では、主観的な経験の単一性の問題や、心が脳プロセスをコントロールできているようにみえる、という問題がうまく説明できていません。CMF理論とそれが予見する肯定的な結果とがもたらす意義はまさしく、本質的に奥深いのです。こうした前提にもとづくと、また、提案された実験は原理的に難しくはありますが実現可能なものですから、この実験デザインは心脳問題の研究で重大な位置を必ずや占めるはずです。

理論物理学者であるニールス・ボーアはかつて新しい理論について、以下のように述べました。「偉大な革新があらわれたとき、それはえてして混乱した奇妙なもののようにみえるだろう。発見者が理解しているのはその半分にすぎず、そのほかのすべての人々には不可解なものである。どのような考えでも初めに奇妙にみえないものには、見込みがないだろう」(ムコッパッダーエ(一九九五年)による引用)。

CMF理論は二元論なのか?

二元論者の考え方で欠かせない特徴――それは、心および物質の事象は、二つの分離可能な存在をあらわしているということです。二元論の中でも、極端な見解を示したのはデカルトでした。彼は、実体には二つの種類があると主張しました。精神と意識を伴う特性を示す思惟するもの(res cogitans)と、物質世界(人間の身体も含めた)の延長するもの(res extensa)の二つです。これら二つの実体は、松果体を経由して互いに意思疎通を図っていると彼は主張しました。松果体は脳組織の中で唯一、単独のものです。ほかのすべての脳の組織は左右対称であるため、二つで一組になっています。松果体は単独であるゆえに意識の単一性の原因となっている、とデカルトは考えました。デカルトの考え方の大きな特徴は、精神は分割不能で統一されたものである一方、物質世界は分割可能で、延長を持つ(言い換えれば空間上の位置を持つ)としている点です。

しかし、二元論の中にはそれほど極端ではないものもあります。これらの理論では分離可能な実体を前提としません。むしろ、これらの理論では物質と精神世界の関係にはある種の二元論的な側面があると述べており、これら二つの世界の間が明らかに還元不能であるのも、こうした二元論的側面があるからだ、と提唱者たちは主張しています。つまり、精神的で主観的な現象は、物質的な事象や組織のいかなる知識によっても**先験的に**説明ができません。また反対に、(脳内のニューロンによる事象も含めた)物質的な事象は、付随して起きる精神的な主観的事象の知識によって説明することもできません。二つのカテゴリの事象の間にある相関関係のみが、研究可能であり、説明可能なのです。

この考え方では、別種類の実体は必要ありません。心脳同一説では、精神現象と物質現象はただ一つの基盤となる系の二つの側面だと考えられています。これが「二相理論」です。「内面的な」様相は主観的で、本人しかアクセスできません。そして「外面的な」または「外側の」様相は、外側から観察可能な脳の物理的組織と機能にあらわれています。この二つの様相としてあらわれるとされるただ一つの基盤に直接迫る方法がないため、この理論は、検証不可能に思えます。心脳同一説は実際のところ、「一元論主義」として提唱されており、二元論者の理論ではありません。しかし、こうしたレベルでは一元論対二元論の定義は実用性を失い始めます(定義というものは一般に、さまざまな現象について考える場合に役立つように考案された構成概念であることを思い出してください。こうした定義が役立たなくなった場合は、少なくともその条件ではそういった定義を捨てなければならないのです)。

すると、ＣＭＦはこの議論にどのように当てはまるのでしょうか？　このＣＭＦは脳が創発する現象の一つの「特性」として説明されています。ＣＭＦは当然ながら、デカルトによる二元論における二種類の実体のカテゴリには含まれません。というのも、ＣＭＦは脳がなければ存在し得ないからです。ＣＭＦは神経活動の一定の条件を満たした系からあらわれます。

その一方で、あらわれたＣＭＦ現象は、ＣＭＦを生じさせる物質的な脳の活動では説明のつかない特性を示すと仮定されています。ある意味これは、ある系の特性は、その系を構成するコンポーネントの特性からは説明がつかないという物質世界の前提条件によく似ています(前述の六つの炭素原子と六つの水素原子から成るベンゼンの例を参照)。こうしたあらゆる系とCMFが大きく異なるのは、CMFは物理的な測定では直接観察ができないという点です。CMFの特性は、まさしくこのCMFを生み出している脳を持つ本人にしかアクセスできないことです。もしこの状況を二元論的であるとみなしたいのなら、こうしたたぐいの二元論はデカルト的ではないことに気づくべきです。ある意味、このことはあらゆる物質的な系に当てはまります。

どんな形であれ、二元論と呼ばれるものすべてに向けられた非難が、二元論は「機械の中に幽霊」を入れたという主張です(マッギン(一九九七年)の引用によるライル参照)。機械とは脳であり、幽霊とは、精神的な意識現象を指しています。幽霊は、物質として観察ができないからです。もちろん、私はすでに、幽霊について同じ意見を持ち、主観的な意識経験は物質的に観察不可能だと主張してきました。それがCMFに起因するものであろうがなかろうが、そのことは変わりません。一つの事実として、主観的な経験(心)は、神経細胞活動をただ物理的に観察するだけではわからないし、説明もできないのです。主観と物質の相関関係は、両方のカテゴリを同時に調べたときに初めて、発見できるのです。

もちろん、「反幽霊派」の提案者に疑問を投げたってかまいません。機械の中に幽霊がいないと、その人たちにはどうしてわかるのでしょうか？　その答えは、実際彼らにもわからないのです。意識を伴う主観的経験がニューロン(神経細胞)活動から表出すること——これは、いまだに謎です。もし主観的な経験を幽霊とみなしたいのならば、そうしたってさしつかえありません。この「反幽霊派」の信念をみると、アインシュタインとスティーヴン・ホーキング(一九八八年)の意見が同じように対立したことを私は思い出します。アインシュタインは、事象は必然的であるよりも、確率的であるとする量子力学における主張を好みませんでした。そのため彼は、神が宇宙についてサイコロを振って物事を決めているとは信じない、といいました。これに対するホーキングの答えは、こうでした。「神が宇宙についてサイコロを振って決めていないと、どうしてわかるのでしょう?」

また、精神的で主観的な機能は、物質的な系の知識からは予測できないという立場への反論は、まだあります。心がそのようなものなら、その特性は無秩序で、観察可能な脳機能に必ずしも縛られない、抑止の効かない危険な存在になるというものです。ただしこういう立場をとるなら、そのような心にはみずからを制約するものが何もないことになります——実際には、心を創発するとおぼしき大脳系の物理的な観察では心を制限する条件について説明も予測もできないにもかかわらず、心はみずからを制御できているのに。第二に、精神機能(心のはたらき)は経験からいってもまさにこの、抑止の効かない危険な存在のように作用することがよくあります。そうすると、「抑止の効かない危険な存在」だという議論は、先が読めない部分もある人の心について少なからず言い当てている、ということになるのです。

ＣＭＦ理論が有効であるか否かはさておき、神経細胞の構造や機能について知識があっても、それだけでは意識を伴う主観的経験を説明、もしくはあらわすことは絶対にできません。以前に述べたように、脳を研究すれば、神経細胞のはたらきなどについて知ることができますが、そこには主観的経験をあらわしたり説明したりしているものはいっさいないのです。また、心の現象によっては、直接的なニューロンの基盤が存在しないかもしれないし(第三章参照)、また、意識を伴う意志が必ずしもいつも物質世界の法則に従うとは限らないかもしれないのです(第四章参照)。

ですから私たちは、意識を伴う主観的経験がどのように脳の活動につながっているかについての知識を得るところまでで満足せざるを得ないのですが、しかしこの知識では、主観的な経験が、なぜ、どのように脳の活動から生じるのかは説明できません。それは、重力はなぜ、物質の属性であるのかを説明できないのと同じです。この世にある現象の根源的なカテゴリすべてを私たちは受け入れます。そうすれば、それが人類の系にどうかかわるかについては、そのような関係がそもそもなぜ存在するかがわからなくても、研究できるのです。

第六章　結局、何が示されたのか？

神よ、あなたの海はあまりに巨大で、私の舟はこんなにも小さい。
——作者不詳

この仕事を完遂させるのはあなたの義務ではないが、いっさいかかわらないことを選ぶ自由もあなたにはないのだ。

——ユダヤ教指導者タルフォン『父祖たちの教え』より（ウォーク（一九八八年）による引用）

ルネ・デカルトと著者（リベット）との架空の対話

ルネ・デカルト（一五九六～一六五〇）は、心と身体の関係について筋道立った方法で取り組もうとした哲学者の草分けであるとされています。そのデカルトと架空の対話の場を設けてみたら、私たちの現在の発見と見解のある部分がどのように発展したかが、三五〇年も前のデカルトの基本的な考え方との比較から、くっきりとみえてくることでしょう。

そもそもは、「絶対的に確信が持てるものとは何か？」というデカルトの疑問から始まります。彼の答えはこうでした。「私自身の存在のみである」。彼はこれを、「コギト・エルゴ・スム(我思う、ゆえに我あり)」と表現しました(『人間論』(一六四四年)参照)。

デカルトは、心と(脳も含めた)身体が二つの独立した「実体」をあらわしているとする二元論説の生みの親です。彼は、この二つの独立した実体がどのように相互作用し、互いに影響を与えるのかを説明する理論の枠組みを提案しました。近代哲学者たちはとりわけこうしたデカルト派の心脳二元論をあざ笑い、中傷しましたが、論理的にも、実験的な証拠によってもデカルト派の考えをしりぞけることはできませんでした。いずれにせよ、デカルトによる心と脳の区別と、脳の思考機能の重要な役割についての認識は、脳と心の関係について、後世の発展の根本となる基盤を築きました。

さらにデカルトは、身体(そして外界全般)をあらゆる形而上学的な特性や主観的で精神的な側面からもいっさい切り離したため、物理学と生理学は機械論的なアプローチを進めることができました。デカルトはこのようにして、観察可能な世界における客観的な科学研究の発展に必要な、哲学的な基盤作りに貢献しました。

この架空の対話でのデカルトの応答は、その著書に述べられている考えにできる限り沿って書かれています。

＊　＊　＊

ベンジャミン・リベット（以下リベット）　ムッシュー・デカルト、あなたが先駆者である心と脳の関係というテーマについて、共にお話ができる機会を持ててとても光栄に思っています。この対話では、二〇世紀の終わりまでに得られた膨大な事実にもとづいた知識、特に私たち独自の実験から得た発見を中心にお話をしたいと思います。

ルネ・デカルト（以下デカルト）　こちらこそ、意見交換ができて嬉しく思います。ご存じかと思いますが、私は自分の意見に対する批判に対して、寛容ではない、という評判を立てられています。実際は、重大な批判にはきめ細かい分析をもって応えているにもかかわらず、です。今回は、肩肘張らない客観性を持ち、あなたがこれからおっしゃるご意見に対応したいと考えています。まず、お断りしておきますが、あなたの時代にこうして私がここにおりますが、だからといってそれが不死性を証明するわけではありません。

リベット　そうですね。疑い得ないもの、という基本的な真理から考えようとするあなたの主張はじつによく知られています。この主張はあなたが宣言された「コギト・エルゴ・スム」、すなわち「我思う、ゆえに我あり」に総括されています。私たち人間は、考えているという自身の存在以外は、あらゆる考えを疑うことができます。もしくは、疑っている自分の存在なくしては、みずからの存在を疑えません。
　さて、思考する心の真の特性はおそらく理性的思考にある、と力説して、あなたは非難を受けてきました。じつをいいますと、有名な神経心理学者であるアントニオ・ダマシオによる『デカルトの誤り』(一九九四年)という本が最近出版されました。理性的な思考よりも情動的な感情が心の第一の原動力である、とダマシオは主張しています。あなたが「思考」というときに実際何を指していたのかを、ここでご説明いただけますか?

デカルト　よろこんで。理性的な思考は真理の究極の審判者だと主張したのは事実です。しかしこれは、数学のような抽象的な科学のみを指していっています。その一方で、私の著書のいくつかの箇所で、「思考」についての概念をもっと拡大して定義しています。
　思考とは、ただちに意識できるものすべてを意味すると私は考えていました。これには人間の意志、知性、想像力、感覚、情動的感情である愛情、憎しみ、欲望、喜び、悲しみ、怒りなどを意識することが含まれます(私、デカルトの著作『哲学の原理』(一六四四年)と『省察』(一六四一年)を参照してください)。とりわけ、情動的感情または情熱は私たち人間の意識を伴う心の動きに影響を与えられる、と書きました。ですから、私の意見とダマシオの意見の違いは、黒か白かという相反するものではなく、むしろ、情動の役割にどれほど重点をおくかの違いにあるのだと思います。

リベット　あなたが言明された「我思う、ゆえに我あり」にちなんで、現代においてもときおり引き合いに出されるジョークがあります。そのジョークを謹んで、ここでご紹介させてください。このジョークではあなたが、マクドナルドへ行って、ハンバーガーを注文します。売り子が、マスタードが必要かをたずねると、あなたは「私はそうは(必要だとは)思わない」と答えます。そのとたん、あなたはその場から消えていなくなってしまうのです！

デカルト　ほほう！　それは面白い。実際、こうした可能性を私の「第二省察」(『省察』第二章)の中で述べました(もちろん、単にふつうの意味で、私が思考しなかった、という場合についてです。ハンバーガーの上にマスタードが必要かどうかということにこだわっているのではありません)。この思いがけない出来事への私のとっさの答えは、『省察』で書いたように、私が存在することをやめることはない、というものでした。なぜなら、思考しないということについて思考していた場合、思考しない、ということを思考するには私が存在していなければならないからです。

もちろん、このジョークでオチになるのは「思考する」という言葉の解釈をめぐる言葉のあやです。この言葉については、私が考えるもっと広い意味に従うべきです。すなわち、思考するとは、**ただちに何かを意識する**ことなのです。

リベット　ちょうどそのことにふれられたので、私が意識経験の概念をどのように扱ったかについて、ご意見をうかがいたいと思います。私が思うに、意識経験の真髄は、何かに**気づいている**ことだと思います。気づき＝アウェアネスの**内容**は、何でもよいのです。ただし、何かに気づいているということは、それ自体がユニークな現象で、アウェアネスの個々の内容についての特定の性質とは別のものです。また、数学の問題について直観的に浮かぶ解法のように、思考と呼ばれるものは無意識に展開することがあるのを裏づける証拠はいくらでもあります。ですから、このようなタイプの思考は、その人自身の存在について明確な確信を持つ証拠にはならないかもしれません。

デカルト　意識経験についてのあなたのご意見はアウェアネスを前提としているので、私にも受け入れられそうです。ある意味、私が主張する「一点の曇りもない真実」に近いといえるでしょう。それはつまり、自分が気づいているということ自体が、私が真に確信の持てることであり、私が何に気づいているのであろうと(その中身にかかわりなく)気づいているということが、私自身の存在を裏づける、ということです。

リベット　いいですね、そのお考えは。権威に頼った知識は排除すべきであり、真実を立証する証拠を探すべきだとおっしゃるわけですよね。さらにあなたは、ある結果の原因を推論する方法は一つではなく、実験しさえすればどの選択肢が有効かを決められる、といわれた。これは近代実験科学に非常に近い考え方です。つまりこの考え方では、一つの見解を説明するさまざまな仮説を実験によって検証し、それによってどの仮説が最も有力かが示されるのです。この科学的手法を使って、あなたの主張の正当性をいくつか検証してみてもよろしいですか？

デカルト　ふむ、同意せざるを得ないでしょうね。ただしこの場合、検証不可能である公理のような原則は除きましょう。その筆頭はもちろん、「コギト・エルゴ・スム」です。これには反論の余地がないことが、私には直観的にわかります。もっともここではこれを「私は気づいている、ゆえに私は存在する」と変えましょうか。

リベット　その条件については承知しました。また、科学哲学者であるカール・ポパーが提唱した条件も、この考え方に賛同するものとしてつけ加えたいと思います。ポパーは、提案された仮説を潜在的に反証し、あるいは否定し得る実験検証を必ず考案できなければならない、と主張しています。そうでなければ、反証されることをおそれずに、どのような解釈でも提案できてしまいますから。このような解釈ではどう考えても、いかなる決定的な真理も見出せません。

デカルト　いいですね。証拠に説得力を持たせるポパーのような考え方は。それでは、あなたは何についてこういう科学的アプローチで取り上げたいのでしょう？

リベット　そうですね。たとえば、松果体は脳活動と心の相互作用を脳内でつかさどる対応部位だとあなたは唱えていらっしゃる。どうやってこの結論に至ったのか説明していただけますか？

デカルト　わかりました。気づいたのは、思考は分割できないことでした。たとえば、意識を伴う主観的な視覚イメージは統一された、または単一の「絵」です。つまり、眼からのメッセージは視神経の中の数多くの神経線維一つ一つを経由して脳に到達しますが、意識あるイメージは統一されています。また、脳内のすべての組織は、実質上、二つ、つまり左右で一組になっています。しかし、意識を伴う感覚イメージは二つではありません。神経系の機械的作用について、私はこう考えました――心と相互作用するために無数の脳メッセージが集中している単一の場所が脳のどこかにあるはずで、その組織は二つで一組という形をとっていないのだと。松果体は脳の中で唯一、左右一組という組織ではない［訳註：松果体は、脳内の正中線上にただ一つしかない解剖組織だから］。ですからこれが、相互作用を起こす単一の対応部位の有力な候補となったのです。

リベット　ご提案の論理は筋が通っていると思います。しかし、これが統一された思考または意識経験の特徴について、唯一可能性のある解釈ではない。それどころか、最近ではいくつかほかの意見も出ました。また、松果体が受け取るのは、脳の神経経路のごくわずかな部分であることが知られています。したがって、松果体が本当に脳と心の相互作用についての重要な部分であることを支持するには、さらに詳しい証拠が必要になるのです。

デカルト　まずここで、告白せねばなりません。私自身、こうしたアプローチには基本的には賛成していたものの、私が生きていた時代にはまだ、説明的な仮説を独自に裏づける証拠を、系統的に探してはいませんでした。（どういうやり方なら証拠を得られるか）あなたはどのようにお考えでしょう？

リベット　わかりやすい検証は、もし松果体が機能しなくなったら何が起きるかをみることですね。この場合、あなたのご提案にもとづいて考えると、心と脳の相互作用は実質的にすべて失われると予測されます。総括的な見解「コギト・エルゴ・スム」からすれば、それでもこの人は依然として思考し、意識を持てるのかもしれませんが、しかし実際にはこの人はアウェアネスをすべて失い、少なくとも脳内の感覚メッセージに対しては反応しなくなるはずです。またこの人は、飢えや渇き、身体的快楽などを心が知覚するように結びつける脳からのメッセージをも失います。さらには、心や魂はもはや脳の活動に影響を与えられなくなるので、意識を伴う意志に応じる身体の動きを生み出せなくなります。この人は麻痺状態になるでしょう［訳註：現代の神経医学では、そうならない、つまり松果体に意識をつかさどる機能が集中しているわけではないことが、ほぼわかっている］。

生きている人の松果体をわざと破壊する、または機能しないようにするのは気軽にはできないし、倫理的な問題にもかかわってくることは、私も認めるしかありません。しかし、少なくとも、すでに亡くなった人の解剖で疾患のある松果体のある事例を探し、このような何らかの疾患の条件と、生前のその人の行動とを関連づけて考えることはできたはずです。

デカルト　たしかに解剖で松果体に疾患のあるケースをみつけることが望ましいですし、そうすれば松果体の役割を検証する手段として興味深いものになると私も思います。しかし、現代の神経科学者であるあなた方でさえ、まだ精神の統合性を実験検証で証明できていないではありませんか。

リベット　ご指摘の通りです。心や魂と、「身体」(実際は心以外のものを指すすべての物質)はそれぞれ、二つの独立した実体――思惟するもの(res cogitans)と延長するもの(res extensa)に分けられる、とあなたは提起しました。あなたの意見では、心や魂といった実体は、身体の実体がなくても存在するとしています。その証拠に、たとえ自分の身体の存在について確信がなくても、自分自身の思考する心が存在することは疑いのないものであると述べている。

その一方で、のちのあなたの著作では、脳の中に心の絶対的な座があり、そのため魂が脳内でその位置を占めていないと意識を伴う知覚が得られない、と書いておられます。さらに、人間の心は、身体とはまったく別個のものであるとみられ、それでもなお、二つのものは緊密に結びつき、その上、あたかも統一されたものを共に形作っている、と指摘しています。この考え方は驚くほど現代の考え方に似ています。とはいえ、この見方では心と身体の区別が曖昧に思えます。この点について、ご意見をおきかせ願えますか？

デカルト　承知しました。よりによってやっかいな点を挙げられましたね。ですがこうした記述は間違いなく、私の基本的な立場とは矛盾していないと思います。脳は心と身体の相互作用を媒介する組織である、とする私のとらえ方は、この二つのものが独立した実体であるという考えと必ずしも対立してはいません。この二つの独立した実体である心と脳がどのように双方向の相互作用を成し遂げているかは、非常に難しい問題ですが、それこそ私が答えを提案した問題でもあるのです。おそらくあなたもまた、この問題に取り組まれたいのでしょう。

リベット　そうですね。しかし今は、心と身体の独立性の問題について引き続き考えましょう。心と脳は実際のところ、それぞれ独立した実体ではなく、単一の実体の何らかの形での反映、もしくはその「特性」である、という可能性があり得るとお考えになりますか？　たとえば、これまで提案されてきたのは、心は脳を構成するシステムの特定の活動に連動して「創発する」現象である、という考えです。ご存じかと思いますが、精神的な、意識を伴うプロセスは、脳の特定の組織や機能とつながっており、また依存しているということについて、今や膨大な量の証拠があります。

デカルト　たしかに、あなたがおっしゃる可能性を論理的に排除することはできないでしょう。しかし、基本的な意味において心と身体は少なくとも二つの点で異なります。まず、身体は明らかに分割可能ですが、心は分割可能だとは考えられません。次に、心とは思考するものですが、身体は「延長」するものです。すなわち、身体の位置や大きさは測定できるのです。心と身体はこうした基本的な特性に共通点がないため、この二つの「性質」または「実体」は、それぞれ別個のものである、と私は結論づけました。私が『哲学の原理』の附録で述べたように、「二つの実体が、もう片方なしでも一方が存在することができる場合は、明らかに別個のものだといえる」のです(デカルト(一六四四年)参照)。

リベット　なるほど、ですが、私は謹んで反論しなければなりません。どちらかが欠けても心と身体は存在できるのかどうかは、実際にはわからないのではないでしょうか。こうした不確かな部分があるため、心と身体がはっきりと分かれているという意見は大いに疑問視されるのです。いずれにせよ今は、この問題についてはこれ以上追求しません。それよりも、あなたが動じずに、好意的かつ積極的にこの対話にご協力し続けてくださるほうがありがたいので。

デカルト　ムッシュー、おっしゃるように、私も今では昔よりも少しは丸くなっていますし、反対意見に対しても腹を立てないとすでにお約束しておりますから。あなたの最後の主張について――これは繰り返しになりますが――私が考える心と身体の違いは、心は分割不可能で延長できませんが、身体は分割可能で延長性を備えています。これは、自分が確信を持てる唯一の存在は自分自身が思考する心である、という原則と同じたぐいの原則です。すなわちこれは、心と身体は現象学上、別のもので、それぞれはもう一方によって説明できないということです。しかし、脳と心は緊密に相互作用することも、現に私は認めています。脳は心が情報を受け取る場所であり、また知覚による影響を受ける場所です。これに対し心は脳に、運動活動を制御するよう仕向けるのでしょう。

この数百年の間に、心があらわれるかどうかをつかさどるのは脳であることについて膨大な証拠が積もり積もっていることを考えたら、心と身体の実体は一方が欠けていても存在できる、という自分の考えにこだわるのをそろそろやめたほうがいいのかもしれません。だとしても、この(新しい)考え方は、心と脳はそれぞれ別のもの、または実体であるという、言い換えれば私のいわゆる二元論をしりぞけるわけではないでしょう。この二元論では、心や魂が不滅であると主張してはいないことを、ここで特に述べておきます。不滅性が現実にあり得るのかは私にはわかりようがありません。この考え方ゆえに、私は教会との間でやっかいごとを引き起こしました。ただし私はそのときはっきり、念を押しました。信仰する上で人は不滅性を**信じて**もかまわない、ということを。

リベット　なるほど。ご主張の論理、その通りだと思います。心が感覚世界についての情報を知らされるのは脳の中だけだとする、洞察力は素晴らしい。あなたは著作でも何度か指摘されていました。皮膚のどこかの領域からの感覚神経が脳に至る経路上のどの点で刺激を受けたとしても、その感覚は元の皮膚上で受けたものだと心は知覚するのだと。つまり、どんな感覚も、脳における相互作用、それも感覚メッセージと心との間で起きる相互作用を経なければ知覚されないということですね。しかし主観的には、メッセージの起点となるのが感覚経路のどの位置であっても、(触)感覚は皮膚上にある通常の起源位置からくると知覚されるのです。現代の専門用語を使うなら、脳内で対応する活動のパターンがその主観的イメージと似てみえなくても、それでも感覚は主観的に空間内の正しい位置に遡及する、といえるでしょう。この現象については、またどこかで私たちの実験的証拠にからめながらかなり詳しくお話しするつもりです。

デカルト　いやはや、私が三五〇年前に述べた、感覚が心に伝わる方法が、こんにちに至っても通用しているのはじつに喜ばしいことです。

リベット　ご意見をいただきたい、重要な問題がもう一つあります。心についてのあなたの見解では、その性質については意識経験がある場合に限定されているようでしたが。

デカルト　もちろんです。私が確信を持てるのは、意識を伴う思考が自分にあるということだけです。これまでお話ししてきたように、思考するということはつまり、何かをすぐに意識することを意味します。

リベット　ふむ、たしかに理にかなった立場ですね。ですが、ここ数百年の間に、メンタルプロセスの多くはアウェアネスなしで無意識に処理されていることを示す証拠が、かなり出ています。ここ二、三〇年では、それを直接裏づける証拠も出てきました(第二章と第三章を参照)。しかしそれよりずっと前から、(実験的に検証されていないとはいえ)もっと説得力のある臨床にもとづく逸話的な証拠がありました。たとえば偉大なフランス人数学者であるポアンカレは、どのようにその解法にたどりついたのか気づくことなく、ある難問の解法が突然、彼の意識ある心に浮かび上がってきた経緯について語っています。これはつまり、問題の解法へとつながる、こみいったクリエイティブなプロセス全体が、無意識に進行していたことを示しています。このような無意識のプロセスを、自分自身を「考える主体」とするあなたの持論に当てはめられますか？

デカルト　無意識の心の動きについての証拠に、説得力があることは認めざるを得ません。しかし、私の持論である「コギト・エルゴ・スム」に立ち戻ると、確信できるのは、自分の意識ある思考の存在だけであることは明白です。自分自身が気づいていない、メンタルプロセスの存在に確信は持てません。

その一方で、科学的証拠を得て、考え得る(複数の)仮説の間でどれが適切かを見分けることが、真理に近づく最善の方法です。ですから、私は臆することなくこう申し上げたいのです——提示された証拠にもとづけば、無意識のメンタルプロセスの存在はかなり有力なのではないかと。ただし、自分の意識ある思考の存在についての確信ほど強く、

(そうした無意識プロセスが本当に存在するとは)自信を持っていえるわけではありません。

リベット それでは、その部分については、無意識のメンタルプロセスの存在を直接裏づけるいくつかの実験にもとづく証拠を引用しましょう。被験者は脳内の感覚上行路に電気刺激を受けます。十分な長さで継続する連発電気刺激(五〇〇ミリ秒もの長さ)では、この被験者は意識感覚があったと報告できました。刺激パルスの連発が短い(一〇〇〜二〇〇ミリ秒間)場合、意識を伴った感覚はまったく感じられません。しかし、何も感じていなかったにもかかわらず、被験者たちは刺激の到達をじつに正確に報告できたのです! 似たような種類の実験(ワイスクランツ(一九八六年)による)では、(大脳皮質の一次視覚野の受容領域の損傷によって)患者は意識を伴う視覚を失っているにもかかわらず、意識的にみられない物体の位置を正確に示せました(いわゆる盲視と呼ばれる現象)。

デカルト たしかに、これは無意識のメンタルプロセスの存在を裏づける、説得力のある証拠ですね。しかし、この結論をもってしてもまだ、自分の意識ある思考(または感情など)について私が確信するレベルには至りません。

リベット それでは自由意志の存在についてはどうお考えでしょう?

デカルト いや、少なくとも人間の行為のうちあるものについては、選択の自由があるのは間違いないと私は考えています。

リベット　ならば、この問題について私たちの実験で得られた発見に興味を持たれることと思います。私たちが発見したのは、人間が自分の行為を促す意図、または願望に意識的に気づく約四〇〇ミリ秒前に脳が起動し、自発的な行為の準備をすることでした。これは、意識ある自由意志が自発的なプロセスを起動するのではないことを意味しています。つまり、脳は無意識にプロセスを起動するのです。

デカルト　それでは、自由意志が(行為の)自発性に、何らかの役割を果たす可能性は少しでもあるのでしょうか？

リベット　あります。意識を伴う意図があらわれるのは、運動活動の約一五〇ミリ秒前です。この(一五〇ミリ秒の)間、意識機能がプロセスに干渉する十分な時間が生じます。これが意志的なプロセスを完遂するトリガーとなるのかもしれません。しかし、このことを直接裏づける証拠はありません。しかし、何も行為が生じないよう、意識的な意志がプロセスを止める、あるいは拒否できるという証拠はあります。このような場合、自由意志がその結果をコントロールできるのです。このことは、何か倫理体系がそう仕向けているから、人間は自分自身をコントロールできているという、私たち人間の実感とも一致します。

デカルト　意識を伴う意志のそういう役割について、お話をきけてよかったです。さて、するということすべてを、決定論者がしかける議論とどう結びつけますか？　この人たちは、人間とは本当はオートマトン（ロボット）であり、宇宙の自然の法則によって何から何まで支配されている、と主張します。

リベット　それはやっかいな質問ですね。ですが、何を信じるべきかというあなたの持論に立ち戻ればよいのだと思います。それはすなわち、私たち自身が意識的に気づいていることについては、確信を持って知ることができるということです。何をすべきか、または、いつすべきか、ということも含めて、私たちは自発的な行為の出現をコントロールできるという感覚に気づいています。これは実際の自由意志を支持する強力な主張になります。決定論は物質的な世界では非常に有効ですが、意識を伴う精神領域にこれを応用しても、単なる一つの仮説にしかなりません。

デカルト　繰り返しになりますが、この私の哲学の根幹を成す考え方が、現代においてもなお重要なものだという評価が与えられていて、嬉しく思います。

リベット　それでは、ムッシュー・デカルト、この対話にお越しくださったこと、またおつき合いくださったことに感謝いたします。

私たちの実験から得た発見は、自分自身についての見方をどのように変えるのか？

ここまでのところで私たちは、主観的な意識経験、特にアウェアネスがあらわれるときに、神経細胞がそれをどのように助け、あるいは橋渡ししているのかについて、多少の知識を得ました。これらは固有の神経活動で、比較的健常な脳の基本機能があって初めてはたらきます。この特別な神経活動は、時間的要因を軸に展開します(ポッペル(一九八八年)も参照)。

意識を伴う精神事象は、最低限の活動持続時間が経過しなければ、あらわれません。この持続時間はだいたい〇・五秒かそれ以上ですが、比較的強い神経活動ならば、〇・五秒を切ります。無意識の精神事象があらわれるには、これほど長時間続く活動は必要ありません。ほんの〇・一秒かそれ以下の非常に短い神経活動でもあらわれます。これが、意識機能と無意識機能とが切り替わる制御因子を規定する私のタイム-オン(持続時間)理論の特徴的な点です。

このタイム-オンの特性――それはつまり、感覚世界における私たち人間の意識経験は大幅に遅れてあらわれることです。スウェーデンのヨーテボリで最も読まれている

『ヨーテボリ・ポスト』紙は、(一九九三年五月におこなった私の講義について)見出しにこのように書いていました。「今や証明された。私たちはみな、いくぶんか遅れているのだ」。人間は、実際の「現在」を、意識しながら生きているわけではないのです!

というわけで、感覚世界の意識経験には、約五〇〇ミリ秒にも及ぶかなりの遅れがある、という思いがけない証拠があるのです。たしかに、これは体性感覚に限定して徹底的に立証したものですが、間接的な証拠をみると、どんな感覚についても当てはまりそうです。

ところが奇妙なことに、人はこの遅れに気づいていません。遅延した経験が主観的に時間軸上で前に戻されています——それも、感覚大脳皮質反応の最も早い時点にまで。これを「時間的に逆行する主観的な遡及」と名づけました。実際アウェアネスは、アウェアネスが発達するために必要な、適切な神経活動の持続時間によって生じる遅延より前にはあらわれるはずがありません。しかし、この「時間的に逆行する主観的な遡及」のおかげで、感覚信号に気づいている、とほとんどすぐに感じられるのです。

その一方で、それ以外の心の現象では、アウェアネスが実際にあらわれる際の遅れは理にかなっています。

無意識の精神事象には、ここまで長時間続く神経活性化は不要です。先に述べたように、無意識の精神事象は、神経活動による遅延が一〇〇ミリ秒かそれ以下の非常に短いものでもあらわれます（前述のタイム－オン理論の実験で、このことを直接裏づける証拠を得ました）。感覚信号への素早い反応は無意識に生じます。このことはほぼすべてのスポーツだけではなく、日常の危険を知らせるシグナルへの反応でも顕著にみられます。反応時間（ＲＴ）テストでの反応が無意識に生じることについては、実験にもとづく証拠があります。ふつうに続けて話すときの言葉の**発話**は、楽器を演奏するとき、特にテンポの速い曲を演奏するときと同じように、事実上無意識であるはずです。

もちろん、こうしたどの事例でも、実際に何かが発生してから反応や行為に**気づくこ**ともあります。もし行為を起こす前からそのことについて気づいていたいと思うと、プロセス全体のスピードが落ち、スムーズに動けなくなります。

アウェアネスに関するありとあらゆる事例に、この遅延の性質を当てはめてもよいかもしれません。そうすると、アウェアネスを伴う精神事象はどれも、アウェアネスが始まる五〇〇ミリ秒も前に無意識のプロセスが始まり（アウェアネスに）先行することになります。（しかしながら）ほとんどすべてのアウェアネスに主観的に影響を与える、遡及プロセスなどはないことに注意してください。遡及プロセスが生じるのは、感覚信号に反応する意識を伴う感覚のときだけです。したがって、意識を伴う思考はすべて、無意識に起動し、無意識の始まりよりも、五〇〇ミリ秒も遅延します。つまり、意識を伴う思考はすべて無意識に湧き起こるのです！　これは、クリエイティブでこみいった心の動きについても当てはまります。このことは間違いなく、こうした思考すべてがどのようにして生じるのかについて考える際の、大前提になるでしょう。またこれは、無意識の精神活動を自由に遊ばせる環境を育むべきであることも示唆しています。

意識を伴う事象が生じるのが相当遅れるなら、意識の連続した流れは存在し得ないはずです。意識事象は連続的ではなく、切れ切れに生じるはずです。それでも私たちは連続的に意識ある状態をふつうに経験しているという事実は、意識事象がいくつもオーバーラップしてあらわれていると考えれば説明がつきます。

主観的な経験が修正されたりゆがめられたりするのは、精神医学や心理学ではよく認められている現象です。感情が喚起した感覚イメージや思考は無意識に抑圧されることがあると、フロイトは提唱しました。めった切りにされた死体を目撃して動揺した被験者は、実際のイメージをゆがめ、まったく何もみていないと報告することだってあるのです。

感覚イメージを修正するには、感覚メッセージが大脳皮質に到達してから十分な時間の余裕が必要です。このような遅延があれば、被験者がそのイメージに気づく前に脳はイメージに反応し、それを変える神経パターンを生み出せるでしょう。アウェアネスの発達に必要な生理学的前提条件である遅延のおかげで、無意識の大脳プロセスが主観的な経験の内容を修正する機会ができます。その証拠に、皮膚への刺激の数百ミリ秒後に与えられた感覚野への刺激が、被験者の皮膚刺激の経験に遡り、抑制や促進をすることがあるのを、私たちはここまでで示しました。

そして最後に、この発見があります。自発的に活動しようとする意図または願望に被験者自身が気づくよりもずっと前に、脳は自発的なプロセスを無意識に起動します。この結果は、自由意志の性質をどのように考えるかについてと、個人が負う責任と罪にまつわる問題に、まぎれもなく意味深い影響を与えます(第五章参照)。

ここで述べたさまざまな事例は、アウェアネスについての時間的要因が、意識を伴う精神生活にどれほど意味深い影響を与えるかを示しています。

ここで、哲学者であるデーヴィッド・M・ローゼンタール(二〇〇二年)の言葉を引用するとよいでしょう。この言葉は、脳と世界の時間的な関係をテーマにした『意識と認知』誌の二〇〇二年六月号に掲載されたものです。この特集号は主に、この分野における私の業績に対する論評をもとに構成したものでした(この号で紹介された私たちの業績に対して、そのほかにも数々の批評や好意的な論評が寄せられました。私は現在までにこれらの論評のほとんどに返事を書き、公に発表する機会を持てました。リベット(二〇〇三年)参照)。

ローゼンタールは、「リベットの実験による業績について、私がこの短い論稿の中でいうべきことはほとんどない」と述べました。彼は「リベットが引き出した結論は、常識と照らすと明らかに矛盾がある」、したがって(自分が何か述べても)「そういった矛盾が生じるような枠組を却下する理由が、新たに増えるだけだ」と主張しました。ローゼンタールが考える「枠組」とは、(先行して脳が引き起こす、意志プロセスの無意識の起動に関連して)意識を伴う感覚、そして行為を促す意識を伴う願望または衝動があらわれるには、アウェアネスの生成が遅れなければならないという私たちの実験的証拠を指しています。

ローゼンタールの反論の主旨は、「このような事象についての一般的な常識の枠組が、リベットの実験にもとづく発見とは矛盾している」、というものです。そのため彼は、私たちの実験から得た結論が正しいとは思えない、と信じています。人間が、行為を促す自発的な衝動を実行に移すのを拒否する能力は、「矛盾をいくぶんか緩和するかもしれないが、それは、無意識の、神経がつかさどる拒否の後で意識を伴う拒否がおのずとあらわれるのではないという、確固とした証拠がある場合に限る」、と彼は強調しました。私はこの後者の問題についてかなり詳しく分析(リベット(一九九九年))しています。そして、意識を伴う拒否は、拒否するという最終判断を下す事前の無意識のプロセスがなくても起こるという考えは、実験から得た証拠で裏づけられることを示しました[訳註：ここで著者は「衝動の拒否そのものも、それに先立つ無意識的プロセスが必要なのだとすれば、自由意志の役割を救ったことにはならない」という批判を気にして、ローゼンタールのいうような「緩和」の可能性があることを実験的に示したといっている」。

ローゼンタールはさらに、以下のように反論を続けました。「われわれの常識の枠組は、無意識の意志を難なく受け入れる」、と。しかし、この反論は、私たちの発見が「自由な主体についての世間の(常識的)感覚を危うくする」という、常識のパラドックスについての彼自身の論点を打ち破ってしまうように思えます[訳註：なぜなら、ローゼンタールはまた「意識的で自由な主体」という常識の信奉者でもあるから。つまりローゼンタールは著者の考えに反論しているようで、じつは一致し得る道筋まで示してしまったと、リベットは考えている]。つまり彼は、自発的プロセスの無意識の起動についての私たちの発見は、事実上、世間の常識の枠組にきわめて一致する、と主張してしまったのです！　もし、自発的な行為の無意識の起動という考え方が、自由な主体としての自身の感覚と矛盾しないと認めたいのであれば、当然そうすることもできます。しかしそうすると、意識的な制御の利かない行為の起動に対する責任と罪の概念の扱いに、苦労することになりま す。意識的なコントロールができるのは、最終的な行為が発生する前に、そのプロセスを拒否する能力があるときだけなのですから。

ローゼンタールは、私たちが出した成果に対して、多くの哲学者と同じアプローチをしているようです。つまり、検証されていない哲学的モデルと思弁的な考え方が、実験的な証拠にもとづく結果にあたかも反証できるように述べています。科学者として、私たちはこれを受け入れられません。提案されたモデルまたは理論は、データの解釈に役立てられるときに限って価値があるのであって、データを反証するときに価値があるのではありません。「常識的な」考え方を、実験にもとづいてたしかに得られたデータより優先してはならないのです。実験から得た発見からはしばしば、直観に反した結果や独創的でクリエイティブな推論が生まれます。おそらく量子力学ほど直観に反し、常識と相反するものはないでしょう。それにもかかわらず、量子力学は物理学の大きな柱だと考えられており、実験による観察の結果を正確に予見しています。

自己と魂についてどう考えればよいのか?

ここでようやく、自己と魂の性質を脳の意識機能と関連づけて考えるべきところまできました。これら(自己や魂)は意識を伴うプロセスの特別なケースなのでしょうか? それとも意識を伴うプロセス全般とはまったく異なる、別のカテゴリに属するものなのでしょうか? これらは脳内のしかるべき神経細胞活動から生じるものなのでしょうか? またはこれらは、デカルト的な意味合いにおいて、物質的な脳とは別個の実体なのでしょうか? 最後の点については、これは形而上学的な信念にすぎず、(魂が)個別の実体としての資格を持つという考え方を支持する証拠などないことに、気づくべきでしょう。したがって私は、ここから先の議論を、自己と魂とは脳の活動からあらわれた現象である、という考え方にもとづいて進めます。

もちろん、こうした現象は薬や、脳の病状によって、変化したり、失われたりする可能性があります。たとえば、アルツハイマー病で、脳内の構造的、および生化学的な変化によって自我を失った場合を考えてみてください。

自己の性質、起源、そして意味について、これまで多くの見解が出ました（フォン・ヴァイツゼッカーは「心理学では、魂とは何であるか正面切って疑問を持たないことがよくある」と述べています。デル・ギダイス（一九九三年）の引用による）。これらの意見の多くが、哲学的分析と興味深い思弁によるものです。私はここでの議論を、自己についての現象的な特性のうち、最もシンプルなものに限定したいと思います。つまりその特性とは、ほとんどの人にとって報告可能な経験です。このような報告可能な現象を第一に優先する立場については、カール・ポパーとジョン・C・エックルス（一九七七年）の著書『自己とその脳（*The Self and Its Brain*）』という、ふつうの常識的な見方（たとえば『脳とその自己』というような）とは真逆のタイトルがついている本の中で、基本的な考え方として取り入れられています。

自己についての最もシンプルな現象学的な考えは、私たちひとりひとりが自分の個性として、独自のパーソナル・アイデンティティとして持っている主観的な感情です。神経学者であるアントニオ・ダマシオ(一九九九年)は、(感覚世界において現在進行中の経験として継続的に生み出される)移ろいやすい自己と、自伝的な(過去の経験についての記憶などにもとづいた)自己との区別を提唱しました。ダマシオは、前者の移ろいやすい自己を「中核自己」と名づけました。しかし私としてはこの「中核自己」という用語は、自分自身について永続的な側面を指すものとして、つまり人の意識経験の内容に重大かつ非常に極端ともいえる変化が起こったとしても感じられるパーソナル・アイデンティティをあらわすときのために、とっておきたいと思います。

私が中核自己と呼んでいるものは、変化にも驚くほど動じません。原因が何であれ一時的に意識を喪失しても、意識が戻るやいなや、その人は自分が何者であるかがわかっています。同じ現象が、通常の睡眠から醒めたときや全身麻酔、または長い昏睡状態の後にも起こります。さまざまな精神機能(心のはたらき)や意識機能がゆがめられたり止まったりしますが、大脳皮質への損傷がかなり大きくても、パーソナル・アイデンティティは失われません。

(二つの大脳半球の間で神経連絡が切断されている)分離脳の患者では、それぞれの大脳半球でもう片方の大脳半球が得られない事象の知識を蓄えられます。それにもかかわらず、こうした人々は自分のパーソナル・アイデンティティについて問題を抱えているような証拠をいっさいみせません。この人たちは、パーソナリティが複数あるといったことを訴えたりはしません。自分自身のことを、両側の大脳半球の相互接続を分離する前と同じ、単独の個人だとまだ感じているのです。

これと同じことが、大きな腫瘍があるなど、病状のせいで大脳半球全体を摘出、または損傷した患者にも当てはまります。麻痺状態や半身の感覚の喪失があったり、あるいは優勢である(通常左側の)大脳半球が除去されていて言語能力を喪失するといった精神機能をとことん失っていても、これらの患者は自分のパーソナル・アイデンティティについてのアウェアネスは持ち続けられます。私はこうした患者の動画をみたことがあります。はっきりとした自覚を持ってインタビュアーに反応できているようにみえ、しかも、この人自身は自分のどこが欠損しているのかをよくわかっていました。

さらに、側頭葉にある海馬組織の両側に障害のある患者は、顕在記憶を新たに作る能力を失っていますが、損傷する前に起こった事象の記憶は維持しています。こうした患者たちは、自分が何者であるかを知っているようであり、自分たちが記憶機能を喪失したことにも、自覚があります。

過去の記憶や、自分の名前も思い出せない完全な記憶喪失でさえ、自己という感覚を損なわせないようです。もちろん、記憶を喪失している間には自伝的な自己はありませんが、患者が記憶喪失から回復すると再びその自己があらわれることがあるのです。最近の報告にある一例では、ある若い女性が自動車にはねられて昏睡状態に陥った後、完全な記憶喪失になっていましたが、なんと意識をすべて取り戻しました。記憶喪失になってから二年後、この患者は思い出し始め、過去の出来事を表現するようになったのです。その発端は、彼女の本名の一部である「ジョイス」と、彼女が突然叫んだことでした(彼女はつき添っている人々からは「身元不明の女性」と呼ばれていました)。彼女が自分の社会保険登録者番号を思い出せたので、身元確認ができました。次に、過去について記憶がたちまち回復しました。二年間にわたって自伝的な自己が失われていても、彼女のパーソナル・アイデンティティが壊れ、二度と戻らないわけではなかったのです！

自己はどのようにアウェアネスとつながっているのか？

これまでの章で、アウェアネスとは、神経活動における固有の前提条件を伴う根本的な現象だと私は説明しました。また、経験の種類の違いをアウェアネスの種類の違いだと(わざわざ分類を)考える必要はなく、意識経験がさまざまであるのはアウェアネスの中身が異なるせいだということも、述べました。私は自己という現象をこの考え方に含めます。すなわち、その人らしさという経験は、アウェアネスに付与される内容の一種をあらわしているのかもしれません。専門家たちは、現象学的な自己が実際に立ちあらわれる際の多様性を説明しようと、さまざまな自己を編み出しました。こうしたさまざまな種類の自己は、レベルや種類の異なるアウェアネスだと考えるより、基本的な(同じ)アウェアネスの**中身**のバリエーションである、と考えるほうがよりシンプルでしょう。

このアウェアネスの優位性についての考え方には、やっかいな問題があります。ある心の「中身」についてアウェアネスが存在する場合、その中身には自己の感覚も含まれるのか、単に感覚刺激だけなのかはともかく、その内容に気づいているのは誰かという問題です。こうした内容を経験する個人という実体が存在するという考えは、哲学者や神経科学者の大多数が、支持しません。このような個人という実体をどういう形であれ、脳の局所的な部位にある特定の神経の形態として考えることはできません。大脳半球のどこかに大きな損傷があっても、アウェアネスやパーソナル・アイデンティティは失われません。視床の内側髄板内核、または脳幹にある網様体が損傷を受けると、意識を伴うアウェアネスがすっかり失われるのは事実ですが。こうしたことから、これらの領域を意識の中枢であると考える人々もいます。しかし、こうした組織については、経験全体をまかなえるものがここに集中していると考えるより、大脳皮質を覚醒し続けさせるために必要なものだとみなすことが一番妥当です。そうなると、私たちは意識と自己についても、より包括的な説明を考えるしかないのです。大きな損傷を受けた後でも十分に機能する脳領域のどこかが、意識や自己を生み出している、というようなここで、意識を伴う精神場（CMF）に立ち返りましょう。これは皮質のほとんどの部分が寄与し得る、私たちの疑問への有力な答えとして私が提案したものです。つまり、統一されたアウェアネスの経験、というのをCMFの特性として仮定しました。CMFについての説明とCMF理論を検証する実験デザインについては第五章の解説を参照してください。このCMFを取り入れれば、主観的な単一性、また精神的な内容に気づいている「何者か」を説明するのに必要な包括的な特性のようなものが備わるのです。

無意識のメンタルプロセスは自己の一部なのだろうか？

精神生活の多くは無意識に進行し、また無意識のメンタルプロセスはそれに続く意識プロセスに影響を与えることがあります。この原則についての最もシンプルな実例のいくつかが、非常に短い視覚刺激（約一ミリ秒）によって被験者には意識的には気づけない内容を使ったシェヴリン（一九七三年）による実験で紹介されています。シェヴリンとディックマン（一九八〇年）は、こうした無意識の入力の内容が、被験者が新しい単語のリストから単語を選ぶという反応にはっきりと影響を与えていることを示しました。つまり、選ばれた新しい単語は無意識に「観察した」アイテムとの関連性を示すものだったのです。したがって、これらの無意識の知覚は、後の心の動きに影響を与えたのです。似たような結果が全身麻酔から回復した患者にもみられました（ベネットほか（一九八五年)、ボンケほか(一九八六年))。手術室での(医師など他者が)声に出した発話は、意識的にはきこえず、後から思い出すこともできません。それでも、これは患者の回復後の反応に影響を与えていたのです。

無意識のメンタルプロセスはそもそも、どんな人にとってもその人だけのものです。たとえば、数学者はふつうの人には解けないような問題を無意識に解決できるでしょう。すると、ある人の無意識の精神生活は、その人の自己に属するもの、またはその人を特徴づけるものだと考えることが妥当かもしれません。しかし、無意識のメンタルプロセスが、私たちが自分自身を意識的にどうみるかに影響を与えているとしても、人はこうしたメンタルプロセスへ直接、(意識)経験としてはアクセスできません。第四章では無意識の自発的プロセスに対する責任と罪の問題について考察しました。私の考えでは、決定的に重要なのは、無意識に起動した自発的プロセスの実際の実行を、**意識的に制御**できる点です。したがって、私たちが責任を負うのは意識を伴う選択のコントロールに対してであって、意志決定に先立ち無意識に起動する衝動に対してではないのです。

自己という感情は唯一無二の経験か？

パーソナルな自己の単一性、独自性という考えに対して、真っ先に正面切って反論を唱えるのが、多重人格障害(MPD)〔訳註：現在は、「解離性同一性障害(DID)」と呼ばれる」なるものが存在するという主張です。MPDでは、患者にはさまざまなタイミングで、いくつもの人格があらわれるようにみえます。どうやらほとんどの時間を支配する人格が一つあるようで、治療によってうまくほかの人格を取り除けたら、これが単独の人格として残ります。そのほかのさまざまな人格は驚くほどバラエティに富み、主となる人格とははっきりいって真逆である場合もあります。ハーヴェイ・クレックレーによる同名のノンフィクションの著作を脚色した古い映画『イブの三つの顔』を覚えている読者もいるでしょう。また、おなじみの、一八八六年に出版されたスティーヴンソンの『ジキル博士とハイド氏』もありました。ですがこの作品は、臨床的な証拠とはいっさいつながりのないフィクションの物語です。

フローラ・R・シュライバーというサイエンスライターが、シビルという実在の患者の精神科医、コーネリア・ウィルバーの臨床報告にもとづいて『シビル』(一九七三年)という作品を発表しました。これは、記録されたMPDの事例のようだったため、精神科治療においてれっきとした疾患としてMPDの診断を確立するのに寄与しました。

しかし、シビルの物語の妥当性と診断については、精神科医であり、催眠法の専門家であるハーバート・スピーゲル(一九九七年)が真っ向から疑問を唱えました。スピーゲルはウィルバーがおこなう治療セッションに同席し、数年間かなりの回数にわたってシビルとじかに接していました。非常に長いインタビュー記事(『ニューヨーク・レビュー・オブ・ブックス』誌、一九九七年四月二四日号)で、スピーゲルはシビルがMPDであるという診断に疑問を投げかけました。彼は、シビルが非常に催眠をかけられやすいことに気づきました。退行催眠で年齢が遡っていく間、シビルは幼少期の日常的な出来事は報告しましたが、ウィルバーがきいていたという子ども時代に受けていた両親による虐待については報告しませんでした。このようなセッションの一つで、シビルはスピーゲルに、「ヘレン」になって欲しいのか、とたずねました。「ヘレン」とは、シビルが持つ感情にウィルバーが名づけた名前です。実際、シビルにはほかの人格に変わらなければいけないという義務感がありました。しかしスピーゲルといるときは、彼女は「ヘレンになること」を望みませんでした。このほかにも、シビルのMPDの現象には、ウィルバーによるアーティファクト(作り事)であるというスピーゲルの意見をさらに裏づける徴候がみられました。スピーゲルはそこで気づきました。ウィルバーは催眠に伴う徴候について十分な知識がなかった。そのせいで、ウィルバーはある種の記憶を(知らぬまに催眠誘導によって)具象化し、それを人格に転化させていたのです。スピーゲルは、催眠にかけられやすい患者でMPDと診断されているケースは、ほぼ間違いなく本当のMPDの症例ではないと示唆しています。催眠にかけられやすいわけではない患者の場合でもやはり、また別の理由から誤った診断を受ける可能性があるとしています。

その一方で、スピーゲルはこう言及しています。「(彼らが自己とみなすものが)移ろいやすく分裂し、アイデンティティを失っている感覚に一時的に陥っている人々」が存在し、そして(そういう人々は)「ただちに自己を一つにまとめて制御感覚をできるだけ早く回復させる必要がある」と。

となると、MPDについての報告を持ち出して、自己は単一であるという考え方に反論する考え方は、控え目にいっても疑わしいのです。たしかに、パーソナル・アイデンティティの一時的な喪失は、明らかに起こり得ます。しかし、その喪失から回復すればその人は、自分自身を以前と同じ人物だと、再び感じるようになるのです。

分離脳は人格に影響を与えるのか?

分離脳の患者では、あるタイプのてんかんの治療のために二つの大脳半球を接続する神経線維の束である交連が、外科手術で切断されています。すると、「一方の大脳半球から生み出される意識経験のほとんどが、もう一方の大脳半球にある意識を伴うアウェアネスにアクセスできなくなります」(スペリー(一九八五年))。「こうした人々は左右にはっきりと離された二つの内面的な意識領域と共に生きている」ことを、スペリーら(一九六九年)は一連の実験で示しました。「それぞれの大脳半球が、個人的な感覚、知覚、思考、そして記憶を経験していることは示せますが、これらはもう一方の大脳半球のアウェアネスにはアクセスできないのです」。右大脳半球には意識があり、話をする能力が欠けている以外は、思慮深く、論理的で情動的な活動を示しており、左大脳半球から独立してはいるものの左大脳半球のこうした活動とその性質は同じであることが、どの(実験)検証でも示されました(ボーゲン(一九八六年)、ドーティ(一九九九年)も参照のこと。この見解への反論もある。ガザニガ(一九九八年)を参照)。

これらの証拠はすべて、単一の自己が本質的に二つであるという可能性があり得ることを示しています。しかし、分離脳の患者の心は単一であり、統一された個人であるように思えます。彼らは、パーソナル・アイデンティティの喪失や経験の分離を訴えてはいません。スペリー(一九八五年)はこうした状況について、ある程度説明をしています。一方の大脳半球から生じた、自己と社会的な要因にからむアウェアネスは、ただちにもう一方に波及することもあります。これを橋渡しするのは、上位の交連切開術によって分割されていない、深い相互接続構造である可能性もあるのです[訳註：上位の交連(脳梁)は両半球の皮質をつなぐが、これが完全に離断されていても、皮質下で両半球をつなぐ神経経路は残されている]。また、顔(の体性感覚や筋運動)、聴覚、またそのほかの系は、左右(両半球に)対称にあらわれ、それらは上位の交連(による情報連絡)の影響は受けません。視野の分割については、(たしかに右視野／左視野はそれぞれ反対の大脳半球にだけ神経投射していますが)両目を視野全体に移動させて動かせば(この分割を)無効にできます[訳註：つまり視線を動かすことによって、(交連を介さなくても)両半球で視覚情報を共有できる」。

このように、こうした患者の意識を伴う自己のいくつかの側面は分離できるにもかかわらず、意識を伴う自己の大部分は統一されていることになるようです。このように統一された自己（という特性）は特に、健常な人々にはっきりみられます。

一卵性双生児の自己は一つなのか、あるいは二つばらばらなのか？

一卵性双生児は、単独の受精卵から生まれ、どの細胞も、遺伝子構造が同一です。しかし、遺伝子の**発現**は一生を通じて、脳の発達の条件と、環境の影響に左右されます。したがって、遺伝子のアイデンティティは実際の個人のアイデンティティを必ずしもあらわしてはいません。にもかかわらず、生まれてから異なる環境で離れ離れにして育てられた一卵性双生児は、肉体的な外見だけではなく、精神面での価値観、パートナーや車、行動の選び方が驚くほど似ています。しかし、一卵性双生児は、自分たちのことをそれぞれ別個の人間だと感じています。お互いはそれぞれ、自分が何者であるかがわかっており、自分自身を双子のもう一人と間違えたりしません。したがって、一卵性双生児は自己の分離の例とはなりません。

それではいつ、独自の自己があらわれるのでしょうか？　宗教体系によっては、自己または精神（魂）は、受胎時に受精卵に「付与される」と主張しています。しかし、一卵性双生児は単独の受精卵から始まりますが、二つの別個の自己として発達します。どうやら、十分な（機能を果たす）構造の脳が胎児に備わり、意識経験をサポートするようになると、何らかの形の自己があらわれるようです。

コンピューターには意識を伴う自己があるのだろうか？

コンピューターの信奉者、特に人工知能に取り組んでいる人の中には、コンピューターは意識を持ち得るという信念を主張する人もいます。この人たちはもし、コンピューターが人間の脳と同じくらい複雑で、人間と区別がつかないくらい同じようにふるまえるなら、コンピューターは人類と機能上同等だと考えるべきである、とみなしています。有名なチューリングのパラダイムによれば、スクリーンの陰にあるコンピューターが、同じくスクリーンの陰にいる人間と区別のつかない反応を示せる場合、そんなことが起きるかもしれないと考えます（もちろん、このことが実現する保証はありません）。

このような意見に反対の立場をとった、物理的、かつ哲学的な議論は山ほどありました。数理物理学者であるロジャー・ペンローズ（一九八九年）は、コンピューターは常にプログラムされたアルゴリズムに従って動作していると主張しました。しかし、意識を伴う精神機能はアルゴリズム的ではない可能性があり、したがってコンピューター機能とは根本的に異なると彼は述べました。ペンローズは、「量子論も古典的な物理学のいずれも「決定論」対「自由意志」という問題に何らの解決の糸口も与えない」、「現在の科学は不完全なのだ」と述べています(パーム(一九九一年)による書評を参照)。哲学者であるジョン・サール(一九八〇年)は、コンピューターは、言語の構文についてのプログラムにもとづいて質問に答えられると指摘しました。このようにすると、コンピューターは人間のように反応できるように思えます。しかし人間と違って、コンピューターはその言葉の意味を理解しません。コンピューターに構文のプログラムを組むことはできますが、言葉の意味をプログラミングすることはできません。この、意識にとっては重要な問題である構文と意味との区別は、早い時期に哲学者であるカール・ポパーが主張していました(一九五三年)。

チューリングのパラダイムにあるように、コンピューターに人間と同様の行動機能を持たせられたとしても、コンピューターも人間同様に意識があるという意味には必ずしもとれないと、私は指摘しました(リベット(一九八〇年))。この主張は、シンプルで論理的な論法の中で立証できます。ここで、二つの系を取り上げてみましょう。仮に、Aはコンピューターで、Bは人間だとします。AとBはさまざまな点で異なることがわかっています。たとえば、それぞれを構成する素材などです。二つの異なる系であるAとBは、(チューリングのパラダイムがもし有効であるならば)質問に対して同じ行動反応を示すことがわかっています。それはこの二つの系が、ほかの特徴でも――たとえば意識の有無についても――同一であることを示しているのでしょうか？　シンプルな論理のルールに従うと、この質問への答えは、ノーです。つまり、もし系AがXを示し、系BもXを示した場合でも(仮にどちらか片方がYを実際示したとしても)、そこからただちにどちらの系もYを示すことにはなりません。一つの観点からみて似ている系が、ほかの特性でも似るとは限らないのです。

このような論理的な誤りは、ほかの似たような議論でも当てはまります。脳内のすべての神経細胞を、まったく同じ機能を果たすシリコンチップと取り替えられるかもしれない、とこれまで提唱されていました。もし、脳全体にこれができたなら、元々の脳と区別がつかないほど同じ機能を果たせる装置が得られるかもしれません。このゾンビもまた、意識を持てるだろうと考える人もいます。しかし、ここでもまた、これは元々の脳とは異なる系であり、健常な脳のすべての特性を兼ね備えているとはいえません。脳は構造の上でも機能の上でも、シリコンチップから成る系とは違うのです。

魂とは何か?

魂と自己――この二つを区別するのは簡単ではありません。多くの人々にとって、魂とは自己よりも精神的な意味合いと感情のこもったものに思えます。また、魂には自己よりも深い内面的な意味があると感じられることが多いのです。多くの宗教体系では魂を、死後肉体を離れても永遠に生き続ける内面の実体だと考えています。この考え方は現在では、形而上学的な信念だと考えられています。つまり、どんな証拠を使っても反証できません。

もし自己と魂の間に本当の違いがあるとすれば、自己の現象が基本的なアウェアネスの中身の中でも特別なケースであり得るように、魂の現象も同じように特別なケースなのかもしれません。

自己と魂のどちらもが、神経細胞の物質的な活動から生み出されるものだからといって、物質的な実体であるとは限りません。それらの存在についての現象学的な感情は、特殊な種類の神経プロセスにもとづいているのでしょう。自己、それに魂の感情は、進行したアルツハイマー病またはクロイツフェルト・ヤコブ病のように神経が広範囲にダメージを受けると破綻することがあります。アウェアネスが完全に消失していなくても、そういうことが起こり得ます。したがって、自己、それに魂の感情には十分に組織化した、機能的な脳が欠かせないのです。

魂のこもった感情は、多くの人々の印象に残る、意味のある、しかるべき神経活動にもとづいた厳粛な現象だと考えられるべきです。魂のこもった感情は特に音楽、芸術、文学、そしてもちろん宗教や信仰活動で大切に扱われ、その中で表現されてきました。このような現象としてあらわれる感情は、説得力のある反証もせずに軽々しくしりぞけるべきではありません。

この魂についての考え方の例として、著名な作家であるソール・ベローを引用しましょう。ベローは非常に現世的な人物ですから、その意見が宗教的な教義にもとづいていると非難されることはありません。以下は、レオン・ウィーゼルティアー(一九八七年)による論評からの引用です。ベロー(一九八七年)はみずからの小説『ハーツォグ』の著述において、このように述べました。「アメリカの一流大学で博士号をとった男(ハーツォグ)は、妻が彼をおいてほかの男の元へ去ってしまうと、精神的にボロボロになった。この危機的な状況の中で彼がすべきことは、アリストテレスかスピノザの著作を棚から取り出し、ページを繰って慰めと助言を探すことだろうか？」この小説を振り返り、ベローはこう書いています。「とても大きな混乱のさなかでも、魂に向かう一つの道筋がまだ開かれている。その道筋をみつけだすのは、難しいかもしれない。中年に差しかかる頃には道筋には雑草が生い茂り、私たちが「教育」と呼ぶものから生えた藪が周囲を囲むようにはびこり、行く手を遮るから。しかし、その道筋はいつだってそこにあり、自分自身の最も深い部分――それによって最終決定を下したり、なんでもまとめたりできる、より高次にある意識にも気づいている、そういう自分自身の最も深い部分――にアクセスできるよう、その道筋を開いたままにしておくのが、われわれの務めだ。過去のノイズに影響されず、われわれの身の回りをとりまく環境にも気を散らされない力を持つこの意識の独立性こそがずばり、われわれが人生で何とかして守ろうとしていることのすべてだ。敵対する力はときに、魂そのものの存在をしきりに否定する思想に取りこまれ、実際にしばしばそのすべてを無効にしようとするように思えるが、魂は抵抗する根拠を探し、持ちこたえなければならない」。それに対し、ウィーゼルティアーはこのように述べています。そして「ベローは知的生活と瞑想的な生活のはなはだしい違いに全にとらえている」。そして「これらの賢明で美しい数行の文章は、ベローの本の主旨を完気づいた。そしてまた、もし新しい(教養や文化の)始まりを望むのであれば、現代知識人の教育のかなりの部分を忘れ去らなくてはならない」と書いています。明らかに、ベローの意見は多くの専門家、特に決定論的唯物主義者に反するものでした。

自己や、魂や自由意志のいかなる感情もイリュージョンであるとする決定論的唯物主義者の教義に対して、ほかにも多くの反論がありました。ここでいう決定論的唯物主義とはすなわち、私たち人間は立証されている自然界の法則を徹頭徹尾、厳守するべく支配されているオートマトンであり、脳内を構成する組織や機能についての知識があれば、私たちは意識経験について、そしてその発現についてのすべてがわかるというものです。この後者の考え方は、還元主義と呼ばれます。

決定主義、還元主義、そして自由意志については、第四章と第五章ですでに述べました。私はこう言い切りましょう。神経科学や現代物理学には、私たちが決定主義や還元主義を受け入れざるを得なくさせるものはいっさいないのです。第四章と第五章における私の主張以外にも、スペリー(一九八五年)、ポパーとエックルス(一九七七年)、そしてほかにも多くの物理学者たちが同じことを主張しています。

ケンブリッジ大学の物理学者、ブライアン・ピッパード卿(一九九二年)は、万物の理論が「物質世界だけを相手にしているという意味なら、それほど悪くはないが、この理論の対象には人の心も含まれている」と述べています。しかし「科学のグラウンドルールそのものが、私自身の意識について、その説明を見出そうとしていない――それこそが、私が絶対的に確信を持っている唯一の現象であるのに」と続けています。意識経験についての私たち独自の実験的研究に照らし、私はこの主張を支持します。こうした科学的におこなわれた研究では、意識経験の報告を、実際の主観的な経験についての有効な情報として認めています(第一章と第二章を参照)。

物理学者であるブライアン・D・ジョセフソン(一九九三年)は、科学と文化における還元論に関するシンポジウムの報告書を書きました。そのシンポジウムに出席していた物理学者、数学者と哲学者らは、還元論を容認できず、間違っていると考えていたと彼は報告しました。

いずれにせよ、自己または魂の現象と、そして心と脳の相互作用において潜在的な原因となり得る(自己または魂の)役割は、決定論主義、唯物論主義、または還元論主義をどれだけ論じても、その意味を否定されはしないのです。

死後の世界はあるのか?

死後の世界についての証拠めいたものに、臨死体験を経験した人々からの報告があります。心拍停止の後、人は脳機能の喪失ステージを経験します。第一フェーズでは多くの機能が失われます。すべての機能がなくなっても、比較的長い時間内(約五分間)に脳への血流が再開すれば、脳機能は回復できます。つまり、その時間内に発生した損傷は、一時的に可逆性があり得るのです。心拍停止の時間が長くなると、ダメージは進み、可逆性を失っていきます。

心拍停止は、ポンプとして機能する心筋(心室)が突然動きを乱し(細動)、血液のポンプ機能を果たさなくなったときに起こります。脳への血流が停止すると、脳のさまざまな部分の機能がどんどん失われます。五秒から一〇秒のうちに大脳(そして小脳)皮質が活動を中止し、そのときに意識とその後の電位リズム(脳波または脳波図)がなくなります。脳の皮質下部分は、まだいくらか抵抗力があります。しかし約三〇秒後には脳幹の下部も機能しなくなり、呼吸機能と延髄に中枢がある体のほかの部分の制御機能がともに失われます。脊髄や、脊髄が仲介する単純な反射作用はもう少し長く動き続けます(一分から二分間)。

これらすべての脳活動が失われたら、この人はどうころんでも、死んでいるようにみえます。しかし、長くても五分間ほどの間に心臓から有効なポンプ機能を引き出し、復旧できれば、完全に回復するまでには何週間かはかかるものの、脳の多くの機能は回復します。五分間の機能停止の間に、細胞にエネルギーを与える酸素とブドウ糖が不足し、また、ニューロン内部と周辺に代謝の結果生じた老廃物が蓄積するため、神経細胞の代謝の低下が進みます。心臓も含めた身体のほかの器官は、血液の循環が停止した影響で取り返しがつかなくなる前ならば、それよりも長く持ちこたえられます。このようにして、脳の再生に必要な五分間のタイムリミットの後でも心臓をまた動かせるのです。心臓が五分よりも後にまた動き出すと、身体は人工呼吸を使って生きた状態を保持できますが、脳は死んでいます。脳が不可逆的に死んだ状態になったら、その人はもう昏睡状態から回復できません。

心拍停止の状態から回復した人は、脳が機能停止していた、または「死んでいた」間、何かを体験したと報告しています。よくあるのは、医師や看護師が自分を蘇生させようとしているところを、手術室の上空を浮遊してみていたという話です。もう一つ、よくきくのが、患者がトンネルの中を進んでいて、はるか先には明るい光がみえるように感じていたという話です。こうした報告では安らかな気持ちを、トンネルや光と結びつけているのでしょう。

こうした報告をどう解釈すればよいでしょう？　もし、このように報告された経験が起きているときに脳が完全に活動停止している（「死んでいる」）なら、幽体離脱現象について、みごとなまでに説得力のある証拠をいくつか得ていることになります。しかし、こうしたデータにもいくつか問題があります。第一に、その人物がこのような主観的な経験をのちのち報告するときまで覚えていられるとは驚くべきことです。おそらく、心拍停止の間、記憶の形成を媒介する脳の組織もやはり作動していなかったはずです。第二に、手術室を浮遊し、蘇生プロセスを観察していたという話は、心拍停止する前に作られていたかつての観察や想像による情景を思い起こして報告しているのかもしれません。第三に、このような経験を報告する人の、脳機能が完全に止まっていたことがどれほど十分に立証されるのか、という疑問があります。たとえば、私の初期の研究で、私（とほかの研究者たち）は、拍手が聴覚野における最初の「一次誘発電位反応」を生み出すということを立証しました。この反応は、意識の存在と関連した自発的な電位リズムが消失した後でもあらわれました（この場合の被験体はネコでしたが、似たような結果が人間の被験者にもあらわれると信じるべき十分な理由があります）。

この死後の世界という奥深く、重要な問題に、徹底的に説得力のある答えを出せるかもしれない実験をやり遂げるのは、かなり困難です。心臓ペースメーカーをつけた被験者で、三、四分間心拍を停止させられるのなら、厳密なテスト環境を用意できるかもしれません(自発性の心臓発作に見舞われて緊急治療室にいる患者でこの実験をするわけにはいきません)。このテストでは、ペースメーカーを停止し、脳機能が十分に復旧できる範囲内である三分から四分間の心拍停止を作り出します。その被験者が部屋に運ばれる前に、奇抜で変わったイメージと音を用意し、部屋の中に隠しておきます。このイメージと音を、心拍停止中に脳機能を喪失した後に、提示します。心拍と血流の循環を回復させる救急蘇生が始まったら、医療スタッフはすぐに特別に用意したガウンやイメージを取り去り、壁の絵を再び布で覆います。

被験者が再び意識を取り戻し、反応できるようになったら、この一連の処置の間に起こった体験を何でも報告するように被験者は指示されます。もし患者が部屋を浮遊し、医療スタッフたちを観察していたと報告したら、スタッフの後ろ姿や部屋の壁などについて何か気づいたことはなかったかたずねられます。もしこの患者が、隠されていたこうした指標(目印となるもの)を正確に報告していれば、この報告の有効性はかなり信じられます。しかし、もし患者が秘密の指標の代わりにふだん通りの環境をみたと報告していたならば、この報告の有効性は崩れます。「死後」の状況で報告されたことについて説明できる、ほかの根拠を探さなければなりません。

いうまでもなく、この実験の難しいところは、実験チームが心拍停止の制限時間内に作業を終えなければいけないことです。さらに、この実験は研究機関の患者保護委員会の承認を得られそうにありません。

死んだ人が生きている人とコミュニケーションがとれるかについて、アリゾナ大学の二人の科学者(シュウォーツとラセック)が発案したまた別の実行可能な実験デザインを、アン・ヤーペンガ(一九九九年)が記しています。この計画では、健常な人間も実験に参加できます。実験の参加者はそれぞれ、自分しか知らないメッセージをコンピューターに保存します。このコンピューターはメッセージを暗号化してコードに変換します。実験参加者の死後、参加者たちはあらかじめ決めておいた、まだ生きている人とテレパシーでコミュニケーションをとります。コードを解く言葉が、死者からまだ生きている仲間に伝えられるかもしれないというわけです。

実際のところ、こうしたたぐいの実験は私が思うに、実行されては、失敗に終わってきたに違いありません。一九〇〇年代初期、偉大なマジシャンであるフーディーニは、自分の死後、まだ生きている人々とコミュニケーションがとれるかという、似たようなタイプの検証を企画しました。フーディーニはその後まもなく亡くなりましたが、遺された彼の妻や友人は、彼からは何のメッセージも受け取っていないと報告しています。

また、自分は霊媒だから、死者の亡霊を呼んで語らせることができると名乗る人々も相変わらずいますが、こうした集まりでの実演デモはきまって、専門家の調査によってまやかしが暴かれてきました。

私自身は、死後、ある種の魂が何らかの意味合いで存在する可能性について異論を唱えたりはしません。事実、このような状況があるなら、死生観は大いに救いのあるものになります。しかしながら、この問題については、形而上学的な信念の域をまだ出てはいません。これまでみてきたように、この問題は科学的に説得力のあるどんな方法をもってしても、答えを出すことがきわめて難しいのです。

それでもさしあたって今は、「魂」についての概念を、現象学上意味のある経験として受け入れることはできます。こうした経験は実際の実体としての魂の存在を裏づけはしませんが、存在の可能性への反証もできません。哲学者であるギルバート・ライルは、デカルト派の分離可能な魂という概念を非難し、その中で提案された実体を「機械の中の幽霊」と呼びました。しかし、ライルの非難は、人間はオートマトンにすぎない、と考える彼の信念にもとづいたものです。私たちの大脳組織の中に幽霊がいないと、ライルにはどうして**わかる**のでしょうか？　事実として、彼にはわかりようがないのです。デカルト派の考えによる魂の存在の可能性を反証する直接的な証拠はありません。しかしまた、(私のCMF理論のような)脳から分離できない非物質的な現象を反証する証拠もないのです。かといって、今までのところ、それを確証する証拠もまだないのですが。

結論として

　ここで、この本の冒頭で述べたことを再び繰り返しましょう。主観的な内面生活は、人間として真に重要なものです。にもかかわらず、そうした内面生活がどのように起こり、行為を促す意識的な意志においてどのように機能しているかについては、ほとんどわかっておらず、理解されていません。しかし、自分が唯一知るこの人生における、自分の主観的な意識経験(心)の表出に、物質的な脳が重要、かつ密接にかかわっていることは、よく知られています。

　この本で私は、非物質的である主観的な意識経験を媒介しているという点で重大な、ニューロン(神経細胞)の物質的活動を発見するまでの実験の進展をいくつか紹介しました。私は自分たちの研究について重点的に述べました。そうすることで、このような発見がどのように為されたかが垣間みられますし、得られた証拠からどうやって結論や推論を引き出したかも、ある程度示せるからです。また私たちの研究では、神経活動と主観的経験の関係についての貴重な発見、頭蓋内の直接的な神経刺激と記録による研究にもとづいた発見がありました。そのおかげで、神経活動と主観的経験の間にある相関性だけではなく、因果的な性質も立証できました。

また、アウェアネスが生み出される過程、ならびに無意識の精神機能から意識を伴う精神機能に切り換わるとき、時間的要因が重大な要素であるらしいことを発見しました。

こうした時間的要因に重点をおいた、ささやかな発見でさえ、人間が自身の精神的な自己をどのように考えるかに、どうやら深い影響を与えることがうかがわれました。もし、意識を伴うありとあらゆるアウェアネスの前に無意識のプロセスが先行するならば――私たちはじつは現時点に生きておらず、また人間が意識的な生活を送るには無意識のプロセスが支配的な役割を果たしていると結論づけるしかありません。ひいてはこれは、自発的行為の無意識の起動についても敷衍でき、行為の実行をコントロールするはずの自由意志の役割を制約しているように思えることに、私たちは気づきました。また、どんなタイプの主観的経験も、イメージや思考を生み出すしかるべき脳活動の主観的遡及を伴うこと、そしてその脳活動が、イメージや思考を引き出す複雑な神経活動に意識的な指示や意味を与えていることも、みてきました。

私たちが驚くべき発見を成し遂げられたのは、頭蓋内の、脳の特定の部分へのアクセスを許してくれた、被験者のご協力のおかげです。

最後に、私がここで締めくくりとしてみなさんに切に願うのは、(1)心脳問題についての実験にもとづく私たちの発見をご理解いただくこと、(2)こうした発見がどのように、みなさん自身の心の経験についての考え方に影響を与えるかを受け入れていただくこと、そして最後に、(3)能力も経験もある実験脳外科医のグループが、私の統一された意識を伴う精神場(CMF)の理論(第五章参照)について適切な検証を成し遂げてくださることです。このような検証についての実験デザインを、私はすでにご提案しました。その、提案した検証の結果があれば、この理論を否定したり反証したりすることもできるでしょう。とはいえ、神経連絡なしに主観的なコミュニケーションと意図的な活動を示せるという結果が得られたなら、意識経験の本質を今後どのように考えるかという点について、そしてまた神経科学全体に、はかりしれない影響を与えることとなるでしょう。

訳者あとがき

この本は、ベンジャミン・リベット著"Mind Time"(ハーバード大学出版局、二〇〇四年)の全訳です。

知覚研究者である私にとって、リベットの一連の研究はまさに衝撃的でした。脳と心の間に時間の問題があるということ、心と脳の関係を解くのに、還元論とは違う心—脳関係の現象学があり得るということ、意志決定の神経生理学が自由意志と鋭く対立すること。そうした重要な認識を与えてくれたからです。

けれども「自分のオリジナルの研究に全力を注ぐため、翻訳の仕事はしない」というポリシーをあえて曲げるにあたっては、さらにいくつかの僥倖が必要でした。一つは、かねてから付き合いのあった岩波書店の吉田宇一さんより「こういう本があります。翻訳に値する本でしょうか」という相談を受けたこと。以後、吉田さんはさりげなく、遅滞しがちな訳業を励ましてくれました。そしてもう一つ、安納令奈さんという優れた下訳者、というよりは事実上の共訳者をタイムリーに得たことも幸運でした。安納さんは終始誠実に、割に合わない仕事を積極的に引き受けてくれました。また欲張ってこの仕事を引き受けたために、妻英子をはじめ家族や研究室のメンバーには負担をかけましたが、快く許してもらいました。みなに心から感謝しています。

この本でリベットは、大きく分けて三つの画期的なことを述べています。その第一は、感覚が脳で「知覚」されるのに時間がかかるということ、にもかかわらずその遅れを遡り、補うメカニズムを脳が備えているということです。第二は、自由で自発的な意志決定といえども、それに先立つ脳神経活動があるということ。このことは一見決定論に加担し人間の自由を奪うようにみえます。そこでリベットは、みずからの発見から自由意志を救い出すためにかなりの紙幅を割いています。そして最後が、脳神経活動の空間的な場（リベットがCMFと呼ぶもの）が意識を紡ぎだしているという仮説でした。S・コスリンも序文で述べているように、リベットの業績には、最初完全に無視され、やがて論争を巻き起こし、そしてついには承認されるという際立った特徴があります。CMF仮説などは、専門が近い私などからみても一見突飛な発想にみえ、まだどう反応してよいかわからないほどですが、彼の他の業績と同じように本質的な問題をみきわめ、正しく接近するという顕著な利点はすでに示しているのです。こういう種類のオリジナリティは、脳神経科学、認知科学、心理学に大志を抱く若者に、特に参考になるはずです。

訳業を終えるにあたり、ただ一つ心残りに思うことがあります。私はリベットと一九九六年にフィンランドでの国際心理生理学会で初めて会い、遊覧ボート上で親しく会話を交わす光栄に浴しています。今回訳稿が八割がた仕上がった時点で、カリフォルニア大学サンフランシスコ校をとうに引退しているリベットの連絡先を偶然に知り、二、三の細かい質問を兼ねて手紙を出しました。その二週間後、すでに八五歳を超えた彼自身と、九〇歳を超えた令夫人の健康上の理由から、六月末にカリフォルニア工科大学で予定されていた意識に関する学会をキャンセルせざるを得ないことを伝え聞いたのです。御夫妻の健康がもう一度回復し、日本語版訳者としてあらためて連絡できることを切に願っています。

私の見通しに誤りがなければ、この本にまとめられているリベットの業績は脳神経科学の歴史上に長く残るランドマークとなるはずです。それをここアジアの一角にも知らしめ刻みつけることに微力ながら一役買えたとすれば、訳者としてこれにまさる喜びはありません。

二〇〇五年六月一一日　東京にて

下條信輔

［付記］　再校も最終段階に入った時点で、「意識に関する科学的研究」学会の年次大会が、カリフォルニア工科大学で開かれています（二〇〇五年六月二四〜二七日）。リベット自身が前記

の事情で姿をみせなかったのは残念ですが、カリフォルニア大学バークレー校のS・クラインによるリベットの業績を称える講演がおこなわれたほか、脳科学のセッションでも哲学のセッションでも、彼の業績が繰り返し言及されていたことを付け加えておきます。

岩波現代文庫収録にあたっての解説

邦訳初版から一五年以上を経て、本書は重版を重ね、岩波現代文庫に収録されることになった。旧版の「訳者あとがき」にも書いたが、いずれは古典の扱いになる本と判断し、「翻訳の仕事はしない個人的ポリシーを曲げて」翻訳した者として、これほど喜ばしいことはない。この本の注目度、日本での読まれ方は、私たちの大きな期待をも超えていた。

ただなにぶんにも翻訳は素人だったので、邦訳旧版は日本語として生硬な部分も多く、訳業は正確を期したものの、細かい誤りも多々あった。文庫化のこの機会に、あたうる限り問題点を修正し、日本語として読みやすくすることに努めた。特に用語の統一、訳と実験内容の対応などに注意を払った。初版のときにも下訳者としてご協力いただいた安納令奈さんはその後、プロ翻訳者としていろいろな分野で活躍されているが、今回は正式に共訳者としてご協力いただき、正確でかつ読みやすい本に仕上げてくれた。またこの間北海道大学の田口茂教授、ケンブリッジ大学のパトリック・ハガード教授をはじめ何人かの専門家から、術語などに関して教示を賜った。

また文庫版の編集を担当してくれた岩波書店の彦田孝輔さんには、精緻な読み込みで疑問点を指摘していただき、何箇所も誤訳や曖昧な訳から救い出していただいた。ここに特筆して感謝する。ならびに、実に丁寧な校正をしてくださった八島文子さんにあわせてお礼を申し上げる。

さて、今回文庫版解説ということでかなり贅沢な紙幅を与えられたので、あらためて(1)本書の現時点での評価、(2)「意識」の神経科学研究~その後の展開、そして(3)私(下條)自身の研究者としてのかかわりと、リベットの学説の批判的検討、などについて、順を追って述べていきたい。

(1) 本書の現時点での評価

久しぶりで本書を通読することになったが、結構複雑な本だ。歴史に残る研究となったいくつかの実験について、その発想のきっかけになったエピソードや、背景、著者リベットの個人的な感想などが書かれている部分もあって、そこだけみれば一般向きの本ともとれる。他方実験の中身の説明などは技術的に相当踏み込んでおり、またこの本全体の構想はかなり野心的だ。ある意味「専門書以上に専門的」なインパクトを持つともいえる。というのもこの本でリベットは、人の脳と心(特に意識)の働きについての独自のアイデアや理論を統合し、「主観を排する」狭量な神経科学の限界を突破し、意識への科学的なアプローチの可能性を示すパイオニアたらんと試みた。そしてそれに相当程度成功したと、(今になって振り返れば)いえるからだ。本書の現時点での評価、ということでいうなら、まず何をおいてもこの点だろう。

実際、"Libet" "Mind Time" をキーワードに Google Scholar で検索をかけてみると、計一万三八〇〇件の被引用件数が出てくる(二〇二〇年一〇月末現在)。むろんこの本以外のリベットの業績も多々含まれているが、それにしても驚くべき数字だ。その上、このうち二七〇〇件超は二〇一六年以降、つまり最近五年間の被引用となっている。相変わらず大きな影響力を持っていることがわかる。その影響力は神経科学、心理学にとどまらない。本書をはじめとするリベットの論文・著作は(神経)哲学の文献にも多く登場する。引用の文脈(テーマ)でみても、意識とは何か、脳と心(意識)の関係、時間とは何か、自由意志問題など、多岐にわたる。これらのほとんどは、意識の神経科学、心理物理学(実験心理学的研究)、心と脳の哲学、計算神経理論などの分野での引用だ。しかしごく最近のやや特異な例を挙げると、意識のいわゆる「量子脳理論」に関連した論文(たとえばジャマリほか(二〇一九年)でも、引用されている[註：量子脳理論というのは、ロジャー・ペンローズらに発する考えで、素粒子にはそれぞれ意識の元となる基本的で単純な未知の属性がすでに付随しており、脳内で組み合わさって高レベルな意識が生起するという、未検証の仮説」。

すでに述べたように、この本でまとめられたリベットの実験結果とその理論的解釈は、意識研究のその後の方向を定めた。その「方向」とはざっくりいうと、それ以前から台頭してきていた現代神経科学の作業仮説(「すべての心的現象には、神経過程が先立つ」)にさらなる根拠を与え、プッシュした点にある(しかし皮肉なことに、この本で示されたリベット自身の立場も、この同じ立場から「中途半端」「どっちつかず」と批判できる。後述)。

(2)「意識」の神経科学研究～その後の展開

この本を読み直してもう一つ気づいたのは、意識と同時に、無意識の過程にも多くの紙幅を割いていることだ(特に第三章あたり)。これは「タイム-オン」「逆向性遡及」などの理論構成からすれば、必然的な流れだった。しかし書物全体としてみれば、この両者(意識—無意識)の関係を整理するデータやアイデアに乏しかったといわざるを得ない。

こうした観点からすれば、その後の実験的研究、特に心理物理的研究で特筆するべきはやはりCFS(Continuous Flash Suppression:持続的フラッシュ抑制)の開発だろう(土屋とコッホ(二〇〇五年))。従来の「両眼視野闘争」パラダイムを洗練させたこの心理物理技法により、片眼の網膜から入力され処理される視覚情報を、たとえば一〇～三〇秒のような長い時間にわたり、ほぼ持続的に意識からシャットアウトすることが可能になった。つまり、視覚の無意識的な処理過程だけに絞って選択的に、ある情報を与え続けることが可能になった。これによってたとえば「意識にのぼる活動だけが発揮できる機能とは何か」と実験的に問うことが可能になり、多くの実験が試みられた。結果からは今のところ、記憶、学習、注意、言語などさまざまな高次機能が無意識的処理でも可能であることがわかってきた。またこのCFS法によって意識―無意識過程間の相互作用のダイナミクスやその機能、注意やワーキング・ロード(課題に関連した情報処理の負荷)などを、客観的に研究できるようになった。リベットの「時計」パラダイムが主観的な意識(意志)のオンセット(起動)時点を計測するのに対して、こちらは無意識の感覚過程にシステマティックに情報を与える方法ということで、現在意識の機能的研究の方法論の両輪となっている。

一方、意識研究の理論的側面でいえば、やはりまず「意識の神経相関(the Neural Correlates of Consciousness：NCC)」を挙げなくてはならない。これは一九九〇年代にすでにクリック(DNAの「二重螺旋」構造の発見でノーベル賞を受賞した、あのF・クリック)とコッホによって提唱されていたが、ごく素朴に「意識は、脳の神経活動の一部によってもたらされている」「特に意識内容に直接かかわるのは、じつは一握りの特定のニューロン群である」という(今考えればむしろ直観的な)信念の表明だった。

この信念に実証的側面からいわば推進エネルギーを与えたのがリベットの一連の研究であり、特に感覚系と運動系において「意識の神経相関」を探索する大きな流れを作った(ただし上記「一握り」については、現時点では異論も強い)。

その後の展開で、大きな影響力を持つ理論が、さらに二つほど提唱されている。その一つはトノーニ(Tononi, G.)による「統合情報理論(Integrated Information Theory；IIT)」、もう一つは、ディヘイン(Dehaene, S.)らによる「グローバル・ニューロナル・ワークスペース(Global Neuronal Workspace；GNW)理論」だ。

まず「統合情報理論」は、主観的に各人が体験する意識現象の特徴を抽出し、それらを支えることができる物理的なメカニズムについて仮説を立てる。そして意識を発現する脳の機能を、情報処理・情報表現の観点から客観的にとらえようとする。たとえばモノをみるときの知覚意識の「部分と全体」の独特の有機的な関係を考えるといい。その比喩として、単純なフォトダイオードの配列で作ったカメラと、人の「統合的な」知覚との違いを考えよ、とトノーニはいう。人の知覚ではそれぞれの部分が相互作用し、統合されることで「全体」を理解する。この「統合」を情報量の観点から計量化したことにより、意識の度合いをオール・オア・ナッシング(有か無か)ではなく度合いとしてとらえ、かつそれを客観的に計量化する方法を提供した。それがこの理論の大きな功績だった。事実、さまざまな動物種・条件で統合意識の度合いを比較するような実験研究が増え、また人でも精神医学の症例や分離脳、麻酔下などの特殊な条件で統合意識の度合いを調べることができるようになった。

次に「グローバル・ニューロナル・ワークスペース理論」だが、これはバース(Baars, B.)が提唱した「グローバル・ワークスペース理論(Global Workspace Theory；GWT)」を、脳科学的に検証できるように発展させた理論とされる(土谷(二〇一六年))。グローバル・ワークスペースとは、さまざまな無意識処理からのぼってくる情報をフレキシブルに保持・処理する神経機構で、旧来の「作業記憶(Working Memory)」の概念とほぼ重なる。直観的には「今おこなっている作業(課題)にかかわる、意識にのぼっている情報」を扱う場を指す。無意識処理は、感覚入力・運動出力を担う、膨大で周辺的な並列的処理とみなされる。その一部がトップダウンの注意(課題に関係した注意)によって増幅されると、このグローバル・ワークスペースに入り、長期記憶・運動計画・抽象的な思考などさまざまな認知機能に利用可能となるが、それをもって意識の(無意識にない特別な)機能である、と考える(同上)。

この理論の枠組みを受け継ぎ、神経科学の方向に拡張したのが「グローバル・ニューロナル・ワークスペース理論」だ。そこでは、グローバル・ワークスペースで提唱された計算構造がどのように脳内で実装されているのかを実証的に問い、過去に得られた意識研究の知見を総合的にとらえて理解する道筋を与えようとする(サージェントとディヘイン(二〇〇四年))。この理論に従えば、意識にのぼっている情報とは、前頭前野を中心とした脳内に広く分布したニューロン集団からなるグローバル・ワークスペース内の情報にほかならない(土谷(二〇一六年))。

意識の科学的研究の歴史的なランドマークとして、「CFS(持続的フラッシュ抑制)」の技法、「意識の神経相関(NCC)」「統合情報理論(IIT)」、そして「グローバル・ニューロナル・ワークスペース(GNW)理論」などを紹介した。このほか、植物状態の患者における意識研究にも進展があったし、計算神経科学の側からは二〇一〇年以降深層学習を使った人工知能(AI)技術の発展などの影響も著しい。後者からは「AIは意識を持ちうるのか」という問題も、社会問題として考えられるようになってきた。

(3) 私(下條)自身の研究者としてのかかわりと、リベットの学説の批判的検討

訳者も一人の研究者としてリベットの業績から大きな刺激を受け、知覚意識にかかわる(たとえば経皮磁気刺激(TMS)を用いた)研究や、逆に無意識的過程に焦点を当てた研究をおこなってきた。その立場からいうと、特に二つの大きな哲学的問題が気にかかる。それは「自由意志」の問題と、「意識か記憶か」という問題だ。さらに心理物理的な計測法の技術的側面なども含めて、リベットへの批判を簡単に整理しておきたい。今後の研究の指針となるかもしれない。

それでも自由意志は消えない、のか?

この点は、序文を書いた同業者(認知神経科学者)S・M・コスリンもやはり気になるらしく、細かく論じている。

(旧版「訳者あとがき」でも少しふれたが)リベットは、「自発的行為に対してすら先立つ運動準備電位(RP)」というみずからの大発見に直面して、自由意志の存在を認めるか認めないかの間で揺れ動き、なんとかそれを救い出そうとしているようにみえる。そのためにリベットが採用したのは、五〇〇ミリ秒もの長い神経活動(行為起動までの準備時間)に目をつけ、その間なら「意識を伴う自由意志は、行為を抑制したり制御できる」という考えだった(第四章)。

公平にみて、この部分のリベットの立場はいささか不整合をきたしている。というのも先に述べた通り、「すべての心的現象には、神経過程が先立つ」という現代神経科学の基本的な仮説に、リベットは決定的な根拠を与え、推進した。皮肉なことにこの観点からみると、ある行為を「抑制する」意志自体にも、先行する無意識的な神経過程があると考えるのが自然だ。だとすれば、話はもとの決定論に戻ってしまいかねない。リベット自身もじつはこの不整合に気づいていたらしく、わざわざ項を設けて反論し(第四章「意識ある拒否には、先行する無意識のおおもとがあるのだろうか?」)、OCD(強迫性障害)患者の訓練などから「証拠」を挙げているが、あまり成功しているとはいえない。

主観的経験をも一方の科学的データとして認めようとするリベットは、「私たち自身が自発的な行為を起動している」という実感をどう考えるか、と問いを立てる。そして、次のように提案する。「意識を伴う拒否には、先行する無意識プロセスは必要ないし、あるいはその直接的な結果でもない」と。しかし全体として、いわゆる「オッカムのカミソリ」(=不必要に複雑な概念装置は、その直接な証拠が出るまでは認めない、という原則)、および上記現代神経科学の作業仮説に反しているようにみえる。リベットはこの部分では、人としての倫理的な信念、社会への影響に道を譲ったといえるかもしれない。

なお、私自身の立場は「自由意志は、真正のイリュージョン」というものだ。この「真正」にポイントがあり、「自由意志はリアルで実体がある。ただし、他の知覚・認知と同等の身分で」というのと、ほぼ同じ主張だ。また神経科学的還元論・決定論がどんなに進んでも、自由意志(センス・オブ・エージェンシー)は消えない、と論じた(詳しくは下條(二〇一四年)参照)。

逆向性遡及(Backward Referral)への批判：デネットらによる「記憶」説など

リベットによれば、感覚内容の意識化(＝主観的な経験)には時間が必要(タイム－オン説)で、にもかかわらずそのような遅れは感じられない。それは主観的な知覚のオンセットが「逆向きに遡及するから」だという。したがって主観的な「現在」は、実質的には過去の感覚事象だということになる。ただ過去の感覚事象といっても、リベットの場合には「その記憶が意識にほかならない」あるいは「その記憶のことを「意識」と呼ぶ」ということではない(逆向性遡及がそのずれを再調整して「現在」として知覚されるゆえ)。ただそれに近い批判を表明したのが、日本でもよく知られる哲学者D・デネットだった。つまり「リベットがみつけたのは意識を生成するメカニズムではなく、単に記憶を固定するメカニズムではなかったか」と。

私は、一方ではリベットに賛成する。というのは逆向性遡及を思わせるミクロの時間(同時性)の再調整は、知覚のほかの現象でもみられるからだ。が他方で(ここでは詳述しないが)スパーリング(Sperling, G.)の有名な「部分報告」パラダイムなどを考えると、デネットのアウェアネス＝記憶固定説に加担したい面もある。というのも「言語報告し得る＝したがって超短期の遅れを伴う記憶」とする以外に、知覚意識の操作的定義はできないからだ。リベットもこれに反論しているが(第二章)、長期記憶の知見をそのまま(超)短期記憶に適用してしまっている。蛇足ながら、前掲論文(下條(二〇一四年))は「ポストディクション(因果関係などの後付け再構成)」を主たるテーマとし、これが知覚・認知をはじめとする脳機能の基本原理だが、これまで無視されてきた、と論じた。リベットの逆向性遡及に触発されたことはいうまでもない。

時計実験への技術的批判

リベットは被験者の「行為への意志」の主観的な立ち上げのタイミングを計測するために、「手を動かす」という自然発生的な意図や願望を自分で感じたときの時計針(実際は光の点)の位置を読み取って報告するように、被験者に求めた(第四章)。この手続きそのものについて、心理物理実験としての正確さへの疑問提起が多い(自発的意志の発生のタイミングなんて、本人にも正確に自覚できるのか?)。しかし訳者の(一応専門的な)目からみて、十分に統制された実験と思われる。現にその後も、多くの研究者が基本パラダイムとして、同じまたは類似の方法を使っている。

ただそれでもなお、この「時計」パラダイムの問題点と思われる点を、二つほど挙げておこう。その第一は、時計の針そのものへのアウェアネスと、注意のシフトの問題だ。ここで被験者は「自発的な意志の発生」に(ふだんはしていない)注意を払い、時計の針の視覚的な動きにも注意を向けて、両者のタイミングを計りとるという(ふだんはあまりしなれない)課題を課されている。このために被験者の注意は、当然内面(意志)と時計の針(視覚的外界)との間を行きつ戻りつするが、そうした注意のシフトにはある程度の時間がかかることは、かねてから知られている。それが計測結果に影響をもたらさないか、という批判は繰り返し為されていて、リベット自身も反論しているが、いまだに争点といえる。

批判の第二は、いわゆる「認知的貫通」が起きたのでは、という意見だ。「認知的貫通」または「実験者効果」とは、被験者が実験者の期待している結果を感じとったり、あるいは常識を駆使して、期待通りの結果を出してしまうアーティファクトを指す。この場合でいえば「行為に先立ってその意図がある」のは常識であり、実験者もそれを期待していると推測できる。筋肉の起動タイミングは自分でもおおよそはわかるから、その少し前の時点を答えてしまいがちな傾向があるのではないか。そういう批判だ。これは訳者の持論である「ポストディクション(因果関係などの後付け再構成)」(前掲下條(二〇一四年))とも密接にかかわる可能性で、もう少し批判的に掘り下げる必要がある。

このほかにも「五〇〇ミリ秒もの」時間の遅れをめぐる「意識の連続性と非連続性」の問題もある(第二章)。だがそれより今回の改訳で気になったのは、第五章の「意識を伴う精神場(CMF)」の位置付けだ。ここでリベットは主に、物質一元論と心身(心脳)二元論を大胆に調停し、決定打となる実験を提案しているが、論旨がつかみにくく、揺れ動いているようにもみえる。リベットのほかの理論や主張に比べ、文献的には「当惑と無視」を受けているといえそうだ。しかしリベットのほかの理論が、(序文のコスリンのいいぐさではないが）いずれも当惑と無視から、やがて古典としての地位を認められたことを考えると、今後どうなるか興味深い。

また究極的に「主観的な現象は神経活動をいくら調べてもみえてこないし、それ自体から予測することもできない」「したがって両方を観察・記録して関係を調べる科学が必要」。リベットが繰り返し強調したこの点には諸手を挙げて賛成するし、実際意識の神経科学はまさしくこの方向に進んでいる。

二〇二〇年一〇月

下條信輔

本書は二〇〇五年七月、岩波書店より刊行された。岩波現代文庫への収録にあたり、訳語・訳文を見直し、索引を改訂した。

G430

被差別部落認識の歴史

―異化と同化の間―

黒川みどり

差別する側、差別を受ける側の双方は部落差別をどのように認識してきたのか――明治から現代に至る軌跡をたどった初めての通史。

2021. 2

岩波現代文庫[学術]

G425

岡本太郎の見た日本

赤坂憲雄

東北、沖縄、そして韓国へ。旅する太郎が見出した日本とは。その道行きを鮮やかに読み解き、思想家としての本質に迫る。

G426

政治と複数性
―民主的な公共性にむけて―

齋藤純一

「余計者」を見棄てようとする脱‐実在化の暴力に抗し、一人ひとりの現われを保障する。開かれた社会統合の可能性を探究する書。

G427

増補 エル・チチョンの怒り
―メキシコ近代とインディオの村―

清水透

メキシコ南端のインディオの村に生きる人びとにとって、国家とは、近代とは何だったのか。近現代メキシコの激動をマヤの末裔たちの視点に寄り添いながら描き出す。

G428

哲おじさんと学くん
―世の中では隠されているいちばん大切なことについて―

永井均

自分は今、なぜこの世に存在しているのか？学くんの疑問に哲おじさんが答え、哲学的議論へと発展していく。対話形式の哲学入門。

G429

マインド・タイム
―脳と意識の時間―

ベンジャミン・リベット
下條信輔
安納令奈 訳

実験に裏づけられた驚愕の発見を提示し、脳と心や意識をめぐる深い洞察を展開する。脳神経科学の歴史に残る研究をまとめた一冊。
〈解説〉下條信輔

2021.2

G419
新編 つぶやきの政治思想
李静和

秘められた悲しみにまなざしを向け、声にならないつぶやきに耳を澄ます。記憶と忘却、証言と沈黙、ともに生きることをめぐるエッセイ集。鵜飼哲・金石範・崎山多美の応答も。

G420-421
ロールズ 政治哲学史講義（Ⅰ・Ⅱ）
ジョン・ロールズ
サミュエル・フリーマン編
齋藤純一ほか訳

ロールズがハーバードで行ってきた「近代政治哲学」講座の講義録。リベラリズムの伝統をつくった八人の理論家について論じる。

G422
企業中心社会を超えて
―現代日本を〈ジェンダー〉で読む―
大沢真理

長時間労働、過労死、福祉の貧困……。大企業中心の社会が作り出す歪みと痛みをジェンダーの視点から捉え直した先駆的著作。

G423
増補「戦争経験」の戦後史
―語られた体験／証言／記憶―
成田龍一

社会状況に応じて変容してゆく戦争についての語り。その変遷を通して、戦後日本社会の特質を浮き彫りにする。〈解説〉平野啓一郎

G424
定本 酒呑童子の誕生
―もうひとつの日本文化―
髙橋昌明

酒呑童子は都に疫病をはやらすケガレた疫鬼だった――緻密な考証と大胆な推論によって物語の成り立ちを解き明かす。〈解説〉永井路子

G414
『キング』の時代
―国民大衆雑誌の公共性―
佐藤卓己

伝説的雑誌『キング』――この国民大衆誌を分析し、「雑誌王」と「講談社文化」が果たした役割を解き明かした雄編がついに文庫化。〈解説〉與那覇 潤

G415
近代家族の成立と終焉 新版
上野千鶴子

ファミリィ・アイデンティティの視点から家族の現実を浮き彫りにし、家族が家族であるための条件を追究した名著、待望の文庫化。「戦後批評の正嫡 江藤淳」他を新たに収録。

G416
兵士たちの戦後史
―戦後日本社会を支えた人びと―
吉田 裕

戦友会に集う者、黙して往時を語らない者……戦後日本の政治文化を支えた人びとの意識のありようを「兵士たちの戦後」の中にさぐる。〈解説〉大串潤児

G417
貨幣システムの世界史
黒田明伸

貨幣の価値は一定であるという我々の常識に反する、貨幣の価値が多元的であるという事例は、歴史上、事欠かない。謎に満ちた貨幣現象を根本から問い直す。

G418
公正としての正義 再説
ジョン・ロールズ
エリン・ケリー編
田中成明
亀本 洋
平井亮輔 訳

『正義論』で有名な著者が自らの理論的到達点を、批判にも応えつつ簡潔に示した好著。文庫版には「訳者解説」を付す。

2021. 2

岩波現代文庫[学術]

G409
普遍の再生
——リベラリズムの現代世界論——
井上達夫
平和・人権などの普遍的原理は、米国の自国中心主義や欧州の排他的ナショナリズムにより、いまや危機に瀕している。ラディカルなリベラリズムの立場から普遍再生の道を説く。

G410
人権としての教育
堀尾輝久
『人権としての教育』(一九九一年)に「『国民の教育権と教育の自由』論再考」と「憲法と新・旧教育基本法」を追補。その理論の新しさを提示する。〈解説〉世取山洋介

G411
増補版 民衆の教育経験
——戦前・戦中の子どもたち——
大門正克
子どもが教育を受容してゆく過程を、国民国家による統合と、民衆による捉え返しとの間の反復関係(教育経験)として捉え直す。〈解説〉安田常雄・沢山美果子

G412
「鎖国」を見直す
荒野泰典
江戸時代の日本は「鎖国」ではなく「四つの口」で世界につながり、開かれていた——「海禁・華夷秩序」論のエッセンスをまとめる。

G413
哲学の起源
柄谷行人
アテネの直接民主制は、古代イオニアのイソノミア(無支配)再建の企てであった。社会構成体の歴史を刷新する野心的試み。

岩波現代文庫［学術］

G404

象徴天皇という物語

赤坂憲雄

この曖昧な制度は、どう思想化されてきたのか。天皇制論の新たな地平を切り拓いた論考が、新稿を加えて、平成の終わりに蘇る。

G405

5分でたのしむ数学50話

エアハルト・ベーレンツ
鈴木直訳

5分間だけちょっと数学について考えてみませんか。新聞に連載された好評コラムの中から選りすぐりの50話を収録。〈解説〉円城塔

G406

デモクラシーか 資本主義か
―危機のなかのヨーロッパ―

J.ハーバーマス
三島憲一編訳

現代屈指の知識人であるハーバーマスが、最近十年のヨーロッパの危機的状況について発表した政治的エッセイやインタビューを集成。現代文庫オリジナル版。

G407

中国戦線従軍記
―歴史家の体験した戦場―

藤原彰

一九歳で少尉に任官し、敗戦までの四年間、最前線で指揮をとった経験をベースに戦後の戦争史研究を牽引した著者が生涯の最後に残した「従軍記」。〈解説〉吉田裕

G408

ボンヘッファー
―反ナチ抵抗者の生涯と思想―

宮田光雄

反ナチ抵抗運動の一員としてヒトラー暗殺計画に加わり、ドイツ敗戦直前に処刑された若きキリスト教神学者の生と思想を現代に問う。

2021.2

岩波現代文庫創刊二〇年に際して

二一世紀が始まってからすでに二〇年が経とうとしています。この間のグローバル化の急激な進行は世界のあり方を大きく変えました。世界規模で経済や情報の結びつきが強まるとともに、国境を越えた人の移動は日常の光景となり、今やどこに住んでいても、私たちの暮らしは世界中の様々な出来事と無関係ではいられません。しかし、グローバル化の中で否応なくもたらされる「他者」との出会いや交流は、新たな文化や価値観だけではなく、摩擦や衝突、そしてしばしば憎悪までをも生み出しています。グローバル化にともなう副作用は、その恩恵を遥かにこえていると言わざるを得ません。

今私たちに求められているのは、国内、国外にかかわらず、異なる歴史や経験、文化を持つ「他者」と向き合い、よりよい関係を結び直してゆくための想像力、構想力ではないでしょうか。

新世紀の到来を目前にした二〇〇〇年一月に創刊された岩波現代文庫は、この二〇年を通して、哲学や歴史、経済、自然科学から、小説やエッセイ、ルポルタージュにいたるまで幅広いジャンルの書目を刊行してきました。一〇〇〇点を超える書目には、人類が直面してきた様々な課題と、試行錯誤の営みが刻まれています。読書を通した過去の「他者」との出会いから得られる知識や経験は、私たちがよりよい社会を作り上げてゆくために大きな示唆を与えてくれるはずです。

一冊の本が世界を変える大きな力を持つことを信じ、岩波現代文庫はこれからもさらなるラインナップの充実をめざしてゆきます。

（二〇二〇年一月）

マインド・タイム―脳と意識の時間
ベンジャミン・リベット

2021 年 2 月 16 日　第 1 刷発行

訳　者　下條信輔《しもじょうしんすけ》　安納令奈《あんのうれいな》

発行者　岡 本　厚

発行所　株式会社 岩波書店
〒101-8002 東京都千代田区一ツ橋 2-5-5

案内 03-5210-4000　営業部 03-5210-4111
https://www.iwanami.co.jp/

印刷・精興社　製本・中永製本

ISBN 978-4-00-600429-3　Printed in Japan

人名索引

ア行

カ行

サ行

タ 行

ナ 行

ハ 行

マ 行

ヤ 行

ラ 行

ワ 行

事項索引

タ 行

ナ 行

ハ 行

マ 行

ヤ 行

ラ 行

参考文献

「序文」の参考文献

Freeman, W. J. 2000. Brain dynamics: Brain chaos and intentionality. In: *Integrative Neuroscience. Bringing Together Biological, Psychological, and Clinical Models of the Human Brain*, ed. E. Gordon. Sydney, Australia: Harwood Academic Publishers, pp. 163-171.

Kane, R. 1996. *The Significance of Free Will*. New York: Oxford University Press.

Klein, S. 2002. Libet's research on the timing of conscious intention to act: A commentary. *Consciousness and Cognition* 11: 273-279.

Stapp, H. P. 2001. Quantum theory and the role of the mind in nature. *Foundations of Physics* 31: 1465-1499.

Strawson, G. 1994. The impossibility of moral responsibility. *Philosophical Studies* 75: 5-24.

Wegner, D. M. 2002. *The Illusion of Conscious Will*. Cambridge, Mass.: MIT Press.

Amassian, V. E., M. Somasunderinn, J. C. Rothswell, J. B. Crocco, P. J. Macabee, and B. L. Day. 1991. Parasthesias are elicited by single pulse magnetic coil stimulation of motor cortex in susceptible humans. *Brain* 114: 2505-2520.

Baars, B. J. 1988. *A Cognitive Theory of Consciousness*. Cambridge, England: Cambridge University Press.

Barbur, J. L., J. D. G. Watson, R. S. J. Frackowiak, and S. Zeki. 1993. Conscious visual perception without VI. *Brain* 116:

1293-1302.

Bellow, S. 1987. *More Die of Heartbreak*. New York: Morrow.

Bennett, H. L., H. S. Davis, and J. A. Giannini. 1985. Nonverbal response to intraoperative conversation. *British Journal of Anaesthesia* 57: 174-179.

Berger, H. 1929. Über das electrokephalogram des menschen, *Archiv Psychiatrie u. Nervenkrankheit* 87: 527-570.

Berns, G. S., J. D. Cohen, and M. A. Mintun. 1997. Brain regions responsive to novelty in the absence of awareness. *Science* 276: 1272-1275.

Bogen, J. E. 1986. One brain, two brains, or both? Two hemispheres—one brain: functions of corpus callosum. *Neurology & Neurobiology* 17: 21-34.

——. 1995. On the neurophysiology of consciousness. I: An overview. *Consciousness & Cognition* 4(1): 52-62.

Bonke, B., P. I. M. Schmitz, F. Verhage, and A. Zwaveling. 1986. A clinical study of so-called unconscious perception during general anaesthesia. *British Journal of Anaesthesia* 58: 957-964.

Bower, B. 1999. *Science News* 156: 280.

Buchner, H., M. Fuchs, H. A. Wischmann, O. Dossel, I. Ludwig, A. Knepper, and P. Berg. 1994. Source analysis of median nerve and finger stimulated somatosensory evoked potentials. *Brain Topography* 6(4): 299-310.

Buchner, H., R. Gobbelé, M. Wagner, M. Fuchs, T. D. Waberski, and R. Beckmann. 1997. Fast visual evoked potential input into human area V5. *Neuroreport* 8(11): 2419-2422.

Burns, B. D. 1951. Some properties of isolated cerebral cortex in the unanesthetized cat. *Journal of Physiology*(*London*) 112: 156-175.

——. 1954. The production of after-bursts in isolated unanesthe-

tized cerebral cortex. *Journal of Physiology* (*London*) 125: 427–446.

Burns, J. 1991. Does consciousness perform a function independently of the brain? *Frontier Perspectives* 2(1): 19–34.

Buser, P. 1998. *Cerveau de soi, cerveau de l'autre* [One's brain and the brain of another]. Paris: Odile Jacob, see pp. 30–73.

Chalmers, D. J. 1995. Facing up to the problem of consciousness. *Journal of Consciousness Studies* 2(3): 200–219.

——. 1996. *The Conscious Mind*. New York: Oxford University Press. (邦訳)意識する心——脳と精神の根本理論を求めて, 林一訳, 白揚社, 2001年.

Churchland, P. M., and P. S. Churchland. 1998. *On the Contrary: Critical Essays, 1987–1997*. Cambridge, Mass.: MIT Press.

Churchland, P. S. 1981. On the alleged backwards referral of experiences and its relevance to the mind-body problem. *Philosophy of Science* 48: 165–181.

Chusid, J. G., and J. J. MacDonald. 1958. *Correlative Neuro-anatomy and Functional Neurology*. Los Altos, Calif.: Lange Medical Publishers, p. 175.

Clark, R. E., and L. R. Squire, 1998. Classical conditioning and brain systems: the role of awareness. *Science* 280: 77–81.

Cooper, D. A. 1997. *God Is a Verb: Kabbalah and the Practice of Mystical Judaism*. New York: Penguin Putnam.

Crawford, B. H. 1947. Visual adaptation in relation to brief conditioning stimuli. *Proceedings of the Royal Society Series B* (*London*) 134: 283–302.

Crick, F. 1994. *The Astonishing Hypothesis*. London: Simon and Schuster. (邦訳)DNAに魂はあるか——驚異の仮説, 中原英臣訳, 講談社, 1995年.

Crick, F., and C. Koch. 1998. Consciousness and neuroscience. *Cerebral Cortex* 8(2): 92–107.

Cushing, H. 1909. A note upon the faradic stimulation of the postcentral gyrus in conscious patients. *Brain* 32: 44–53.

Damasio, A. R. 1994. *Descartes' Error*. New York: Penguin Putnam. (邦訳)生存する脳 ── 心と脳と身体の神秘，田中三彦訳，講談社，2000 年.（後に文庫化)デカルトの誤り ── 情動，理性，人間の脳，筑摩書房(ちくま学芸文庫)，2010 年.

──. 1997. Neuropsychology. Towards a neuropathology of emotion and mood. *Nature* 386(6627): 769–770.

──. 1999. *The Feeling of What Happens: Body and Emotions in the Making of Consciousness*. New York: Harcourt Brace. (邦訳)無意識の脳 自己意識の脳 ── 身体と情動と感情の神秘，田中三彦訳，講談社，2003 年.（後に文庫化)意識と自己，講談社学術文庫，2018 年.

Del Guidice, E. 1993. Coherence in condensed and living matter. *Frontier Perspectives* 3(2): 6–20.

Dember, W. N., and D. G. Purcell. 1967. Recovery of masked visual targets by inhibition of the masking stimulus. *Science* 157: 1335–1336.

Dennett, D. C. 1984. *Elbow Room: The Varieties of Free Will Worth Wanting*. Cambridge, Mass.: Bradford Books (MIT Press).

──. 1991. *Consciousness Explained*. Boston: Little, Brown and Company. (邦訳)解明される意識，山口泰司訳，青土社，1997 年.

──. 1993. Discussion in Libet, B. The neural time factor in conscious and unconscious events. In: *Experimental and Theoretical Studies of Consciousness*. Ciba Foundation Symposium #174. Chichester, England: John Wiley and Sons.

Dennett, D. C., and M. Kinsbourne. 1992. Time and the observer: the where and when of consciousness in the brain. *Behavioral and Brain Sciences* 15: 183–247.

Descartes, R. 1644[1972]. *Treatise of Man*, trans. T. S. Hall. Cambridge, Mass.: Harvard University Press.

Doty, R. W. 1969. Electrical stimulation of the brain in behavioral cortex. *Annual Reviews of Physiology* 20: 289-320.

——. 1984. Some thoughts and some experiments on memory. In: *Neuropsychology of Memory*, eds. L. R. Squire and N. Butters. New York: Guilford.

——. 1998. Five mysteries of the mind, and their consequences. *Neuropsychologia* 36: 1069-1076.

——. 1999. Two brains, one person. *Brain Research Bulletin* 50: 46.

Drachman, D. A., and J. Arbit. 1966. Memory and the hippocampal complex: is memory a multiple process? *Archives of Neurology* 15(1): 52-61.

Eccles, J. C. 1966. *Brain and Conscious Experience*. New York: Springer-Verlag. (邦訳)脳と意識的経験の統一，土居健郎・吉田哲雄訳，医学書院，1967 年.

——. 1990. A unitary hypothesis of mind-brain interaction in cerebral cortex. *Proceedings of the Royal Society B(London)* 240: 433-451.

Echlin, F. A., V. Arnett, and J. Zoll. 1952. Paroxysmal high voltage discharges from isolated and partially isolated human and animal cerebral cortex. *Electroencephalography & Clinical Neurophysiology* 4: 147-164.

Edelman, G. M., and V. B. Mountcastle, eds. 1978. *The Mindful Brain*. Cambridge, Mass.: MIT Press.

Feinstein, B., W. W. Alberts, E. W. Wright, Jr., and G. Levin. 1960. A stereotaxic technique in man allowing multiple spatial and temporal approaches to intracranial targets. *Journal of Neurosurgery* 117: 708-720.

Feynman, R. 1990. In: *No Ordinary Genius*, ed. C. Sykes. New

York: W. W. Norton, p. 252.（邦訳）ファインマンさんは超天才，大貫昌子訳，岩波書店，1995 年.（後に文庫化）岩波現代文庫，2012 年.

Franco, R. 1989. Intuitive science. *Nature* 338: 536.

Freud, S. 1915[1955]. *The Unconscious*. London: Hogarth Press.

Gazzaniga, M. S. 1998. Brain and conscious experience. *Advances in Neurology* 77: 181-192, plus discussion on pp. 192-193.

Goff, G. A., Y. Matsumiya, T. Allison, and W. R. Goff. 1977. The scalp topography of human somatosensory and auditory evoked potentials. *Electroencephalography & Clinical Neurophysiology* 42: 57-76.

Goldberg, G., and K. K. Bloom. 1990. The alien hand sign: localization, lateralization and recovery. *American Journal of Physical Medicine and Rehabilitation* 69: 228-230.

Goldring, S., J. L. O'Leary, T. G. Holmes, and M. J. Jerva. 1961. Direct response of isolated cerebral cortex of cat. *Journal of Neurophysiology* 24: 633-650.

Gray, C. M., and W. Singer. 1989. Stimulus-specific neuronal oscillations in orientation columns of cat visual cortex. *Proceedings of the National Academy of Sciences, U.S.A.* 86: 1698-1702.

Green, D. M. and J. A. Swets. 1966. *Signal Detection Theory and Psychophysics*. New York: John Wiley and Sons.

Grossman, R. G. 1980. Are current concepts and methods in neuroscience adequate for studying the neural basis of consciousness and mental activity? In: *Information Processing in the Nervous System*, eds. H. H. Pinsker and W. D. Willis, Jr. New York: Raven Press, pp. 331-338.

Haggard, P., and M. Eimer. 1999. On the relation between brain potentials and conscious awareness. *Experimental Brain Research* 126: 128-133.

Haggard, P., and B. Libet. 2001. Conscious intention and brain activity. *Journal of Consciousness Studies* 8: 47–64.

Halliday, A. M., and R. Mingay. 1961. Retroactive raising of a sensory threshold by a contralateral stimulus. *Quarterly Journal of Experimental Psychology* 13: 1–11.

Hawking, S. 1988. *A Brief History of Time*. New York: Bantam Books.（邦訳）ホーキング，宇宙を語る，林一訳，早川書房，1989年．（後に文庫化）ハヤカワ文庫，1995年．

Hook, S., ed. 1960. *Dimensions of Mind*. Washington Square: New York University Press.

Hubel, D. H, and T. N. Wiesel. 1962. Receptive fields, binocular interaction and functional architecture in the cat's visual cortex. *Journal of Physiology* (*London*) 160: 106–134.

Ingvar, D. H. 1955. Extraneuronal influences upon the electrical activity of isolated cortex following stimulation of the reticular activating system. *Acta Physiologica Scand* 33: 169–193.

——. 1979. Hyperfrontal distribution of the cerebral grey matter blood flow in resting wakefulness: on the functional anatomy of the conscious state. *Acta Neurologica Scand*. 60: 12–25.

——. 1999. On volition: a neuro-physiologically oriented essay. In: *The Volitional Brain: Towards a Neuroscience of Free Will*, eds. B. Libet, A. Freeman, and K. Sutherland. Thorverton: Imprint Academic, pp. 1–10.

Ingvar, D., and L. Phillipson. 1977. Distribution of cerebral blood flow in the dominant hemisphere during motor ideation and motor performance. *Annals of Neurology* 2: 230–237.

James, W. 1890. *The Principles of Psychology*. New York: Dover.

Japenga, A. 1999. Philosophy: the new therapy for 2000. *USA Weekend*, October 22–24.

Jasper, H., and G. Bertrand. 1966. Recording with micro-electrodes in stereotaxic surgery for Parkinson's disease. *Journal of Neurosurgery* 24: 219–224.

Jeannerod, M. 1997. *The Cognitive Neuroscience of Action*. Oxford: Blackwell.

Jensen, A. R. 1979. "g": outmoded theory of unconquered frontier. *Creative Science and Technology* 2: 16–29.

Josephson, B. D. 1993. Report on a symposium on reductionism in science and culture. *Frontier Perspectives* 3(2): 29–32.

Jung, R., A. Hufschmidt, and W. Moschallski. 1982. Slow brain potentials in writing: The correlation between writing hand and speech dominance in right-handed humans. *Archiv für Psychiatrie und Nervenkrankheiten* 232: 305–324.

Kaufmann, W. 1961. *Faith of a Heretic*. New York: Doubleday.

Keller, I., and H. Heckhausen. 1990. Readiness potentials preceding spontaneous acts: voluntary vs. involuntary control. *Electroencephalography and Clinical Neurophysiology* 76: 351–361.

Kihlstrom, J. F. 1984. Conscious, subconscious, unconscious: a cognitive perspective. In: *The Unconscious Reconsidered*, eds. K. S. Bowers and D. Meichenbaum. New York: John Wiley and Sons.

——. 1993. The psychological unconscious and the self. In: *Experimental and Theoretical Studies of Consciousness*. Ciba Foundation Symposium #174. Chichester, England: John Wiley and Sons.

——. 1996. Perception without awareness of what is perceived, learning without awareness of what is learned. In: *The Science of Consciousness: Psychological, Neuropsychological, and Clinical Reviews*, ed. M. Velmans. London: Routledge.

Koestler, A. 1964. *The Art of Creation*. London: Picador Press.

(邦訳)創造活動の理論(上・下), 大久保直幹他訳, ラティス, 1966年.

Kornhuber, H. H., and L. Deecke. 1965. Hirnpotentialändrungen bei Willkürbewegungen und passiven Bewegungen des Menschen: Bereitschaftspotential und reafferente potentiale. *Pflügers Archiv* 284: 1–17.

Kristiansen, K., and G. Courtois. 1949. Rhythmic electrical activity from isolated cerebral cortex. *Electroencephalography and Clinical Neurophysiology* 1: 265–272.

Laplace, P. S. 1914[1951]. *A Philosophical Essay on Probabilities*, trans. F. W. Truscott and F. I. Emory. New York: Dover. (邦訳)確率の哲学的試論, 内山惣七訳, 岩波書店(岩波文庫), 1997年.

Lassen, N. A., and D. H. Ingvar. 1961. The blood flow of the cerebral cortex determined by radioactive Krypton 85. *Experientia* 17: 42–43.

Libet, B. 1965. Cortical activation in conscious and unconscious experience. *Perspectives in Biology and Medicine* 9: 77–86.

——. 1966. Brain stimulation and the threshold of conscious experience. In: *Brain and Conscious Experience*, ed. J. C. Eccles. New York: Springer-Verlag, pp. 165–181.

——. 1973. Electrical stimulation of cortex in human subjects and conscious sensory aspects, In: *Handbook of Sensory Physiology*, ed. A. Iggo. Berlin: Springer-Verlag, pp. 743–790.

——. 1980. Commentary on J. R. Searle's "Minds, Brains and Programs." *Behavioral and Brain Sciences* 3: 434.

——. 1985. Unconscious cerebral initiative and the role of conscious will in voluntary action. *Behavioral and Brain Sciences* 8: 529–566.

——. 1987. Consciousness: conscious, subjective experience. In: *Encyclopedia of Neuroscience*, ed. G. Adelman. Boston:

Birkhäuser, pp. 271–275.

—. 1989. Conscious subjective experience and unconscious mental functions: a theory of the cerebral processes involved. In: *Models of Brain Function*, ed. R. M. J. Cotterill. Cambridge, England: Cambridge University Press, pp. 35–49.

—. 1993a. *Neurophysiology of Consciousness: Selected Papers and New Essays by Benjamin Libet*. Boston: Birkhäuser.

—. 1993b. The neural time factor in conscious and unconscious events. In: *Experimental and Theoretical Studies of Consciousness*. Ciba Foundation Symposium #174. Chichester, England: John Wiley and Sons, pp. 123–146.

—. 1994. A testable field theory of mind-brain interaction. *Journal of Consciousness Studies* 1(1): 119–126.

—. 1996. Solutions to the hard problem of consciousness. *Journal of Consciousness Studies* 3: 33–35.

—. 1997. Conscious mind as a force field: a reply to Lindhal & Århem. *Journal of Theoretical Biology* 185: 137–138.

—. 1999. Do we have free will? *Journal of Consciousness Studies* 6(8–9): 47–57.

—. 2001. "Consciousness, free action and the brain": commentary on John Searle's article. *Journal of Consciousness Studies* 8(8): 59–65.

—. 2003. Timing of conscious experience: reply to the 2002 commentaries on Libet's findings. *Consciousness and Cognition* 12: 321–331.

Libet, B., W. W. Alberts, E. W. Wright, L. Delattre, G. Levin, and B. Feinstein. 1964. Production of threshold levels of conscious sensation by electrical stimulation of human somatosensory cortex. *Journal of Neurophysiology* 27: 546–578.

Libet, B., W. W. Alberts, E. W. Wright, and B. Feinstein. 1967.

Responses of human somatosensory cortex to stimuli below threshold for conscious sensation. *Science* 158: 1597–1600.

Libet, B., C. A. Gleason, E. W. Wright, and D. K. Pearl. 1983. Time of conscious intention to act in relation to onset of cerebral activities (readiness-potential): the unconscious initiation of a freely voluntary act. *Brain* 106: 623–642.

Libet, B., D. K. Pearl, D. E. Morledge, C. A. Gleason, Y. Hosobuchi, and N. M. Barbaro. 1991. Control of the transition from sensory detection to sensory awareness in man by the duration of a thalamic stimulus: the cerebral "time-on" factor. *Brain* 114: 1731–1757.

Libet, B., E. W. Wright, Jr., B. Feinstein, and D. K. Pearl. 1979. Subjective referral of the timing for a conscious sensory experience: a functional role for the somatosensory specific projection system in man. *Brain* 102: 193–224.

——. 1992. Retroactive enhancement of a skin sensation by a delayed cortical stimulus in man: evidence for delay of a conscious sensory experience. *Consciousness and Cognition* 1: 367–375.

Libet, B., E. W. Wright, and C. Gleason. 1982. Readiness-potentials preceding unrestricted "spontaneous" vs. pre-planned voluntary acts. *Electroencephalography & Clinical Neurophysiology* 54: 322–335.

Marshall, J. C. 1989. An open mind? *Nature* 339: 25–26.

Marshall, L. H., and H. W. Magoun. 1998. *Discoveries in the Human Brain.* Totowa, N. J.: Humana Press.

McGinn, C. 1997. *Minds and Bodies: Philosophers and Their Ideas.* London: Oxford University Press.

——. 1999. Can we ever understand consciousness? *The New York Review*, June 10, 1999, pp. 44–48.

Melchner, L. von, S. L. Pallas, and M. Sur. 2000. Visual behavior

mediated by retinal projections directed to the auditory pathway. *Nature* 404: 871-876.

Mountcastle, V. B. 1957. Modalities and topographic properties of single neurons in sensory cortex. *Journal of Neurophysiology* 20: 408-434.

Mukhopadhyay, A. K. 1995. *Conquering the Brain*. New Delhi: Conscious Publications.

Nichols, M. J., and W. T. Newsome. 1999. Monkeys play the odds. *Nature* 400: 217-218.

Nishimura, H. 1999. Visual stimuli activate auditory cortex in the deaf. *Cortex* 9: 392-405.

Palm, A. 1991. Book review of *The Emperor's New Mind* by R. Penrose. *Frontier Perspectives* 2(1): 27-28.

Penfield, W. 1958. *The Excitable Cortex in Conscious Man*. Liverpool: Liverpool University Press.

Penfield, W., and E. Boldrey. 1937. Somatic, motor and sensory representation in the cerebral cortex of man as studied by electrical stimulation. *Brain* 60: 389-443.

Penfield, W., and H. Jasper. 1954. *Epilepsy and the Functional Anatomy of the Human Brain*. Boston: Little, Brown and Company.

Penfield, W., and T. B. Rasmussen. 1950. *The Cerebral Cortex of Man*. New York: Macmillan Books. (邦訳)脳の機能と行動, 岩本隆茂他訳, 福村出版, 1986年.

Penrose, R. 1989. *The Emperor's New Mind: Concerning Computers, Minds and the Laws of Physics*. London: Oxford University Press. (邦訳)皇帝の新しい心 ── コンピュータ・心・物理法則, 林一訳, みすず書房, 1994年.

Pepper, S. C. 1960. A neural-identity theory of mind. In: *Dimensions of Mind*, ed. S. Hook. Washington Square: New York University Press, pp. 37-55.

Pieron, H., and J. Segal. 1939. Sur un phenomene de facilitation retroactive dan l'excitation electrique de branches nerveuses cutanées sensibilité tactile. *Journal of Neurophysiology* 2: 178-191.

Pippard, B. 1992. Counsel of despair: review of Understanding the Present Science and the Soul of Modern Man, Doubleday. *Nature* 357: 29.

Poincaré, H. 1913. *Foundations of Science*. New York: Science Press. (邦訳)科学と仮説，河野伊三郎訳，岩波書店(岩波文庫)，1938年．科学の価値，吉田洋一訳，岩波書店(岩波文庫)，1977年．改訳 科学と方法，吉田洋一訳，岩波書店(岩波文庫)，1953年．

Poppel, E. 1988. *Time and Conscious Experience*. New York: Harcourt Brace Jovanovich. (邦訳)意識のなかの時間，田山忠行・尾形敬次訳，岩波書店，1995年．

Popper, K. R. 1953. Language and the body-mind problem: a restatement of interactivism. In: *Proceedings of the XIth International Congress of Philosophy*, vol. 7. Amsterdam: North Holland Press, pp. 101-107.

——. 1992. *In Search of a Better World: Lectures and Essays from Thirty Years*. London: Routledge.

Popper, K. R., and J. C. Eccles. 1977. *The Self and Its Brain*. Heidelberg: Springer-Verlag. (邦訳)自我と脳(上・下)，西脇与作他訳，思索社，1986年．(後に新装版)新思索社，2005年．

Popper, K. R., B. I. B. Lindahl, and P. Århem. 1993. A discussion of the mind-body problem. *Theoretical Medicine* 14: 167-180.

Ray, P. G., K. J. Meador, C. M. Epstein, D. W. Loring, and L. J. Day. 1998. Magnetic stimulation of visual cortex: factors influencing the perception of phosphenes. *Journal of Clinical Neurophysiology* 15(4): 351-357.

Ray, P. G., K. J. Meador, J. R. Smith, J. W. Wheless, M. Sittenfeld, and G. L. Clifton. 1999. Physiology of perception: cortical stimulation and recording in humans. *Neurology* 52(2): 1044-1049.

Roland, P. E., and L. Freiberg. 1985. Localization of cortical areas activated by thinking. *Journal of Neurophysiology* 53: 1219-1243.

Rosenthal, D. M. 2002. The timing of conscious states. *Consciousness & Cognition* 11(2): 215-220.

Schreiber, F. R. 1973[1974]. *Sybil*, 2nd ed. New York: Regnery Warner Books. (邦訳)シビル――私のなかの16人，巻正平訳，早川書房，1974年．(後に文庫化)失われた私，ハヤカワ文庫，1978年．

Schwartz, J., and S. Begley. 2002. *The Mind and the Brain: Neuroplasticity and the Power of Mental Force*. New York: Regan Books. (邦訳)心が脳を変える――脳科学と「心の力」，吉田利子訳，サンマーク出版，2004年．

Searle, J. R. 1980. Minds, brains and programs. *Behavioral and Brain Sciences* 3(3): 417-457.

――. 1992. *The Rediscovery of the Mind*. Cambridge, Mass.: MIT Press. (邦訳)ディスカバー・マインド！――哲学の挑戦，宮原勇訳，筑摩書房，2008年．

――. 1993. Discussion in Libet, B. The neural time factor in conscious and unconscious events. In: *Experimental and Theoretical Studies of Consciousness*. Ciba Foundation Symposium #174. Chichester, England: John Wiley and Sons, p. 156.

――. 2000a. Consciousness, free action and the brain. *Journal of Consciousness Studies* 7(10): 3-32.

――. 2000b. Consciousness. *Annual Review of Neuroscience 2000* 23: 557-578.

Sharma, J., A. Angelucci, and M. Sur. 2000. Visual behavior me-

diated by retinal projections directed to the auditory pathway. *Nature* 404: 841–847.

Sherrington, C. S. 1940. *Man on His Nature*. Cambridge, England: Cambridge University Press.

Shevrin, H. 1973. Brain wave correlates of subliminal stimulation, unconscious attention, primary- and secondary-process thinking, and repressiveness. *Psychological Issues* 8(2); Monograph 30: 56–87.

Shevrin, H., and S. Dickman. 1980. The psychological unconscious: a necessary assumption for all psychological theory? *American Psychologist* 35: 421–434.

Singer, I. B. 1968[1981]. Interview by H. Flender. In: *Writers at Work*, ed. G. Plimpton. New York: Penguin Books.

Singer, W. 1990. Search for coherence: a basic principle of cortical self-organization. *Concepts in Neuroscience* 1: 1–26.

——. 1991. Response synchronization of cortical neurons: an epiphenomenon of a solution to the binding problem. *IBRO News* 19: 6–7.

——. 1993. Synchronization of cortical activity and its putative role in information processing and learning. *Annual Review of Physiology* 55: 349–374.

Snyder, F. W., and N. H. Pronko. 1952. *Vision and Spatial Inversion*. Wichita, Kans.: University of Wichita.

Sokoloff, L., M. Reivich, C. Kennedy, M. H. Des Rosiers, C. S. Patlake, K. D. Pettigrew, D. Sakurada, and M. Shinohara. 1977. The[^{14}C]deoxyglucose method for the measurement of local cerebral glucose utilization: theory, procedure, and normal values in the conscious and anesthetized albino rat. *Journal of Neurochemistry* 28: 897–916.

Spence, S. A. 1996. Free will in the light of neuro-psychiatry. *Philosophy, Psychiatry & Psychology* 3: 75–90.

Sperry, R. W. 1947. Cerebral regulation of motor coordination in monkeys following multiple transection of sensorimotor cortex. *Journal of Neurophysiology* 10: 275–294.

——. 1950. Neural basis of spontaneous optokinetic response produced by visual inversion. *Journal of Comparative and Physiological Psychology* 43: 482–489.

——. 1952. Neurology and the mind-brain problem. *American Scientist* 40: 291–312.

——. 1980. Mind-brain interaction: mentalism, yes; dualism, no. *Neuroscience* 5: 195–206.

——. 1984. Consciousness, personal identity and the divided brain. *Neuropsychologia* 22: 661–673.

——. 1985. *Science and Moral Priority*. Westport: Praeger. (邦訳)融合する心と脳——科学と価値感の優先順位，須田勇・足立千鶴子訳，誠信書房，1985 年.

Sperry, R. W., M. S Gazzaniga, and J. E. Bogen. 1969. Interhemispheric relationships: the neocortical commissures. Syndromes of hemisphere disconnection. In: *Handbook of Clinical Neurology*, eds. P. J. Vinken and G. W. Bruyn. Amsterdam: North Holland Press, pp. 273–290.

Spiegel, H. 1997. Interview by M. Borch-Jacobsen, "Sybil—The Making of a Disease," *The New York Review*, April 24, 1997, pp. 60–64.

Stoerig, P., and A. Cowey. 1995. Blindsight in monkeys. *Nature* 373: 147–249.

Stoerig, P., A. Zantanon, and A. Cowey. 2002. Aware or unaware: assessment of critical blindness in four men and a monkey. *Cerebral Cortex* 12(6): 565–574.

Stratton, G. M. 1897. Vision without inversion of the retinal image. *Psychological Review* 4: 341–360.

Taylor, J. L., and D. I. McCloskey. 1990. Triggering of pre-pro-

grammed movements as reactions to masked stimuli. *Journal of Neurophysiology* 63: 439–446.

Vallbö, A. B., K. A. Olsson, K. G. Westberg, and F. J. Clark. 1984. Microstimulation of single tactile afferents from the human hand. *Brain* 107: 727–749.

Velmans, M. 1991. Is human information processing conscious? *Behavioral and Brain Sciences* 14: 651–669.

——. 1993. Discussion in *Experimental and Theoretical Studies of Consciousness*, Ciba Foundation Symposium #174, Chichester, England: John Wiley and Sons, pp. 145–146.

Wegner, D. M. 2002. *The Illusion of Conscious Will*. Cambridge, Mass.: Bradford Books (MIT Press).

Weiskrantz, L. 1986. *Blindsight: A Case Study and Implications*. Oxford: Clarendon Press.

Whitehead, A. N. 1911. Quoted by Bruce Bower. 1999. *Science News* 156: 280.

——. 1925. *Science and the Modern World*. New York: McMillan. (邦訳)科学と近代世界，上田泰治・村上至孝訳，創元社，1954 年．(後に復刊)松籟社，1981 年．

Wieseltier, L. 1987. Book review of *More Die of Heartbreak* by S. Bellow. *The New Republic*, August 31, 1987, pp. 36–38.

Wittgenstein, L. 1953. *Philosophical Investigations*. Oxford: Basil Blackwell. (邦訳)哲学的探究(1 部・2 部)，黒崎宏訳，産業図書，1994–1995 年．

Wolf, S. S., D. W. Jones, M. B. Knable, J. G. Gorey, K. S. Lee, T. M. Hyde, R. S. Coppola, and D. R. Weinberger. 1996. Tourette syndrome: prediction of phenotypic variation in monozygotic twins by caudate nucleus D_2 receptor binding. *Science* 273: 1225–1227.

Wood, C. C., D. D. Spencer, T. Allison, G. McCarthy, P. P. Williamson, and W. R. Goff. 1988. Localization of human somato-

sensory cortex during surgery by cortical surface recording of somatosensory evoked potential. *Journal of Neurosurgery* 68(1): 99–111.

Wouk, H. 1988. *This Is My God*. Boston: Little, Brown and Company. (邦訳)ユダヤ教を語る，島野信宏訳，ミルトス，1990年.

「岩波現代文庫収録にあたっての解説」の参考文献

Baars, B. J. 1988. *A Cognitive Theory of Consciousness*. Cambridge, England: Cambridge University Press.

Dehaene, S., J.-P. Changeux, and L. Naccache. 2011. The global neuronal workspace model of conscious access: from neuronal architectures to clinical applications. In: *Characterizing Consciousness: From Cognition to the Clinic?*, eds. S. Dehaene and Y. Christen. Berlin, Heidelberg: Springer, pp. 55–84.

Jamali, M., M. Golshani, and Y. Jamali. 2019. A proposed mechanism for mind-brain interaction using extended Bohmian quantum mechanics in Avicenna's monotheistic perspective. *Heliyon* 5(7): e02130.

Sergent, C., and S. Dehaene. 2004. Neural processes underlying conscious perception: experimental findings and a global neuronal workspace framework. *Journal of Physiology-Paris* 98(4–6): 374–384.

Shimojo, S. 2014. Postdiction: its implications on visual awareness, hindsight, and sense of agency. *Frontiers in Psychology* 5(196): doi: 10.3389/fpsyg.2014.00196.

Tononi, G., M. Boly, M. Massimini, and C. Koch. 2016. Integrated information theory: from consciousness to its physical substrate. *Nature Reviews Neuroscience* 17: 450–461.

Tsuchiya, N., and C. Koch. 2005. Continuous flash suppression reduces negative afterimages. *Nature Neuroscience* 8: 1096–1101.

土谷尚嗣. 2016. 意識. 脳科学辞典(担当編集：定藤規弘). https://bsd.neuroinf.jp/wiki/意識